全国中医药行业高等教育"十二五"规划教材
全国高等中医药院校规划教材（第九版）

护理伦理学

（新世纪第二版）

（供护理学专业用）

主　编　胡　慧（湖北中医药大学）
副主编　陈莉军（山东中医药大学）
　　　　陈丽霞（南京中医药大学）
　　　　杨晓玮（北京中医药大学）

中国中医药出版社
·北京·

图书在版编目（CIP）数据

护理伦理学/胡慧主编 . —2 版 . —北京：中国中医药出版社，2012.8（2016.2 重印）
全国中医药行业高等教育"十二五"规划教材
ISBN 978 - 7 -5132 -0933 -5

Ⅰ.①护… Ⅱ.①胡… Ⅲ.①护理伦理学 – 医学院校 – 教材 Ⅳ.①R47

中国版本图书馆 CIP 数据核字（2012）第 111477 号

中 国 中 医 药 出 版 社 出 版
北京市朝阳区北三环东路 28 号易亨大厦 16 层
邮政编码 100013
传真 010 64405750
北京时代华都印刷有限公司印刷
各地新华书店经销

＊

开本 787×1092 1/16 印张 15.375 字数 343 千字
2012 年 8 月第 2 版 2016 年 2 月第 6 次印刷
书 号 ISBN 978 - 7 - 5132 - 0933 - 5

＊

定价 25.00 元
网址 www.cptcm.com

全国中医药行业高等教育"十二五"规划教材
全国高等中医药院校规划教材（第九版）
专家指导委员会

李连达（中国中医科学院研究员　中国工程院院士）

李金田（甘肃中医学院院长　教授）

吴以岭（中国工程院院士）

吴咸中（天津中西医结合医院主任医师　中国工程院院士）

吴勉华（南京中医药大学校长　教授）

肖培根（中国医学科学院研究员　中国工程院院士）

陈可冀（中国中医科学院研究员　中国科学院院士）

陈立典（福建中医药大学校长　教授）

陈明人（江西中医药大学校长　教授）

范永升（浙江中医药大学校长　教授）

欧阳兵（山东中医药大学校长　教授）

周　然（山西中医学院院长　教授）

周永学（陕西中医学院院长　教授）

周仲瑛（南京中医药大学教授　国医大师）

郑玉玲（河南中医学院院长　教授）

胡之璧（上海中医药大学教授　中国工程院院士）

耿　直（新疆医科大学副校长　教授）

徐安龙（北京中医药大学校长　教授）

唐　农（广西中医药大学校长　教授）

梁繁荣（成都中医药大学校长　教授）

程莘农（中国中医科学院研究员　中国工程院院士）

谢建群（上海中医药大学常务副校长　教授）

路志正（中国中医科学院研究员　国医大师）

廖端芳（湖南中医药大学校长　教授）

颜德馨（上海铁路医院主任医师　国医大师）

秘　书　长　王　键（安徽中医药大学校长　教授）

洪　净（国家中医药管理局人事教育司巡视员）

王国辰（国家中医药管理局教材办公室主任

全国中医药高等教育学会教材建设研究会秘书长

中国中医药出版社社长）

办公室主任　周　杰（国家中医药管理局科技司　副司长）

林超岱（国家中医药管理局教材办公室副主任

中国中医药出版社副社长）

李秀明（中国中医药出版社副社长）

办公室副主任　王淑珍（全国中医药高等教育学会教材建设研究会副秘书长

中国中医药出版社教材编辑部主任）

全国中医药行业高等教育"十二五"规划教材
全国高等中医药院校规划教材（第九版）

《护理伦理学》编委会

主　编　胡　慧（湖北中医药大学）
副主编　陈莉军（山东中医药大学）
　　　　陈丽霞（南京中医药大学）
　　　　杨晓玮（北京中医药大学）
编　委　（以姓氏笔画为序）
　　　　卜　平（扬州大学）
　　　　马　真（陕西中医学院）
　　　　王彩星（山西中医学院）
　　　　付　蓓（湖北中医药大学）
　　　　李东雅（湖南中医药大学）
　　　　杨　陆（长春中医药大学）
　　　　张　珊（成都中医药大学）
　　　　张勇勤（河南中医学院）
　　　　祝海波（黑龙江中医药大学）
　　　　翟军卫（河北医科大学）

前　言

"全国中医药行业高等教育'十二五'规划教材"（以下简称："十二五"行规教材）是为贯彻落实《国家中长期教育改革和发展规划纲要（2010—2020）》《教育部关于"十二五"普通高等教育本科教材建设的若干意见》和《中医药事业发展"十二五"规划》的精神，依据行业人才培养和需求，以及全国各高等中医药院校教育教学改革新发展，在国家中医药管理局人事教育司的主持下，由国家中医药管理局教材办公室、全国中医药高等教育学会教材建设研究会，采用"政府指导，学会主办，院校联办，出版社协办"的运作机制，在总结历版中医药行业教材的成功经验，特别是新世纪全国高等中医药院校规划教材成功经验的基础上，统一规划、统一设计、全国公开招标、专家委员会严格遴选主编、各院校专家积极参与编写的行业规划教材。鉴于由中医药行业主管部门主持编写的"全国高等中医药院校教材"（六版以前称"统编教材"），进入2000年后，已陆续出版第七版、第八版行规教材，故本套"十二五"行规教材为第九版。

本套教材坚持以育人为本，重视发挥教材在人才培养中的基础性作用，充分展现我国中医药教育、医疗、保健、科研、产业、文化等方面取得的新成就，力争成为符合教育规律和中医药人才成长规律，并具有科学性、先进性、适用性的优秀教材。

本套教材具有以下主要特色：

1. 坚持采用"政府指导，学会主办，院校联办，出版社协办"的运作机制

2001年，在规划全国中医药行业高等教育"十五"规划教材时，国家中医药管理局制定了"政府指导，学会主办，院校联办，出版社协办"的运作机制。经过两版教材的实践，证明该运作机制科学、合理、高效，符合新时期教育部关于高等教育教材建设的精神，是适应新形势下高水平中医药人才培养的教材建设机制，能够有效解决中医药事业人才培养日益紧迫的需求。因此，本套教材坚持采用这个运作机制。

2. 整体规划，优化结构，强化特色

"'十二五'行规教材"，对高等中医药院校3个层次（研究生、七年制、五年制）、多个专业（全覆盖目前各中医药院校所设置专业）的必修课程进行了全面规划。在数量上较"十五"（第七版）、"十一五"（第八版）明显增加，专业门类齐全，能满足各院校教学需求。特别是在"十五""十一五"优秀教材基础上，进一步优化教材结构，强化特色，重点建设主干基础课程、专业核心课程，增加实验实践类教材，推出部分数字化教材。

3. 公开招标，专家评议，健全主编遴选制度

本套教材坚持公开招标、公平竞争、公正遴选主编的原则。国家中医药管理局教材办公室和全国中医药高等教育学会教材建设研究会，制订了主编遴选评分标准，排除各种可能影响公正的因素。经过专家评审委员会严格评议，遴选出一批教学名师、教学一线资深教师担任主编。实行主编负责制，强化主编在教材中的责任感和使命感，为教材质量提供保证。

4. 进一步发挥高等中医药院校在教材建设中的主体作用

各高等中医药院校既是教材编写的主体，又是教材的主要使用单位。"'十二五'行规教材"，得到各院校积极支持，教学名师、优秀学科带头人、一线优秀教师积极参加，凡被选中参编的教师都以高涨的热情、高度负责、严肃认真的态度完成了本套教材的编写任务。

5. 继续发挥教材在执业医师和职称考试中的标杆作用

我国实行中医、中西医结合执业医师资格考试认证准入制度，以及全国中医药行业职称考试制度。2004 年，国家中医药管理局组织全国专家，对"十五"（第七版）中医药行业规划教材，进行了严格的审议、评估和论证，认为"十五"行业规划教材，较历版教材的质量都有显著提高，与时俱进，故决定以此作为中医、中西医结合执业医师考试和职称考试的蓝本教材。"十五"（第七版）行规教材、"十一五"（第八版）行规教材，均在 2004 年以后的历年上述考试中发挥了权威标杆作用。"十二五"（第九版）行业规划教材，已经并继续在行业的各种考试中发挥标杆作用。

6. 分批进行，注重质量

为保证教材质量，"十二五"行规教材采取分批启动方式。第一批于 2011 年 4 月，启动了中医学、中药学、针灸推拿学、中西医临床医学、护理学、针刀医学 6 个本科专业 112 种规划教材，于 2012 年陆续出版，已全面进入各院校教学中。2013 年 11 月，启动了第二批"'十二五'行规教材"，包括：研究生教材、中医学专业骨伤方向教材（七年制、五年制共用）、卫生事业管理类专业教材、中西医临床医学专业基础类教材、非计算机专业用计算机教材，共 64 种。

7. 锤炼精品，改革创新

"'十二五'行规教材"着力提高教材质量，锤炼精品，在继承与发扬、传统与现代、理论与实践的结合上体现了中医药教材的特色；学科定位更准确，理论阐述更系统，概念表述更为规范，结构设计更为合理；教材的科学性、继承性、先进性、启发性、教学适应性较前八版有不同程度提高。同时紧密结合学科专业发展和教育教学改革，更新内容，丰富形式，不断完善，将各学科的新知识、新技术、新成果写入教材，形成"十二五"期间反映时代特点、与时俱进的教材体系，确保优质教材进课堂。为提高中医药高等教育教学质量和人才培养质量提供有力保障。同时，"十二五"行规教材还特别注重教材内容在传授知识的同时，传授获取知识和创造知识的方法。

综上所述，"十二五"行规教材由国家中医药管理局宏观指导，全国中医药高等教育学会教材建设研究会倾力主办，全国各高等中医药院校高水平专家联合编写，中国中医药出版社积极协办，整个运作机制协调有序，环环紧扣，为整套教材质量的提高提供了保障，打造"十二五"期间全国高等中医药教育的主流教材，使其成为提高中医药高等教育教学质量和人才培养质量最权威的教材体系。

"十二五"行规教材在继承的基础上进行了改革和创新，但在探索的过程中，难免有不足之处，敬请各教学单位、教学人员及广大学生在使用中发现问题及时提出，以便在重印或再版时予以修正，使教材质量不断提升。

国家中医药管理局教材办公室
全国中医药高等教育学会教材建设研究会
中国中医药出版社
2014 年 12 月

编写说明

　　《护理伦理学》是"全国中医药行业高等教育'十二五'规划教材"之一，由全国13所医药院校的编委们共同承担完成，可供高等医学院校护理学专业本、专科生使用，也适合作为国家护士执业资格考试护理伦理学部分的参考教材和护理工作者的学习用书。

　　随着"十二五"时期的到来，我国医药卫生体制改革进入了攻坚阶段，面对基本医疗卫生制度公益性的发展方向，护理伦理学也步入了纵深发展阶段，这对护理工作和护士提出了越来越高的要求。护士在为提高人们的健康水平、防病治病、促进康复和减轻痛苦的护理工作中，除了要有精湛的护理技术和良好的护理道德之外，还要具备处理越来越多的伦理难题、处理不同利益所引起的冲突和纠纷的能力。如何结合中国道德传统、文化特征、社会状况、发展阶段等因素，更好地将护理伦理学的理论运用于护理实践，维护人民健康，弘扬医学人文精神，是编者重点思考的问题。

　　本教材坚持以人为本的护理理念，以伦理学的基本原理为指导，以构建护士职业道德素质、伦理分析和决策能力为目标，在编写上力求突出继承性、科学性、专业性、时代性和实用性。保留了第一版中优秀的内容，一些最新的研究理论成果也吸纳其中，还涵盖了国家最新执业护士考试大纲的内容要求。力求理论联系实践进行叙述，在每章开头都有链接，介绍医德楷模，供学生阅读，激发学生的兴趣，陶冶学生的道德情操，在潜移默化中培养学生的伦理素养；文中附有案例，启发学生讨论与思考，帮助学生加深对理论的理解和应用，利于学生树立正确的护理道德观。教材各章节之间都有着内在的逻辑联系，从知识的掌握到能力的提高，从一般理论的学习到结合实践融会贯通，重点、难点设计明确、得当，增强了教材使用中的可操作性。

　　本教材分为绪论，护理伦理学的发展概况，护理伦理学的理论基础、基本原则与规范，护理人际关系伦理，临床护理伦理，社区公共卫生与康复护理伦理，器官移植的伦理研究，生命与生殖护理伦理，临终关怀与死亡伦理，护理科研伦理，护理管理伦理，护理伦理教育、修养与评价，共12章，紧密结合当代医学发展和护理学发展以及卫生事业改革中呈现出的伦理问题进行探讨。

　　本教材的编委具体写作分工是：第一章由胡慧编写；第二章由杨陆编写；第三章由陈莉军编写；第四章由翟军卫编写；第五章由李东雅、祝海波编写；第六章由陈丽霞编写；第七章由张勇勤编写；第八章由付蓓、卜平编写；第九章由张珊编写；第十章由王彩星编写；第十一章由杨晓玮编写；第十二章由马真编写。全书由胡慧、付蓓负责统稿、修稿和定稿。

在教材的编写过程中，各位编者秉承认真负责的态度，齐心协力；中国中医药出版社和湖北中医药大学给予了大力支持；我们还借鉴吸收了国内外有关专家和学者的一些最新研究成果，在此一并表示衷心的感谢！

由于编者的学术水平和能力有限，本教材疏漏和不足之处在所难免，恳请各位专家、同行和读者提出宝贵意见，以便修订提高。

《护理伦理学》编委会
2012 年 6 月

目 录

第一章 绪 论

【学习目标】

识记：1. 能迅速说出道德、伦理、伦理学、护理道德、护理伦理学的概念。

　　　2. 能正确列举护理伦理学的研究对象、研究内容。

理解：1. 能用自己的语言正确阐述学习护理伦理学的意义和方法。

　　　2. 能用自己的语言正确表述护理伦理学与相关学科的关系。

运用：能结合本章知识，初步分析护理工作中的护士伦理道德行为。

链 接

杏 林 春 暖

　　三国时期，吴国有一位医生，名叫董奉，家住庐山。他常年为人治病，却不接受别人的报酬。得重病的人治好了，董奉就让患者种植五棵杏树；病情不重的人治好了，他就要患者种植一颗杏树。这样十几年以后，杏树就有十多万棵了。春天来临，董奉眺望杏林，仿佛绿色的海洋。他感到十分欣慰，就在林中修了一间草房，住在里面。待到杏子熟了的时候，他告诉人们："谁要买杏子，不必告诉我，只要装一盆米倒入我的米仓，便可以装一盆杏子。"董奉又把用杏子换来的米，救济贫苦的农民。后来人们在董奉隐居处修建了杏坛、真人坛、报仙坛，以纪念董奉。

　　根据这个传说，人们用"杏林"称颂医生。用"杏林春暖"、"杏林春满"、"杏林满园"、"誉满杏林"等来赞扬医生的高明医术和高尚医德（摘自《建安神医董奉传奇及养生智慧》）。

　　护理伦理学（nursing ethics）是研究护理职业道德的一门科学。随着护理科学和医疗卫生事业的发展，在护理活动过程中产生的人与人、人与社会之间的种种道德关系越来越复杂且难以评判。同时，经济的全球化、文化价值的多元化、高科技的全方位渗透、医学模式的转变，对护理伦理学提出了种种挑战，也提供了向前发展的动力。学习和研究护理伦理学，就是要使护士通过学习其基本理论、原则、规范等，来作出正确的伦理判断或评价标准，以便更好地应用于护理实践。这对于促进人民的健康，规范护理科学的发展，培养护士的高尚情操，推动社会精神文明建设，具有重要的作用和意义。

第一节　护理伦理学概述

在古代，伦理学（ethics）属于哲学的范畴，因此也有人将它称为道德哲学（moral philosophy）。伦理学是以道德作为研究对象的一门科学，是对道德的理论化、系统化、规范化。护理伦理学是由护理学和伦理学相互影响、相互作用、相互渗透而产生的一门交叉学科，要全面理解其内涵，离不开对道德、伦理、伦理学等概念的探讨。

一、道德、伦理、伦理学

（一）道德

道德（morality）是人类社会的一种重要意识形态，是由人们在社会实践中形成并由经济基础决定的，用善恶作为评价标准，依靠社会舆论、内心信念和传统习俗，调节人与人、人与自然关系的行为规范体系。道德是由道德意识、道德活动、道德规范三个部分构成的有机整体。

中华民族具有悠久的道德传统历史，"道德"这个概念，在中国古代典籍中含义比较广泛。据汉语界考证，先有"德"而后有"道"，即先研究"德"后寻找"道"，这符合事物的规律。"德"是目标，有了目标与方向，再去寻"道路"，去实现目标。"道"表示"道路"、"道理"，是指事物发展变化的规律和规则，也是指事物的最高原则，有时也指社会的政治状况或做人做事的规矩、规范；"德"表示对"道"的认识，履行后有所"得"，即有品质、德行的意思。人们认识了"道"，内得于己，外施于人，则谓之"德"。"道"、"德"二字合用，始于春秋战国时期《管子》、《庄子》、《荀子》诸书中。《荀子·劝学》中说："故学至乎礼而止矣，夫是之谓道德之极"，赋予道德明确的含义。在中国思想史上，道德主要是指在社会生活中所形成的行为准则和规范，也指个人的思想品质、修养境界、善恶评价等。

在西方古代文化中，"道德"一词起源于拉丁语的"mores"，意为风俗和习惯。后来古罗马思想家西塞罗根据"mores"一词创造了一个形容词"moralis"，指社会的道德风俗和人们的道德个性。以后英文的道德"morality"一词则沿袭了这一含义。

（二）伦理

伦理（ethics）即为调整人与人之间相互关系的道理和原则。

在中国古代，"伦"和"理"也是分别使用的概念。在古汉语中，"伦"与"辈"同义，引申为群、类、比、序等含义。孟子把"父子有亲，君臣有义，夫妇有别，长幼有序，朋友有信"称为五伦，表明了我国封建社会中人与人之间的不同辈分关系、人伦秩序和做人的规范。"理"本意是治玉，《说文》曰："理，治玉也……玉之未理者为璞。"理"带有加工使其显示其本身的纹理之意,后引申为条理、精微、道德、事理等含义。将"伦"和"理"合为一个概念使用,最早见于《礼记·乐记》:"乐者,通伦理者也",意为把安排部署有秩序称为"伦理"。

在西方,ethics 与 ethik 都指伦理,词源来自希腊语的 ethika – ethos,原指动物不断出入的场所、住惯了的地点,后引申为"习俗"、"习惯",发展为由风俗习惯养成的个人性格和品行,主要指行为的具体原则。

伦理与道德是相近的概念,通常易被混用。事实上,无论在伦理学中还是生活感受上,两者都是有区别的。在伦理学中,道德表达的是最高意志,主要是一种精神和最高原则;伦理表述的是社会规范的性质。道德是伦理的精神基础,道德是最高的、抽象的存在。伦理是次高的、具体的,"理"是"伦"的制约原因,"理"是用来说明"伦"的处理方式。道德命令缺乏操作性,伦理却很有效,很具体,有一种实存性。对正义行为来说,道德是"你最好应该";而伦理是"你必须应该";法律则是"强迫应该"或"不应该你就违法"。道德是靠高度的自觉和省悟来选择自己的行动;伦理则是一种强硬的律令,是自律与他律之间的律法,有来自于道德但又不是道德的觉悟,有来自于法律但又不是法律的强迫性。在生活中,人们常常说"某个人有道德"或者"有道德的人",但一般习惯不会说"这个人有伦理"或者"有伦理的人";而另一方面,我们一般都用"伦理学",甚至可直接用"伦理"来指这门学问,而较少用"道德学"来指称。

不过,一般说来,道德与伦理大多数情况下都是被用作同义词的,它们有特殊而无迥异。两个概念的趋同是主流,人们在日常和理论上的使用也基本可以遵循这一主导倾向。

(三) 伦理学

在中国历史上,伦理学的产生可以孔子或儒家学派的产生为标志,发展以"仁"为中心的道德理论和人生哲学,不过由于中国文化发展和科学分类的特点,伦理学的内容长期同哲学、政治、礼仪和修身教育结合在一起,直到近代才逐渐分化成为一门独立的学科。

在西方,大约在公元前 4 世纪,亚里士多德在雅典学院讲授了一门关于道德品性的学问,创造了一个新名词"ethika"即以伦理学来表示这门学问。根据他的讲述整理而成的《尼可马克伦理学》等专著,对西方伦理学的发展一直有着重要的影响。亚里士多德以后,伦理学便作为一门独立的学科,在西欧各国日趋发展起来。"ethika"译成英文便是"ethics",近代日本学者借用汉语将其翻译为"伦理学"。清代末年,我国学者将其引入中国,沿用至今。

现代意义上的"伦理学"即道德哲学,是以道德现象作为研究对象的科学,即研究有关道德和伦理问题的学科,包括道德和伦理问题的理论和实践。它以道德作为研究对象,系统化、理论化地阐述道德的起源、本质及其社会作用;阐述一定社会的道德核心,道德原则、规范和范畴,并提出相应的道德要求;阐述达到一定道德水平所要开展的道德实践活动。其目的在于规范人们的社会行为,形成适应一定社会、阶级、阶层所需要的道德风尚和精神文明,稳定一定的社会秩序,巩固一定的经济关系。

　　伦理学一般包括规范伦理学和非规范伦理学。规范伦理学（normative ethics）又称规定伦理学（prescriptive ethics），是采用价值－规范的方法，研究人们的行为准则，制定规范和价值体系，从而规定人们应当如何行动。一般意义上的规范伦理学均包含三个重要部分，即道德理论、道德原则、道德规范。规范伦理学分为普通规范伦理学和应用规范伦理学。应用规范伦理学（applied ethics）就是规范伦理学的理论、原则在具体领域中的应用，如医学伦理学、商业伦理学、法学伦理学等。非规范伦理学包括描述性伦理学和元伦理学。描述性伦理学（descriptive ethics）是依据经验描述的方法，从社会的实际状况来再现道德、说明道德的本质，其中包括道德心理学、道德社会学和道德人类学等。元伦理学（metaethics）又称分析伦理学（analytic ethics），是凭借逻辑语言分析的方法，集中研究道德话语（moral discourse）的语义结构、逻辑结构以及认识论结构，来寻找道德判断的理由和根据。

二、护理道德与护理伦理学

（一）护理道德

　　护理道德（nursing morality）是指护理实践活动中的道德现象和道德关系。它是社会一般道德在护理领域中的具体体现，是护士自身的道德品质和调节护士之间，护士与患者、他人、集体及社会之间关系的行为准则、规范的总和。它存在于从事护理职业的全体人员以及与卫生事业相关的人员之中，是长期的医学护理文化的积淀，并且总是围绕护士的职业活动和与护理相关的社会活动而展开的。护理道德现象包括意识现象、规范现象和活动现象。道德意识现象，是指道德活动中形成并影响道德活动中各种具有善恶价值的思想、观点和理论体系，如道德观念、道德情感、道德理想、道德理论观点、道德理论体系等。道德规范现象，是指在一定社会条件下评价和指导人们行为的准则，如道德戒律、道德格言、道德规范、道德要求等。道德活动现象是指在道德意识支配下围绕善恶而进行的，可以用善恶标准评价的群体活动和个体行为的实际表现，如道德教育、道德修养、道德评价等。护理道德对护士、患者和社会都具有重要意义，特别是在保障人类健康和发展护理学科以及医疗卫生事业方面，具有不可忽视的特殊价值。

（二）护理伦理学

　　护理伦理学（nursing ethics）是以伦理学的基本原理为指导，以护理道德为研究对象，探究护理临床实践中护士与患者之间、护士之间、护士与其他医务人员之间、护士与护理科学之间以及护士与社会之间关系的护理道德意识、规范和行为的科学。在本质上，它是一套共同的价值观或原则，用来规范护士与上述人员之间的行为。从学科性质上讲，它是伦理学的一个分支，是护理学和伦理学相交叉所产生的一门边缘学科，也是伦理学的理论和原则在护理领域中的具体应用，属于应用规范伦理学的范围。

　　护理伦理学为护士在解决护理工作中的棘手问题时提供了一个行为判断的标准，并把维护患者的利益作为首要目标。它注重研究护理实践中的行为准则，与护理实践的关系非常密切。一方面，护理伦理学的原理、概念来源于护理实践，并在护理实践中得以发展，受到检验。另一方面，护理伦理学也必须应用到护理实践中，才能获得生机和活力。一旦护理伦理学的原理和规范内化为护士自身的素质，将对护理实践发挥巨大的促进作用。

随着社会的发展以及护理实践内容的不断扩大，护理学科内涵也不断扩展，专门以护理道德现象为研究对象，以促进护理道德情感、培养高尚的护理道德品质、保证护理科学与护理事业不断发展进步为主要目的的护理伦理学应运而生，成为现代护理教育中的一门重要学科，在优秀护理人才的培养中发挥着日益重要的作用。

三、护理伦理学的研究对象和内容

（一）护理伦理学的研究对象

护理伦理学的研究对象主要是护理领域中的道德现象及道德关系，而护理道德现象是护理道德关系的具体体现。护理伦理学所研究的护理道德关系主要有以下几个方面：

1. **护士与患者之间的关系**　在护理实践活动中，护士与患者之间的关系是最基本、最首要的道德关系，也是护理伦理学的核心问题和主要研究对象。这种关系的实质就是护士与患者之间所产生的一种服务与被服务、帮助与被帮助的关系。护理工作首要和核心的价值目标就是护士积极运用自己的专业知识和技能为患者提供优质护理服务，使其消除或减轻痛苦，保持、恢复和促进健康，提高生活质量。所以，这种关系是否密切、和谐和协调，将直接关系着护理质量的高低和患者的安危，直接制约着临床护理实践活动，影响着医院或社区的医护秩序和社会精神文明等。

2. **护士之间及与其他医务人员之间的关系**　护士之间的关系是指护士之间的相互关系，而护士与其他医务人员之间的关系包括护士与医生、医技人员、行政管理人员以及后勤人员之间的多维关系。在护理实践活动中，护士相互之间以及护士与其他医务人员之间有着广泛的联系，是构成医院人群的一个有机整体。彼此间是否相互信任、尊重、支持和密切协作，也将直接影响护理工作的开展，直接关系到集体力量的发挥和医护质量的提高，进而影响到良好医、护、患关系的建立。因此，护理伦理学把护士相互间及护士与其他医务人员之间的关系作为重要的研究对象。

3. **护士与社会之间的关系**　护士是社会的一员，医疗卫生单位是社会的组成部分。一切医疗护理活动都是在一定的社会关系中进行的。因此，护士在为患者康复、为社会保健服务的过程中，不仅要照顾患者的局部利益，更要照顾整个社会的公共利益。当患者的局部利益和社会的公共利益发生矛盾时（如计划生育、缺陷新生儿的处理、卫生资源的分配等），绝不能只顾个人的利益，而损害社会的公共利益，既要维护患者个人利益，又要兼顾国家、社会的公益。同时，由于护理的社会化和社会的要求，护士还要履行一系列的社会义务。因此，护士与社会的关系也必然成为护理伦理学研究的对象。

4. **护士与发展医学科学之间的关系**　在护理实践活动中，作为护士，既担负着护理的重任，又有参与护理科研、医学科研的权利和责任。随着医学社会化进程的不断加快，医学技术力量的不断增长，医学行为对于社会和整个人类的影响不断扩大，许多高新医学科学技术的研究和发展，不仅给人类带来福利，同时也给医护领域带来许多复杂的伦理、法律和社会难题，如基因技术、器官移植技术、克隆技术和胚胎干细胞研究等。因此，护士与发展医学科学之间的关系也成为护理伦理学研究的课题和对象。

（二）护理伦理学的研究内容

1. **护理道德的基本理论**　这部分内容包括护理道德的产生及发展规律；护理道德的本质、特点和社会作用；护理道德的理论基础；护理道德与医学模式转变、医疗卫生事业发展的关系等等。

2. **护理道德的规范体系**　护理道德的原则、规范和范畴构成了护理道德的规范体系，它们是护理伦理学的重要研究内容。其中，护理道德规范又包括护士与医、患、护等之间的基本道德规范，护士在不同领域、不同方式和不同学科的具体道德规范，临终护理和尸体料理中的特殊道德规范等等。

3. **护理道德的基本实践**　包括护理道德教育、护理道德修养和护理道德评价等。主要阐述在护理实践中按照护理道德理论对自己、对人们的护理实践活动进行道德评价，同时阐明进行护理道德教育的正确途径和方法，提高护士的道德水平。

4. **护理道德难题**　主要指在医学护理实践活动中，在实现新的道德观念和实施新的技术中产生的难以解决的道德难题，如人工生殖技术、基因技术、器官移植、卫生资源分配、安乐死等方面产生的与传统道德有着尖锐冲突的道德问题。

第二节　护理伦理学与相关学科的关系

现代科学技术的迅猛发展，使护理学科的发展呈现出多学科相互渗透、相互影响的趋势，研究和探讨护理伦理学与相关学科的关系，对正确理解和把握护理伦理学知识和履行护理职业道德有着重要的意义。

一、护理伦理学与护理学

护理伦理学与护理学有着极为密切的联系，两者都是以维护、促进人类的健康为目的，但两者又都有着各自特定的研究对象和内容。护理伦理学是在护理学基础上依据一定社会、职业道德要求建立起来的，主要研究护理学领域中的道德现象，是揭示人们在探索人类生命与疾病作斗争过程中，人们相互关系的道德准则与规范的一门应用性科学。护理学则是一门生命科学中综合自然、社会及人文科学的应用科学，它是以人的生命为对象，研究人类生命过程及如何同疾病作斗争。护理学的发展必须要有护理伦理学给予的支持和保证。同时，护理学的发展也为护理伦理学的发展奠定了新的物质基础和科学技术基础，并对护理伦理学提出了更高的要求，以解决新技术提出的新的道德难题。

二、护理伦理学与卫生法学

护理伦理学和卫生法学都是调节人们行为的准则和规范，其目的都是为了维护社会正常秩序，保证医疗护理实践活动的顺利进行。二者虽然都以规范形式出现，目的一致，但其起作用的方式及研究的对象则不同。护理伦理学主要是通过社会舆论、传统习惯和人们的内心信念发挥作用，其特点是从道德的角度进行观念约束和行为调整，不具有强制性。卫生法学则是运用法学理论和原则，研究解决护理理论和实践中与法律相关问题的一门学科，侧重研究护理理论和实践中引申出的一些法律问题，使医疗事故和医疗纠纷等按照相应的法律得到仲裁，其特点是通过法律手段，使医学中许多超越伦理的问题得到强制性的制约和无条件的依法解决。一般而言，护理道德作用的范围要比卫生法学广泛得多，法律只能确认最基本的道德，而不是全部的道德。在医疗护理实践中发生的许多问题虽然影响很坏，但尚未触及法律，这些问题只能受到护理道德的谴责，而卫生法学则无能为力。但是卫生法学的优越性在于规范明确，约束有力，惩戒威慑效力直接和具体。

三、护理伦理学与护理心理学

护理伦理学与护理心理学是"姊妹学科"。护理伦理学是对护患关系、护际关系等伦理道德的研究。护理心理学则是研究护理工作中心理学问题的科学，它研究护士与护理对象的心理问题，并以护理学和心理学的理论与方法去解决护理过程中出现的有碍健康恢复的心理活动。它的任务是指导护士根据患者心理需要和心理活动规律，做好临床护理和心理护理。尽管二者研究的侧重点不同，前者侧重研究护理道德规范，后者侧重研究护理活动中的各种环境因素对人们身心健康的影响。然而，二者不可分离，护理伦理学研究的这些关系是人们心理变化的客观条件，护理伦理学所涉及的关系直接影响到患者及其他社会人群的心理变化。同时，护理心理学提供的良好的心理状态，也是护理伦理学确定护患关系的重要依据。因此，护理心理学对患者心理的了解和研究，必须以良好的护患关系为前提，而良好护患关系的建立，又有赖于从事护理心理学研究的护士高尚的护理道德。

四、护理伦理学与社会学

护理伦理学与社会学都涉及人际关系的互动、护患各自的角色行为和权利义务、医学与社会关系等问题的研究，两者既有区别又有联系。护理伦理学是研究护理道德的科学，而道德从其本质上来讲，就是一种社会意识形态，是人们共同生活及其行为的准则与规范，护理道德问题本质上也是一个社会问题。社会学的任务是描绘出社会生存活动的真实图景，为决策者提供制定政策的依据，它所研究的个体与群体之间的关系以及文化规范、社会风俗等问题在很大程度上同时也是道德问题。社会学对社会有机体的研究，更可为伦理学研究社会伦理提供社会背景。然而，二者在具体的研究对象及研究方法上又有所侧重。就人的活动而言，社会学只研究成为习惯的群众活动在某种社会制度范围内的规律和影响，以及对当时群众行为产生重大影响的个人特殊活动，而不注重于从这些活动的历史意义方面着眼，也不研究对群众行为并不产生重大影响的个人特殊活动。护理伦理学则除了研究成为习惯的群众活动外，还研究个人的特殊行为和动机，并作出道德评价。社会学在调查统计研究时，注重对事实实证的描述和分析。而护理伦理学在调查统计研究时，更侧重于对护理活动中的各自角色行为进行价值判断和分析。

五、护理伦理学与医学伦理学

护理伦理学与医学伦理学非常相似，两者都是以生命伦理学的基本原则为基础，以保障人类生命安全、维护健康为共同目标。两者的研究对象和研究内容都是医疗领域中发生的人与人之间的道德意识活动。但两者之间还是有一些细微的差别。其一，护理实践与医疗实践是不同的，医疗工作围绕着对患者所患疾病的诊断和治疗进行。而护理工作是集中在对患者的护理、关怀、照顾。因此，它们不是相同的工作，而是不同的工作。其二，护士对患者的护理，通常比医生对患者的治疗更为直接，也更为连续。这种行为使得护士与患者的关系要比医生与患者的关系更为密切，护士比医生更加了解患者，了解患者的意愿和利益所在。其三，护士的职责在于减轻患者的痛苦，比医生更加将对患者的关心和照顾视为其工作的中心。医生往往更加关注对患者疾病的治疗，而忽略对患者的关心和照顾，但治病只是恢复健康工作的一部分，其中非常重要的、不可缺少的是对患者的关怀照顾。

第三节　学习护理伦理学的意义和方法

护理专业的学生和在职护士，要切实调动学习护理伦理学的积极性、主动性，要取得好的学习效果，就应当明确学习护理伦理学的意义与方法。

一、学习护理伦理学的意义

（一）有利于培养德才兼备的合格护理人才

新型合格的护理人才，不仅要有坚定、正确的政治方向，而且要有良好的护理道德观念；不仅要掌握科学的现代护理理论知识和娴熟的护理技能，拥有良好的心理素质，而且需要培养崇高的护理道德品质。我们教育的目标就是培养德、智、体全面发展的应用型高级护理人才。护理道德不仅是"德"的重要内容之一，从临床护理实践的角度看，也是"智"的一个重要方面。新医学模式和整体护理观念指导下的护理工作，对护士的素质提出了全新的要求，护理道德素质已经成为护士必不可少的素质。要提高这些基本素质，就必须努力学习护理伦理学。

（二）有利于提高护理质量，推动护理事业和护理科学发展

护理道德是影响医院护理质量的重要因素，良好的护理道德是护理优质服务和护理管理水平的重要表现。高尚的护理道德可以使护患关系更加密切，保证护理工作的顺利进行；可以发挥心理护理的作用，促进患者的康复；可以提高护士的责任心，防范、杜绝护理事故和差错，从而提高护理质量。护士系统学习护理伦理学，就能运用道德理论指导自己的护理实践，正确回答现代护理实践中出现的道德问题，排除道德选择中的困难，为自己的护理工作及科研找到正确的方向，推动护理事业和护理学科的发展。

（三）有利于医院及社会的精神文明建设

护理道德作为一种职业道德，是社会道德体系中的一个重要组成部分，是精神文明在医护人员及医疗卫生单位的具体体现。早在1941年，毛泽东同志就为护士题词："护士工作有很高的政治重要性。"因此，学习护理伦理学，运用道德理论对护士进行道德教育，不仅能提高护士的道德水平，还有助于树立文明的护理道德新风。此外，护理行业作为社会服务的"窗口"行业，与人的健康和生死安危有重要关系，其道德风貌在精神文明建设中有较强的社会辐射和示范作用。护士实践着高尚的护理道德，患者就会从中得到启迪，受到感染，产生共鸣，并将传递到家庭、单位和社会，有利于社会风尚的转变，从而推动社会主义精神文明建设。

二、学习护理伦理学的方法

（一）历史与逻辑相统一的方法

护理伦理学研究护理工作中的道德现象，它同当时的社会经济、医学状况有着密切的联系，并受当时社会政治、法律、文化、宗教等社会意识形态的影响。现有的任何一个护理伦理观念，都是以往的道德思想发展的继续。所以，学习和研究护理伦理学，要善于将护理道德现象和护理道德关系的研究同一定的社会经济关系、意识形态、政治和法律制度、护理的发展状况等联系起来，要根据当时的经济、政治、风俗习惯和护理科学发展水平等历史现状，具体地分析和运用归纳、演绎、推理、分析等逻辑思维方式，深入研究护理道德产生和发展的基础，探求其发生、发展的根源和条件。只有这样，才能对护理道德做出科学的说明，揭示护理道德的产生和发展规律。

（二）理论与实践相结合的方法

理论与实践相结合，是学习和研究护理伦理学的重要方法。护理伦理学的理论来自于护理实践，又要受护理实践的检验。护士学习研究护理伦理学绝不是为学习而学习、为研究而研究，根本的目的是用所探究的护理伦理规范来约束、规范、督导护士的行为，促使其更好地做好和改进护理工作，推进护理科研探索，保证护理科研成果得到良好利用。因此，护士要理解、掌握护理伦理学的理论及规范，必须坚持联系实际，包括联系世界护理实践和护理科学发展的动态、我国护理实践和护理科学产生发展的道德状况，以及个人的护理工作实际情况等，注意发现护理实践中产生的新道德问题，并用所掌握的护理道德理论进行解释，加深认识，分析、解决伦理问题和难题，增强道德判断力和自觉性，推动护理学的发展和道德的进步。

（三）价值分析的方法

科学反映事实发展的客观规律，是解决"是什么"的问题，属于事实的判断。伦理针对人际关系，要解决行为"应不应该"的问题，属于价值的判断。在医学领域，医务人员都将面对这两种判断的分析，例如给患者明确诊断、制定正确的护治方案，这是一种事实的分析，但假若患者因为病情严重而拒绝护理和治疗，或几位患者同时争一张床位，这就需要进行价值的分析。在日常护理工作中，不仅要区分事实与价值，还要区分哪些是有价值的，哪些是无价值的，哪些是负价值的，区分医学行为的科学价值和社会价值、对医者的价值和对患者的价值等，从中提高道德思考、道德想象和道德分析判断的能力。

（四）案例分析的方法

案例分析方法（case study methodology）又称个案研究法，就是把实际工作中出现的问题及事件作为案例，对现有的观念和理论进行归纳和分析，以达到理论联系实际而解决问题的一种方法。一个典型的案例有时能反映人类认识实践的真理，有时也可以从众多的案例中找到理论假设的支持性论据。此方法在教学中往往发挥重要的作用。教师在教学过程中，可以通过对典型案例的剖析，帮助学生认识案例中护理伦理的内容，引导他们明辨善恶是非，以提高护理行为的自觉性。案例分析的方法是理论联系实际方法的具体运用，是比较受学生欢迎的行之有效的教学方法。该方法避免了纯理论教学的空洞性、乏味性，提高了教学的针对性、实效性，提高了学生参与教学的兴趣，激发了学生浓厚的学习热情。同时，学生也可以通过对典型案例的学习，培养自己的分析能力、判断能力以及解决问题的能力。

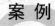

案　例

武汉"最美女护士"以"天使之吻"救人一命

2011 年 11 月 10 日中午 12 点左右，武汉中山大道旁，50 多岁的市民王大妈吃馒头时，不慎喉咙突然被卡到，一下子昏倒在地，很多人都围了上来，但不知所措。正在此时，一位年轻女士冲了过来，一边呼叫围观的人拨打 120，一边跪在地上，双手开始连续按压王大妈的胸部，对其实施心肺复苏术。1 分多钟过去了，王大妈没什么反应。情急之下，这名女士当即口对口给王大妈做起人工呼吸。一次人工呼吸后，王大妈腿脚仍然在抽搐。女士没有放弃，接着按压心脏，并开始做第二次、第三次人工呼吸……几分钟后，女士从王大妈口中取出一块馒头碎渣，王大妈恢复了心跳与呼吸。随后，闻讯赶来的急救人员将王大妈送往医院救治。脱离危险后，王大妈让女儿几经辗转找到这位救命"天使"。

这名"天使"就是被誉为"江城最美女护士"的肖芳，湖北省中山医院神经外科一名普通的主管护师。谈起当时的情况，肖芳只是笑笑说："这没什么，作为护士，这是职业本能，碰到哪个护士都会这么做的。"当被问起是否想到患者会有传染病或其他疾病影响自己时，肖芳说："救人是凭职业本能，当时完全想着救人，并没考虑其他，就跟我正常上班一样。"

这段现场施救的视频被网友发到网上后，引发全国网友的广泛关注。网友发帖："护士，你的职业很神圣，你的行为好感人。""这个时代最可爱的人！最美女护士！好样的！祝福你！""社会需要你们这样的人。你是全国护士的典范，向你学习！""没有犹豫，毫无顾忌，救人第一，赞一个"（摘自新华网，2011 - 11 - 16）。

思 考

1. 从肖芳的事例中，你如何理解护理道德？若遇到类似情况，你会怎样判断及实践自己的行为？

2. 作为一名准护士，你应注重哪些方面的学习与实践来提高自身的道德修养？

学 习 小 结

绪论
- 概述
  - 概念：道德，伦理，伦理学，护理道德，护理伦理学
  - 研究对象
    - 护士与患者之间的关系
    - 护士之间及与其他医务人员之间的关系
    - 护士与社会之间的关系
    - 护士与发展医学科学之间的关系
  - 研究内容
    - 护理道德的基本理论
    - 护理道德的规范体系
    - 护理道德的基本实践
    - 护理道德难题
- 与相关学科的关系
  - 护理学
  - 卫生法学
  - 护理心理学
  - 社会学
  - 医学伦理学
- 意义
  - 有利于培养德才兼备的合格护理人才
  - 有利于提高护理质量，推动护理事业和护理科学发展
  - 有利于医院及社会的精神文明建设
- 方法
  - 历史与逻辑相统一的方法
  - 理论与实践相结合的方法
  - 价值分析的方法
  - 案例分析的方法

复习思考题

1. 你如何理解道德和伦理的关系？

2. 你认为现代护理道德的发展趋势如何？

3. 联系实际，请谈谈你对护理伦理学的认识。

4. 你认为怎样才能学好护理伦理学？

第二章　护理伦理学的发展概况

【学习目标】

识记：能迅速说出护理伦理学的奠基人和创始人。

理解：1. 能用自己的语言正确描述护理伦理学的发展现状。

　　　2. 能用自己的语言正确叙述南丁格尔对护理伦理学的贡献。

运用：能结合护理伦理学的发展历程，认识学习护理伦理学对护理学专业学习的重要性。

链接

提灯女神

弗洛伦斯·南丁格尔（Florence Nightingale，1820～1910）出生于英国一个名门富有之家，家境优裕，受过良好教育，精通多国语言，意志坚定，富有强烈的社会责任感。她从小便经常照看附近村庄的病残者，并护理她的亲属，以解除病者的痛苦。

当时，没有一个有身份的人做护士，出身于贵族的南丁格尔不顾家庭阻挠和阶层的反对，毅然选择了护士职业。她利用到欧洲旅游的机会，了解各地护理工作。最后，她选定了凯瑟沃兹医院，并于1851年在该院参加了4个月的短期训练班，使她成为一名护士的理想终于实现。在学习期间，她亲身体验到护理工作要为患者解除痛苦、给予精神安慰，必须付出多方面的辛勤劳动。

1853年，南丁格尔在伦敦担任了妇女医院院长。次年，克里米亚战争爆发，她受政府的邀请，带领38名妇女启程前往克里米亚。在那里，她们克服种种困难，通过精心的护理，挽救了很多士兵的生命。士兵为了表示对她们的感谢，不再骂人，不再粗鲁。夜深人静时，南丁格尔手持油灯巡视病房，士兵躺在床上亲吻她落在墙壁上的身影。南丁格尔时刻关爱病患，注意士兵的伤口是否换药了，是否得到了适当的饮食，安慰重病者，亲自寄了几百封信给死亡士兵的家属。短短半年时间，士兵的死亡率由原来的50%下降到22%。南丁格尔在士兵中成了传奇式的人物，全英国也知道了这位"持灯女士"。1856年11月，南丁格尔作为最后的撤离人员，返回英国。回到英国后，虽然已极度疲惫，但很快她又继续忙于英国皇家专门调查委员会的军队卫生工作。战争结束后，南丁格尔选中了伦敦的圣·托马斯医院开办了她的第一所护士学校，开始培养护理专业人才。

南丁格尔女士以最崇高的奉献精神把一生献给了护理事业，为护理事业奋斗了终生。英国人把南丁格尔看作英国的骄傲，为她在伦敦竖立了铜像，并把她的大半身像印在 10 英镑纸币的背面（正面是英国女王伊丽莎白二世的半身像）。美国大诗人 Longfellow（1807～1882）为她做诗，赞美她的精神是高贵的，是女界的英雄。如今全世界以 5 月 12 日为护士节来纪念南丁格尔，她被列入世界伟人之一，受到人们的尊敬（摘自百度百科《弗洛伦斯·南丁格尔》）。

护理伦理学是伴随着人类文明的进步、医学和伦理学的发展而逐步形成和发展起来的，具有悠久的历史。了解中外护理伦理学的形成和发展概况，有助于我们借鉴和吸收历史经验，传承和发扬优良的护理道德，推动护理学的进一步发展。

第一节 我国护理伦理学的发展概况

在我国历史上，医、药、护不分家，护理伦理学因而也与医学伦理学融合在一起，共同发展。祖国医学有着数千年的历史，在防病治病方面积累了丰富的经验，同时也积累了博大精深的医学道德思想和理论，为世界医药卫生事业作出了巨大贡献。

一、我国护理伦理学的历史演变

（一）我国古代护理伦理思想的历史沿革

1. 形成和发展 早在远古时代，我国人民在生产活动和生活实践中就产生了医护活动。随着社会的发展与进步，医疗、护理逐渐从人们的日常生活中分化出来，简单的护理活动逐步转化为按摩、伤口包扎、精神护理、饮食调节和生活护理等，也萌发了最早的医护伦理思想。有伏羲"画八卦……制九针，以拯夭枉"，炎帝"作方书，以疗民疾"的记载；也有神农尝百草，"令民知所避就"，"一日而遇七十毒"的感人传说。尽管伏羲、神农、炎帝都是神话传说人物，但也说明了我国古代人民不畏艰险、勇于探索、自我牺牲的医护伦理思想。

西周时期已经建立相对完备的医政制度，医学伦理规范也开始萌芽，形成了最古老的医学伦理评价体系。《周礼·天官》记载："医师，掌医之政令，聚毒药以供医事。凡邦之有疾病者……则使医分而治之，岁终则稽其医事，以制其食，十全为上，十失一次之，十失二次之，十失三次之，十失四为下。"提出了定期用治疗疾病成功和失误的次数来评判一个医生的医疗技术优劣，并据此分配俸禄，这在当时对促进医生追求技术完善和道德责任心发挥了重要作用。

春秋战国时期，在我国古代哲学思想和伦理观念的影响下，随着经验医学的兴起，医学人道思想已经有了相当的发展。此时的医护伦理思想要求医者重视人的生命，"医乃仁术"，要以"无伤"为原则。成书于战国时期的《黄帝内经》标志着我国医护伦理思想的初步形成。书中指出："天履地载，万物悉备，莫贵于人。"认为要珍惜人的生命，并从全力救治患者出发，对医疗护理提出了一系列的道德要求。《黄帝内经》是我国第一部医学典籍，既阐述了有关病理、诊断、预防、治疗、护理等医学问题，又有专门论述医护伦理的篇章，形成了具有约束力的我国古代医护伦理传统。战国时期的名医扁鹊，不仅医术高超，而且医德高尚。他随俗而变、谦虚谨慎、反对迷信、坚持科学，曾提出"六不治"的行医准则，其中"信巫不信医"的不治，体现出他已自觉地把清除巫术危害作为自己的行医规范，客观上起到了破除迷信的作用。

东汉杰出的医家张仲景以其巨著《伤寒杂病论》开创了中医学辨证论治体系。不仅如此，在这本书的序言中继承了前人的医学伦理思想，谴责当时医学界中因循守旧，敷衍塞责，"不留神医药"而"竞逐荣势"的不良风气。该文对于医学伦理的论述一直为历代医家所称颂。东汉末年三国初期名医华佗，医技高超，品德高尚，不慕名利，一心为百姓治病，对患者关怀备至。曹操强迫他留为己用，他坚贞不屈，最终惨遭曹操杀害。

隋唐是我国封建社会的繁荣时期，名医辈出，医学伦理更加完善与规范化。医家孙思邈是这一时期我国传统医学伦理的集大成者。他编著的《千金要方》就是以"人命至重，有贵千金，一方济之，德逾于此"的意义而命名的。其开卷序例《论大医精诚》，主张医家必须具备"精"和"诚"两个方面。所谓"精"就是要具有精湛的医术；所谓"诚"就是指医生应具有高尚的品德。明确指出学医的人要"先发大慈恻隐之心，誓愿普救含灵之苦"，对患者要"普同一等"、"一心赴救"，"不得问其贵贱贫富"。在医护仪表方面他提出医家要"望之俨然……不皎不昧……不得多语调笑，谈谑喧哗"。他还要求同道之间应相互尊重，不可"炫耀声名，訾毁诸医，自矜己德"。书中比较全面地论述了医护品德、专业学习、对患者态度、与同道的关系等一系列医护伦理问题，进一步发展了我国古代医护伦理思想，使之更加系统化，形成了较完整的体系。

两宋时期，随着医学科学发展的需要，医护伦理的内容更加丰富和规范化，形成了许多新的医学伦理观念。如林逋著的《省心录·论医》中重视医德评价，把那些在医疗活动中贪图钱财，沽名钓誉和粗疏轻率的行为，斥为"庸医"。张杲所著的《医说》告诫病家，不能"轻以性命托庸医"，把"治病委之庸医比之不慈不孝"。

金元时期医学界出现了四大学派，即寒凉派刘完素、攻下派张从正、补土派李杲、养阴派朱震亨。医学界出现了学派争鸣的局面，各学派勇于突破旧的学说，提出新的学术见解，对医学发展起到了一定的推动作用，也推动了医护伦理学的发展。这一时期的医护伦理除了继承"济世救人"的传统外，突出表现为：关心人民疾苦，热心救治，不计名利和图报的道德风尚，从实际出发著书立论、遵古不泥古、探索争鸣的创新精神，以及热衷医业、勤求博采、勇于实践、反对巫医骗术的科学态度和作风。

明代是我国封建社会经济再次迅速恢复和发展的时期，这促进了中外医药的交流和医学伦理的发展。我国的医学伦理规范、教育、理论发展到明代已日趋完善、成熟。较有代表性的是陈实功所著的《外科正宗》中医学伦理守则《五戒十要》，对我国当时的医护伦理思想做了系统的总结。就医护人员的专业实习、思想修养、举止言行、服务态度以及护患之间的关系等，提出了十分具体的道德规范，是我国古代医护伦理教育中既浅显易懂又实用的教材，被美国1978年出版的《生命伦理百科全书》列为世界古典医学伦理文献之一，与《希波克拉底誓言》和《迈蒙尼提斯祷文》并列。此外，李时珍的《本草纲目》、龚廷贤的《万病回春》、李梴的《医学入门·习医规格》、李中梓的《医宗必读》等，也对我国的医护伦理发展作出了重要贡献。

清代医家在医学伦理规范的探索与实践方面，既继承了前人医德学说的精华，又有新的发展。这一时期影响最大的是喻昌所著的《医门法律》一书。书中"治病"篇中较为详细地论述了医者应遵守的职业道德原则和规范。突破了过去医家用"五戒""十要"等箴言式的说教方法论述医学伦理原则的传统，而以临床四诊、八纲辨证论治的法则作为医门的"法"，以临床诊治疾病时易犯的错误提出的禁例作为医门的"律"，两者结合称为"医门法律"。这种把医学伦理寓于医护实践之中的论述，被后人称为"临床伦理学"，这在我国医护伦理发展史上又是一次重大的突破。

2. 优良传统和历史局限

（1）优良传统

①济世救人，仁爱为怀的事业准则："济世救人"是古代医家对医学事业和社会责任的认识，也是护理伦理修养的根据。古代许多医者都强调医家要具有仁爱精神。清代名医费伯雄说："欲救人而学医则可，欲谋利而学医则不可，我若有疾，望医之救我者如何？我之父母妻子有疾，望医之相救者如何？易地以观，则利心自淡矣。"意思是要每一位医者扪心自问，我是为什么来学医的，为救人还是为谋私利。医者有了仁爱方能博施济众，把病家的疾苦当作自己的疾苦，一心赴救，成为以救人活命为乐的苍生大医，而无德之医，则是"含灵巨贼"。

②不为名利，廉洁正直的道德品质：三国时代的名医董奉，不但精于医术，而且品行高尚。他隐居庐山，专为贫民治病，不取报酬，患者愈后，一定要来表示谢意，董奉就让他们种杏树，病轻的人种杏树一棵，病重的人种杏树五棵，不到十年，董家周围杏树成林。杏子成熟后，董奉又把杏子换成粮食，用来接济贫民，这就是"杏林春暖"的来历。

③谨慎认真，谦虚诚实的服务态度：唐代医家孙思邈反复强调，治疗和护理患者要认真负责，不能粗心大意。他指出：看病诊疾，要谨慎专心，一丝不苟，下药扎针，不得有半点差错。来了急诊患者需要抢救，但要临事不紧张，深思熟虑，不能只图表现自己快捷而草率从事。清代名医徐大椿，医术高明，他成了名医之后，仍虚心向别的医家请教。平日临诊，他耐心询问病情，细致分析，辨其异同，审其真伪，然后慎于处方。为了对患者负责，古代许多医家对自己医治不了的病，不是敷衍塞责，而是虚心介绍别的大夫来治，直到治好为止。医家葛可久，精通医术，圣声远播，曾将大黄炒得过焦，

便全部弃掉不用。

④精勤不倦，不耻下问的治学精神：晋代医家葛洪一边劳动，一边利用空闲时间学习医学。宋代医家陈自明指出：在医家、疾病、方药三者间，关键是医家的学术修养。他说："世上无难治之病，有不善治之医；药无难代之品，有不善代之人。"他一生勤奋学习，编成《妇人良方》和《外科精义》两本书，为我国妇科、外科的发展作出了贡献。明代医家李时珍为了深入研究药物对人体健康的作用，参考800多种书籍，亲自到各地采访，足迹遍及湖北、江苏、安徽、河南等地。他不耻下问，向良医、药师、农民、渔民、樵夫等请教，广泛收集民间验方，历经30年之久，终于完成了集中药之大成的《本草纲目》，成为世界药学宝库中的瑰宝。

⑤稳重端庄，温雅宽和的仪表风度：《黄帝内经》指出：医家应"入国问俗，入家问讳，上堂问礼。"意思是说要尊重乡土风俗，尊重病家，做到彬彬有礼。孙思邈对医家的仪表有全面深刻的论述："到病家，纵绮罗满目，勿左右顾眄；丝竹凑耳，无得似有所娱；珍馐迭荐，食如无味；醽醁兼陈，看有若无……不得多语调笑，谈谑喧哗，道说是非，议论人物；炫耀声名，訾毁诸医，自矜己德；偶然治瘥一病，则昂头戴面，而有自许之貌，谓天下无双，此医人膏肓也。"以上论述，说明古代医家不仅医技高明，而且具有稳重、端庄的仪表风度。

（2）历史局限

①受封建伦理的束缚：忠君、孝亲是封建道德的基本原则和宗法思想的集中体现，而"男尊女卑"则是封建道德的主要支柱之一。所谓"身体发肤，受之父母，不敢毁伤，孝之始也"。这使尸体解剖在我国受到限制，阻碍了医学的发展。据《南史》顾凯之传记载：一女子因遵从丈夫遗嘱，解剖了丈夫的尸体以寻求死因，结果以"伤夫"五脏"不道"的罪名被判处徒刑，其子未能劝阻而"不忠不孝"，竟被杀头。由于"三从四德"的道德观念，对为妇女治病制定了许多清规戒律。明代医家李梴的《医学入门》中有"如诊妇女，须托其至亲先问证色与舌及饮食，然后随其所便，或证重而就床隔帐诊之，或证轻而就门隔帷诊之，亦必以薄纱罩手，贫家不便，医者自袖薄纱"的戒规，极大地影响了对妇女病的诊治和医学发展。

②受医儒同道的束缚："医儒同道"是我国古代医学的一个重要特点。儒家最高的道德标准是仁，最高的理想是济世利于天下。医学作为一种除疾患、利世人的手段与儒家的仁义是一致的。因此，儒家思想在当时对医学发展有一定的积极作用。但是，儒家封建社会的哲学和伦理思想，尊经崇古的思想束缚了中医学的创新和发展。在张仲景之后，医护的研究几乎均是对《黄帝内经》、《伤寒杂病论》等经典著作的注释和发挥，没有什么新著。另外，儒家的伦理观和重实用的作风，使医学偏重临床经验的积累，向实用化、经验化方向发展，限制了中医学基础理论的研究和发展。

③受宗教迷信思想的束缚：古代护理伦理受时代的影响不可避免地夹杂着一些唯心主义和迷信思想的成分。例如孙思邈《千金翼方》中有"敬重鬼神"等迷信内容，他的医德出发点是佛道等宗教的"阴阳报施"思想，正如他在《千金要方》中所说的："老君曰，人行阳德，人自报之，人行阴道，鬼神报之。人行阳恶，人自报之，人行阴

恶，鬼神害之，寻此二途，阴阳报施，其诬也哉。"宋代张杲《医说》中讲："不有人诛，必有鬼神谴责。"并以此来教育一些不守道德的人。把道德同宗教结合起来，使中国传统护理道德中有了"录天命"和"因果报应"的宗教糟粕。

（二）我国近、现代护理伦理学的发展

1. 近代护理伦理学概况 我国近代护理工作是随着西医传入而开始的。1888 年，美国的约翰逊在福州开办了第一所护士学校。1900 年以后，中国许多大城市相继建立了教会医院，并纷纷附设护士学校。1914 年，第一届全国护士会员代表大会在上海举行，大会接受了唯一的中国护士代表钟茂芳副会长的建议，取消"看护"名称，改为"护士"，并将学会组织命名为中华护士会，选出任哲英为会长，这是学会成立后第一次由中国护士当会长。1922 年，中华护士会参加了国际护士会，成为国际护士会第 11 个会员国，中国护士会在国际上取得了应有的地位。中国护士会至 1964 年改为中华护理学会。当时，教会附设的护士学校中也陆续设立了护理伦理学课程。1926 年，中华医学会制定了《医学伦理法典》，全文共 2339 个字，其中涉及中国医生和外国护士之间的关系。秋瑾翻译了日本的《看护学教程》，她在序言中对当时社会轻视护理行业予以评判。

2. 现代护理伦理学发展 新民主主义革命期间，解放区非常重视护理工作。1931 年，在傅连暲医生的主持下开办了红军自己的护士学校；1941 年，成立了中华护士协会延安分会，毛泽东又在延安为中国医科大学题词："救死扶伤，实行革命的人道主义。"这个题词是对当时我军医疗卫生工作经验的精辟概括，同时也反映了这一时期医疗卫生工作的显著特点和医护人员的优良道德，实质上确定了我国社会主义医护伦理学的核心内容。1939 年，毛泽东同志的《纪念白求恩》一文，对当时广大医药卫生工作人员产生了巨大影响，对护理伦理建设也起到了重要作用；1941～1942 年，毛泽东同志两次为护士题词："护士工作有很大的政治重要性。""尊重护士、爱护护士。"倡导了无私利他的美德。新民主主义革命期间，中国革命传统医护伦理形成了丰富的理论体系，为社会主义医护伦理形成奠定了坚实的基础。

中华人民共和国成立后，护理事业得到了迅速发展，出现了全心全意为人民服务的高尚道德风貌。1950 年，护士代表参加了第一届全国卫生工作会议，这次大会对护理事业的发展做了统一的规划。随着整个医疗卫生事业的发展，护理队伍日益壮大。据不完全统计，1949～1986 年培训的毕业护士约 68 万人，是中华人民共和国成立前的 20 多倍，这还不包括部队培养的护士人数。1956 年末，卫生部拟定了《关于改进护士工作的指示》（草案）。

党的十一届三中全会召开以来，护理工作得到各级党政领导的关怀和重视。1979 年，为了调动护士的积极性，提高护理质量和培训专业护士，卫生部先后两次发出通知，提出了关于加强护理工作和加强护理教育工作的意见，鼓励护士认真学习马列主义和毛泽东著作，热爱护理工作，巩固专业思想，全心全意为人民服务。随后又发布了《医院工作人员守则》，并在"卫生技术人员职称和晋升条例（试行）"中增加了护师以上的职称。不但对医院工作人员提出了基本伦理要求，而且确定了我国护理专业的发展

方向。随着改革开放的深入开展，护理工作的国际交流日益增加，护理工作增添了新观念、新内容。

二、我国护理伦理学的发展现状

（一）护理伦理成为护理工作的重要保障

卫生部 1988 年制定了包括护理伦理规范在内的《医务人员道德规范及其实施办法》；1994 年起开始实施《中华人民共和国护士管理办法》，从法律的角度对护理伦理要求和行为规范进行了强化。为了维护护士的合法权益，规范护理行为，促进护理事业发展，保障医疗安全和人体健康，2008 年 1 月 31 日，国务院总理温家宝签署第 517 号国务院令，公布《护士条例》，并于同年 5 月 12 日起正式施行。该《条例》首次以行政法规的形式规范护理活动，标志着我国护理管理工作正逐步走上规范化、法制化轨道。目前，我国每年召开全国的护理伦理学学术会议，讨论研究我国护理伦理学成长的现状、未来发展及其在护理学发展中的地位与作用。

我国从 1983 年参加了第 29 届南丁格尔奖评选，到 2011 年第 43 届我国已经有 63 人获得这一国际护理学最高荣誉，王琇瑛是我国第一位获奖者。

（二）护理伦理教育逐渐成熟

从鸦片战争开始，我国就开始了正规的护理教育，但是由于当时的护理工作是不被重视的职业，所以当时的护理教育仅局限于专业技术的培训。随着医学的发展，护理学科逐渐进入人们的视线，并越来越受到关注。自 1984 年我国恢复高等护理教育以来，护理教育形成了中专、大专、本科及本科以上的多层次教育体系。伦理素质成为合格的护士的必备条件。我国高校的护理专业和护士学校相继开设《护理伦理学》课程，护理伦理学也成为高等护理教育自学考试必考科目，护士的伦理素质明显提高。特别是在我国加入 WTO 之后，护理伦理教育也逐步与国际接轨，融入国际护理伦理教育的大潮之中，而且针对医院伦理建设提出了要把护理伦理教育贯穿于护理生涯始终的先进理念。

（三）护理伦理观念不断更新

现代护理模式的转变，对护理伦理观念提出了新的要求，同时也给护理伦理带来了一系列新的问题，护士所要应对的护理对象、护理环境等都发生了改变。《新世纪中国护士伦理准则》指出："护士工作服务于人生命的全过程"，要求护士"采取适当行动，积极维护护理对象的权利和尊严"。现代护士工作内容丰富庞杂，面对的人际关系也日趋复杂，秉承先进的护理伦理观，与时俱进是十分重要的。在 21 世纪，护士的伦理观念已演变成为"提高生命质量，促进健康生活"。我国于 20 世纪 90 年代成立医院伦理委员会，为护士解决护理伦理问题提供了帮助，一些伦理委员会进行的伦理查房，加强了对护士的伦理管理，对提高护理质量、提升护士伦理素质，有着很好的促进作用。

第二节 国外护理伦理学的发展概况

国外护理伦理的产生、形成和发展过程也是与护理实践同步发展的。古代早期的医护技术混为一体，护理伦理的形成浸染着巫术气息，直至18世纪护理学创建，护理伦理学才开始真正发展来。

一、国外护理伦理学的历史演变

（一）国外古代护理伦理学思想

1. 古希腊护理伦理思想 古希腊是西方医学的发源地，在医学上取得了辉煌的成就。希波克拉底（Hippocrates，公元前460～公元前377）是古希腊最杰出的医生，被尊称为"西医之父"，同时也是西方医德的奠基人。他不仅创立了医学体系，而且确立了医学道德规范体系。著名的《希波拉克底誓言》（简称《誓言》）被称为西方医德的典范，对后世产生了极为深远的影响。《誓言》以"遵守为病家谋利益"为信条，强调敬重同行，"凡授我艺者敬之如父母"。一切为患者着想，"无论至于何处，遇男或妇，贵人及奴婢，我之唯一目的，为病家谋幸福"。要求医生必须替患者保密，"凡我所见所闻，无论有无业务关系，我认为应守秘密者，我愿保守秘密"。其中所提倡的不伤害原则、为患者利益着想的原则、保密原则、尊重同道原则，成为西方医学伦理的价值核心思想。《誓言》为医护人员取信于民提供了重要思想基础，成为西方各国医护人员的行为准则。希波克拉底在总结自己与前人医学活动实践经验的基础上，高度重视护理工作和护士的道德建设，认为"护士是医生的助手"，"应选择有训练的人担任护理工作"。

2. 古罗马护理伦理思想 古罗马人于公元前2世纪上半期占领了古希腊地区后，全面继承和发展了古希腊医学和护理道德思想。在世界文化史上曾创造了辉煌的古罗马文明。《十二铜表法》中就提出了："不得在市区内埋葬或焚化尸体"，"孕妇死时就取出其腹中之活婴"。在查士丁尼制定的法典中，有劝告医生侍奉富贵者时，力避逢迎献媚，而应将救治贫民视为乐事的规定。盖伦（公元130～200）是这一阶段最著名的医学家及医学伦理思想家。他十分重视对医护人员的医德教育，在医疗护理道德方面提出了"轻利"的要求，认为"作为医生，不可能一方面赚钱，一方面从事伟大的艺术——医学"。他对医患关系十分重视，认为在疾病治疗过程中，患者的合作和信任是十分重要的。此外，他还十分重视医生的行为在治疗中的价值，认为适当的治疗行为包括道德上的善和医疗上的有效。

3. 古印度护理伦理思想 古印度作为世界四大文明古国之一，其医学伦理思想是世界东方伦理思想的重要组成部分，一直高度重视医护人员的医德教育与护德教育，有着很多能为我们学习与借鉴的、丰富的护理伦理学思想。公元前5世纪，印度名医妙闻所著《妙闻集》中写道："医生要有一切必要的知识，要洁身自持，要使患者信仰，并尽一切力量为患者服务。"还提出："正确的知识，广博的经验，聪敏的知觉和对患者的同情，是为医者四德。"内科名医阇罗迦所著的《阇罗迦集》中还指出："护士必须心灵手巧，必须有纯洁的心身，必须掌握药物配制和调剂的知识，以及对患者的忠心。"公元 1 世纪，印度医书《查拉珈守则》规定："医护人员应该不分昼夜，全心全意为患者。"这些论述都体现了医学人道主义精神。印度《摩奴法典》规定：治疗护理患者如引起事故时，要受罚金处分，其数目大小按患者的阶级地位而定。

4. 古阿拉伯护理伦理思想　阿拉伯医学继承和发展了古希腊的医学，是世界医学史发展的重要阶段。阿拉伯犹太医生迈蒙尼提斯（公元 1135～1208）的《迈蒙尼提斯祷文》是医护道德史上的重要文献之一，其中心思想是医生一切要为患者着想，不能贪欲、吝念、虚荣，不为名利侵扰。他说："启我爱医术，复爱世间人。存心好名利，真理日沉沦。愿绝名利心，服务一念诚。神清求体健，尽力医患者。无分爱与憎，不问富与贫。凡诸疾病者，一视如同仁。"

国外古代医护道德深受宗教、社会形态的影响，把自己的医术看做是神授予的，把护理康复的成绩归功于神的功劳。在阶级社会中，富人与穷人的医治处于极不平等的地位。《汉谟拉比法典》规定：如果医生用青铜刀手术而造成死亡等，则应处以断指之罚，如果死者是奴隶，则应赔偿奴隶的一半身价。

（二）国外近、现代护理伦理学发展

1. 近代护理伦理学发展　文艺复兴运动冲破了中世纪封建宗教统治的黑暗，代表新兴资产阶级生产力和生产关系的思想家提出了人道主义口号，批判了以神道为中心的传统观念。资产阶级人道主义思想唤起了良知、自由、平等、博爱的思想潮流，使他们不断渗透到医学领域，人类伦理思想包括医护伦理思想发展到一个重要时期。人道主义思想促进了以实验医学为基础的医学科学的迅速发展，从而也大大促进了人类医护伦理思想的发展。护理道德的研究也转向以人为对象，人道主义成为讨论的核心内容，义务论成为护理行为的指导思想。18 世纪欧美主要资本主义国家相继进行了产业革命，医疗护理也同时进入了一个新的发展时期，内部分工更细致、更明确，与外界联系也增多了。但是，大部分护士素质很差，没有受过正规培训，有些甚至是文盲，只能做一些简单的敷药、看护、生活照料或随医生做一些治疗工作。同时期，德国柏林大学教授、医生胡弗兰德提出了"救死扶伤，治病救人"的《医德十二篇》，指出医护人员活着是为了患者，医护人员应为患者负责和着想，而不应考虑患者的地位和钱财，医护人员的言行应使患者信任，及时解除患者的痛苦。这些论述，不仅使护士在行为上对自己有严格的道德要求，同时对护理工作的业务技术和操作技能提出了更高的要求。因此，护理工作的系统教育显得越来越重要，且迫在眉睫。

19 世纪，护理学奠基人南丁格尔从护理对象、护士的地位和作用方面强调了护理伦理的重要性。她指出："护士的工作对象不是冰冷的石块、木头和纸片，而是有热血和生命的人类。护理工作是精细艺术中最精细者。其中有一个原因就是护士必须具有一颗同情心和一双愿意工作的手。"她还指出："护理要从人道主义出发，着眼于患者，既要重视患者护理的生理因素，对于患者的心理因素也要给予充分的注意。"在当时生

物医学模式的影响下，南丁格尔能够提出生理与心理因素并重的护理，是具有远见卓识的。南丁格尔在《护理手记》中提出了理想护士的伦理标准："一个护士必须不说别人闲话，不与患者争吵。除非在特别的情况下或有医师的允许，不与患者谈论关于病况的问题。不容置疑，一个护士必须十分清醒，绝对忠诚，有适当信仰，有奉献自己的心愿，有敏锐的观察力和充分的同情心。她需要绝对尊重自己的职业，因为上帝是如此信任她，才会把一个人的生命交付在她的手上。"南丁格尔提出的这些内容至今仍然是护理伦理的重要思想内容。

南丁格尔以她渊博的知识、远大的理想和无私的献身精神开创了科学的护理理论，在护理学和护理伦理发展史上立下了不朽的功勋。根据南丁格尔的护理道德思想，美国一名叫格瑞特的护士 1893 年组织了一个自任主席的委员会，效仿《希波克拉底誓言》编写的《南丁格尔誓言》，被视为护理伦理学诞生的标志。

2. 现代护理伦理学发展 第二次世界大战以后，国外护理伦理发展进入了现代阶段，以条约、宣言、条例等形式制定了一系列的医护伦理规范。

1948 年，国际医学会全体大会在日内瓦召开。会议认为，《希波克拉底誓言》总的伦理精神应该肯定，会议以《希波克拉底誓言》为基础制定了第一个《日内瓦宣言》，作为世界各国医务人员的共同守则。次年，世界医学会第三届全体大会通过并颁布了《世界医学会国际医德守则》。1953 年，国际护士会议拟定了《护士伦理国际法》，1965 年在德国法兰克福又做了修改。美国 1957 年制定了新的《医德守则》。1964 年第十八届世界医学大会通过了关于生物医学实验包括人体试验伦理原则的《赫尔辛基宣言》。1968 年，世界医学会通过了《悉尼宣言》，规定了医生确定死亡的伦理责任及器官移植的伦理原则。1975年，世界医学会通过《东京宣言》，提出对待犯人所应遵循的准则。1977 年，世界精神病大会为医护人员诊治精神病患者规定了专门的医学伦理标准《夏威夷宣言》。

国外护理伦理在古代、近代发展过程中，重点一直是放在拟定伦理规范上，而现代护理伦理的发展重视理论和教育的研究。1965 年，日本建立了医学伦理委员会。1972年，英国成立了医学伦理学研究会，就医生和护理伦理行为进行了具体的科学讨论。随后前苏联、美国都召开了多次全国性医护伦理学术会议，除了一般的医学伦理问题外，还就"保护健康和变化中的价值"、"健康护理照顾的责任"等专题进行了讨论。进入20 世纪 80 年代以后，世界许多国家在医护伦理理论深入发展的同时，颁布了护理伦理教育大纲，成为医学院校护理专业的必修课。

二、国外护理伦理学的发展现状

（一）护理伦理要求规范化

随着护理事业的发展，第二次世界大战后，国内外普遍重视护理伦理学的研究，形成了一系列护理伦理规范。一些国际性卫生组织先后通过并颁布了一系列宣言，使世界的医护伦理要求、认识逐渐统一起来。国际护士协会及各国护理界对护理伦理规范进行了修订。1953 年，国际护士协会制定了第一个正规的护士规范《护士伦理学国际法》。美国护士协会 1976 年制定了《护士章程》。1977 年，英国皇家护理学院发表了《护理研究之人权伦理指引》。1983 年，加拿大护士学会发表了《护理研究运用于人类的伦理指引》。

（二）护理伦理教育引起广泛关注

自南丁格尔开创护理教育以来，各国对护士的教育越来越重视。护理伦理学已成为一门新兴学科，并和医学伦理学一起进入各层次医学院校护理学专业的课堂，这也引起了许多学者对护理伦理学的关注，护理学专业、伦理学专业等学者都开始重视该学科的理论研究。各国都成立了护理伦理学专业委员会，并定期召开全国性的会议，对护理伦理教育也提出了更高的要求。

（三）护理伦理难题日益增多

现代社会医学技术日新月异，护理伦理主体面对的社会公共关系日趋复杂，主体所要面对的客体也逐渐复杂化，给护理伦理学的研究和教育提出了更高的要求。护理伦理学的研究范围也在扩大，因为医学新技术、伦理关系的复杂化引发了多种护理伦理难题，如安乐死、医疗卫生资源分配、人类基因工程等。目前，许多国家都成立了医院伦理委员会来解决在医疗护理过程中所出现的伦理问题，提高了医护人员的伦理判断能力，也提供了新的解决伦理难题的途径。医院伦理委员会的兴起有助于促进护理事业和护理伦理学的发展。

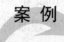

案 例

随 俗 为 变

扁鹊的医学知识非常丰富，名闻天下。为了给百姓治病，他长期游历在民间行医。他每到一个地方，总是注意了解当地的风俗习惯和多发病、常见病。据《史记·扁鹊传》记载：当他行医路过赵国都城邯郸的时候，听说那里的人尊重妇女，且当地患妇女病的人也比较多，他便做"带下医"（妇产科医生）；当他路过周国都城洛阳，听说当地人尊重老人，而老人耳目失聪者较多，他就作耳目痹医（五官科医生）。后来，他到了秦国咸阳一带，听说当地人喜爱小儿，他便为小儿医（小儿科医生）。为了便利群众，扁鹊什么病都看，随当地风俗而变，走到哪里，就满足那里人民的需要，深受百姓的欢迎（摘自百度百科《扁鹊》）。

思 考

请问"随俗为变"体现了什么道德思想？

学 习 小 结

护理伦理学的
发展概况
{
　我国护理
　伦理学的
　发展概况
{
护理伦理学
的历史演变
{
古代护理伦理思想的历史沿革

近、现代护理伦理学的发展
}

护理伦理学
的发展现状
{
护理伦理学成为护理工作的重要保障

护理伦理教育逐渐成熟

护理伦理观念不断更新
}
}

　国外护理
　伦理学的
　发展概况
{
护理伦理学
的历史演变
{
古代护理伦理学思想

近、现代护理伦理学发展
}

护理伦理学
的发展现状
{
护理伦理要求规范化

护理伦理教育引起广泛关注

护理伦理难题日益增多
}
}
}

复习思考题

1. 南丁格尔对护理伦理学发展做了哪些重要贡献？
2. 我国古代优秀的医护伦理传统有哪些？
3. 简述护理伦理学发展现状。

第三章 护理伦理学的理论基础、基本原则与规范

【学习目标】

识记：1. 能迅速说出生命神圣论、生命质量论、生命价值论、人道论、义务论、功利论、美德论、公益论的含义。

2. 能正确复述护理伦理学的基本原则及基本规范的主要内容。

3. 能按照时间顺序正确列举国内外常见护理伦理学规范的法律、法规文件。

理解：1. 能用自己的语言阐述生命神圣论、生命质量论、生命价值论、人道论、义务论、功利论、美德论、公益论的伦理意义及局限性。

2. 能用自己的语言概述护理伦理学基本原则的内涵。

3. 能用自己的语言解释不伤害原则、有利原则、尊重原则、公正原则。

运用：能结合护理伦理学的基本理论、基本原则，分析护理实践中的案例。

链 接

身边的"提灯女神"

对于王文珍来说，2009 年 10 月 27 日终生难忘：在人民大会堂，她从胡锦涛主席手中接过"南丁格尔"奖章——一名护士所能获得的最高褒奖。从事医护工作 30 多年来，王文珍被群众誉为"身边的'提灯女神'"，她像南丁格尔那样，用心灯照亮了无数需要帮助者的生命。

一个小伙子得了艾滋病，绝望得跳楼自杀，生命垂危。因为恐惧，很多年轻护士不愿意承担对他的护理。王文珍说："不能对任何患者另眼相看，让我来！"抢救时，患者的呕吐物喷了王文珍一脸，她没有一句怨言。术后，她为患者洗头、洗脸、剪指甲、刮胡子，患者排便障碍，她就戴上手套为他掏大便……出院时，小伙子泣不成声："您比我的亲姐姐还要亲！"

一名维族男青年重伤昏迷被送到医院。当时患者身无分文，而且无法联系到亲友。"患者躺在这里，我们必须管！"王文珍说道。经过抢

救，患者的生命保住了。王文珍又悉心照料，端水喂饭。两个月后，王文珍动员大家为患者捐款补齐医药费，并亲自买好车票送他登上回家的火车。

曾有一位农民工接受急救时身上没有带钱，王文珍垫付了医药费。患者出院时，她不但婉言拒绝患者还钱，还塞给对方 400 元，嘱咐他买点营养品。在王文珍看来，这样的事儿不算啥。多年来，她为患者垫付医疗费、为受灾群众的爱心捐助共 6 万余元。

2003 年年初，"非典"肆虐。"不管有多么大的传染性，只要患者来了，我第一个值班！"就这样，王文珍奋战在非典病房 122 天，护理发热患者 3000 多人，3 次放弃轮休。她说："除非我感染，否则决不离开。"

2008 年，汶川发生大地震。王文珍再次冲上第一线。天气寒冷，王文珍嘱咐护士在给患者输液前，先用体温把液体焐热……她和战友们一起用床板、坐椅抬伤员，多次累得瘫坐在地上。生死大救援期间，王文珍没洗一次脸，没刷一次牙，共参与救治伤员 109 名。王文珍说："患者把生命交给我，我就要像对待亲人一样负责到底！"这是她的职业操守和人生信条，终生不变（摘自《解放军报》，2011 – 05 – 31）。

护理伦理学的基本理论、基本原则和规范是护理伦理学最为重要的内容，护理伦理基本理论为护理伦理学的形成与发展奠定了理论基础；而护理伦理基本原则是护理伦理规范体系的精髓，是衡量护士的最高道德标准；护理伦理规范是在护理伦理原则的指导下，规范护士言行的具体道德标准或要求，是护理伦理原则的进一步展开。因此，护士了解和掌握护理伦理的基本理论、基本原则和规范，对于提高解决实际问题的能力、提高护理质量，具有十分重要的意义。

第一节 护理伦理学的理论基础

护理伦理学的形成与发展具有丰厚的理论基础，生命论、义务论与人道主义论、功利论、美德论、公益论等理论形成了对护理伦理学强有力的理论支撑。没有这些理论的支撑，护理伦理学就会在道德本体意义上失去理论根据。理解和掌握这些理论，对学习和研究护理伦理学及解决现代医学发展中的护理伦理难题提供了理论依据。

一、生命论

（一）生命神圣论

1. 生命神圣论的含义 生命神圣论（life sacrednessism）是人对自身生命认识的一种伦理观，认为人的生命具有至高无上、神圣不可侵犯的道德价值。拥有高质量的生命一直是人类的理想和使命，在任何情况下保存、延长生命的行为都是道德的，一切人为终止生命的行为都是不道德的。

2. 生命神圣论产生和发展的背景 生命神圣论起源最早，它脱胎于人的求生本能，也是人类生命世代延续的需要。原始社会由于生产力水平极其低下，人类在恶劣的自然环境下，面对饥寒、疾病和洪水、猛兽的侵害，很难积极防御，因此寿命极短。据有关资料显示：北京猿人化石中，14 岁以下占 39.5%；尼安德特人化石，11 岁左右占 40%。文明时代，大批居民死于瘟疫，寿命也不长。中世纪的伦敦，人的平均年龄为22 岁。1687～1691 年，德国人的平均寿命为 33.5 岁。正是由于极低的人均寿命、极高的人口死亡率，人的生命变得极为珍贵，由此产生了生命神圣论的萌芽。

由于自然科学不发达，人们对生命现象一无所知，给生命蒙上了神秘的色彩，尤其是宗教产生以后，宣扬生命的绝对神圣、灵魂不死等观念，将生命神圣论推向极端，西方教会的生命神圣观就是其中典型的代表。在《圣经》"创世纪"第一章和"诗篇"第八篇里，描述了生命神圣论的基督教源头。"神圣"这个概念源自宗教，宗教相信生命是由超越一切的创造者即神所创造的。基督教的生命神圣论不仅认为是神创造了生命，而且把神圣性赋予了生命，使生命本身具备了神圣的特性。因此，伤害生命总是错的。

近代实验医学的建立和发展，使生命的奥秘逐渐被揭示出来，为维护和尊重生命奠定了科学的基础。同时，文艺复兴运动在与宗教、神学统治的斗争中，广泛地抨击对人性的压抑和对生命的摧残，重新审视了人的自身价值，尊重人格和人权，使生命神圣论系统化、理论化，产生了史怀泽、希尔斯、恩格尔哈特、卡拉汉等人的生命神圣观。

3. 生命神圣论的伦理意义 生命神圣论在人类及其思想的发展史上具有重要价值，它促进了人类的繁衍兴旺。人类在早期的生活中就已经感受到保存生命的艰难，因而加倍珍惜生命。正是在这个基础上，生命神圣论唤醒人们关心、重视人的生命的良知，促进了人类及其种族得以生存、繁衍和发展。同时，生命神圣论提升了医学职业的神圣与崇高。生命神圣论基于生命对于人只有一次，人死不能复生的这种客观性，要求医护人员以关心、尊重和爱护患者的生命为自己的基本责任，同情患者，竭尽全力挽救患者的生命。生命神圣的观点要求人们热爱生命、珍惜生命、关爱生命、保护生命，这些也是医学人道主义理论的思想基础。

4. 生命神圣论的局限 生命神圣论的理论基础是道义主义的动机论，它忽略或者根本不考虑行为的后果，这种局限随着社会的进步和医学科学的发展也变得越加明显。人作为万物之灵，社会的主宰，其生命应该是神圣的，绝不可以任意侵犯。就人类整体而言，生命无疑是神圣的，绝不允许随意践踏。而就每一个具体的生命来说，则需要具体分析。当一个生命在目前的医学条件下无法救治，已濒临死亡不可逆转，自身还遭受肉体和精神的痛苦折磨，这样的生命是否需要全力救治？是否还需要不惜一切代价救治？社会、家庭、个人是否有能力承担？医学科学高度发展的今天，通过医疗技术可以维持人的生物生命，而对人格生命，尤其是人的主体意识将永久性丧失的生命是否还应该不惜一切的救治？这些使生命神圣的理论受到挑战。遵循道义主义的生命神圣理论，结果必然是偏重生命的数量而不是顾及生命的质量。

在当代，随着医学高新技术的推广和使用，生命神圣论面临着一系列的挑战。人工受精、体外受精、无性繁殖技术使得人类可以操纵生命，生命神圣论不再具有至上性。器官移植，尤其是安乐死，使生命神圣论不再具有绝对的法制性；避孕、绝育、堕胎、克隆技术更使生命神圣论的普遍性受到极大的冲击。

（二）生命质量论

1. 生命质量论的含义　生命质量论（life qualitisism）是以人的体能和智能等自然素质的高低、优劣（如器官功能、智商、全身状态等）为依据，衡量生命对自身、他人及社会存在价值的一种伦理观。它认为生命不能等量齐观，不同的生命质量对社会的影响和意义不同。人们不应单纯追求生命的长短，更应关注生命存活的质量。

2. 生命质量论产生的背景　相对于生命质量而言的生命数量是指个体生命的寿命是救活或失去的个体生命的数目。当医疗技术的发展可以维持低质量的生命时，保证了生命的数量，但有限的社会资源无法维持，生命质量问题就变得尤为突出。只有具有更高生命质量的个体才能有更大的权利要求获得维持生命的资源。现代生物医学的进步为生命质量论提供了伦理依据。20世纪50年代，人类遗传学、分子生物学等新学科的兴起和对遗传基因的认识，使生命质量论走向成熟，为人类改善生命的状态以及生存条件提供了技术保障和伦理依据。

随着现代社会的到来，人口问题成为制约人口发展的突出矛盾，社会需要控制人口的数量、提高人口的素质，否则人类自身的生存和发展将受到威胁。这些促使人们提高对生命质量的追求。

3. 生命质量的评定标准　早在20世纪20年代，医学界就开始对生命质量的测定方法和标准进行研究。但到目前为止，有关生命质量的概念和测定方法仍有待解决和完善。1989年6月，在加拿大召开的国际研讨会上涉及有关生命质量的问题：以生命质量做疗效评价指标时，它的含义是什么；生命的哪些方面应当包括在生命质量测定的范围内；测定项目分类的基础是什么；如何衡量一种量表的有效性；怎样根据测定结果做出关于生命质量高低升降的结论。我国在1995年召开的第八次全国医学伦理学会议也讨论了生命质量问题。一些代表提出了优生优育质量综合评测表、学龄前儿童生长发育评测表、围生期保健评测表。

按照自然素质和生理功能界定，生命质量的概念是指人体自然素质及其功能的状况，是人体各器官、各部位自然素质及功能的综合体现，侧重于生命的自然体征。作为一个生命个体，有没有生命、生命的好坏指的是人的大脑、肢体和器官的功能状况，根据这种界定，生命质量的判断可能有以下三项标准：

（1）**主要质量**：即个体的身体及智力状况。如严重的先天心脏畸形和无脑儿使婴儿的生命质量低到不应该维持下去的地步。

（2）**根本质量**：即生命的意义和目的，在家庭、社会和道德关系上对他人的影响。如严重的脊柱裂婴儿，不可逆的昏迷患者，肉体和精神遭受极度痛苦的晚期癌症患者，延续生命已失去了意义。

（3）操作质量：即智商，用来测定智能方面的质量。

按照生存和生活状态界定，生命质量存在三种不同的等级和要求：第一种，生命质量最低的要求，即能够满足生理及生存的最基本的需求。比如日常生活能自理，能自己饮食，能够自己站立行走，能大小便，能生育，能交谈，大脑思维活动正常。第二种，能从事一般劳动和一般工作，能够料理一般生活。这是指具备一定的体力条件，可以从事一般劳动和工作，做一些轻微的事。比如可以料理家务，可以外出行走，可以外出购物，可以写字，听报告，阅读等等。第三种，能够发挥自己的聪明才智和个性特长，展示自己的智慧和体力。比如能够写作，从事科学研究，从事管理和领导工作，能够承受一定强度的体力和脑力劳动，创造性地从事自己的职业活动，这是生命活动的最高标准和要求。

4. 生命质量论的伦理意义　生命质量论的出现对推动社会和医学的进步具有重要意义。生命质量论没有停止在以保证生命数量为特征的生命神圣论阶段，对生命的存在提出优质的要求，这无疑是一个重大的进步。它表明人类追求自身完美的认识已经进入自觉的时代，认识到人口的素质事关人类的命运、民族的兴衰、国家的前途。追求生命质量是人类理性的选择，为社会的人口政策、环境政策、生态政策的决策，为高新技术的使用和推广带来的一系列问题的抉择，以及为人们和医护人员面对不同生命质量的患者采取或延长、或维持、或缩短、或结束生命等提供了理论根据，促进医护人员追求高质量的生命。

5. 生命质量论的局限　生命质量论的理论基础是功利主义的效果论，它否定动机在道德评价中的作用，行动的道德标准以个人利益为转移，必然拒绝道德义务，因此不能恰当地反映人们之间道德关系的实质。在涉及眼前利益和长远利益，局部利益和整体利益，个人、他人与集体利益的矛盾时，功利主义也未予回答。此外，功利主义理论内在的利己主义本质导致其不能自拔的矛盾状态。一方面提出了"最大多数人的最大利益"原则；另一方面又强调在每个境遇中，人只能选择对他有效用的东西，不选择为一切人所共有、所赞同的东西。因此，孤立、片面地强调生命质量，就有可能导致对生命尊严的威胁。德国法西斯一度利用优生论作为进行大屠杀的思想武器就是深刻的教训。

（三）生命价值论

1. 生命价值论的含义　生命价值论（the view of life value）是以人具有的内在价值与外在价值的统一来衡量生命存在意义的一种伦理观。它认为个体的生命价值包括两个方面：一是生命所具有的潜在创造力和劳动力，即生命的内在价值或自我价值；二是生命对他人、社会和人类的意义，即生命的外在价值。生命价值论是伦理学的价值理论在生命问题上的一种应用，是在伦理学的价值理论指导下形成的一种新的伦理观。

2. 生命价值的评价标准　生命价值是由生命的内在价值与外在价值共同构成的。内在价值是指生命本身的意义，表现为生命的生物属性，生命本身的质量决定生命的内在价值，生命质量高内在价值就大。外在价值是指生命存在对他人、社会、家庭所具有的意义，表现为生命的社会属性。生命的内在价值与外在价值相互联系、密不可分，内在价值的高低影响外在价值发挥的大小，有时甚至决定外在价值的表现与发挥。外在价值既是内在价值的反映和体现，也会影响内在价值，不断丰富内在价值。生命的外在价值影响并决定人的生命价值。一般而言，人的生命价值主要是通过他的外在价值来体现的，即看他对人类进步事业的贡献。爱因斯坦曾说："一个人的价值应当看他贡献什么，而不应当看他取得什么。""一个人对社会的价值首先取决于他的感情、思想和行动对增进人类利益有多大的作用。"一个人对集体、社会贡献越大，他的生命价值也就越高。

衡量人的生命价值的正确方法，应当是内在价值和外在价值的统一。将两者统一起来衡量生命的意义或价值比生命质量论的标准更加全面。内在价值和外在价值的统一应当是我们判定生命价值的依据。我们不能把生命价值绝对化，不能把它强调到不适当的地步。在评价一个人的生命价值时，尤其是涉及对生命取舍的决定时，应最大的审慎，全面的考虑，冷静的对待。

3. 生命价值伦的伦理意义　生命价值论的出现，为全面认识人的生命价值提供了科学的依据。为医护人员医疗、护理行为的抉择提供了理论依据。比如，对"不治之症"的晚期患者在治疗上要不要终止，可以依据这一理论作出价值判断，同时配合患者、家属和单位共同作出决定。

生命神圣论、生命质量论、生命价值论这三种观点并非绝对独立或可相互取代，而是各自都具有合理的成分，三者应当有机统一起来。生命之所以神圣，就在于生命是有质量、有价值的，无质量、无价值的生命并不神圣。而生命质量论弥补了生命神圣论的不足，同时又为生命价值论提供了物质基础。因此，生命质量论与生命价值论应当成为生命神圣论的补充和拓展，同时生命神圣论又是生命价值论和生命质量论的前提和归宿。在生命的道德观上，应当坚持把每一种生命伦理观的精华加以综合，形成生命神圣、生命质量与生命价值相统一的伦理观。

二、人道论

（一）人道论的含义

人道论（humanism）又称"人道主义"，是关于人的本质、使命、地位、价值和个性发展等思潮和理论。人道主义并不是固定不变的，它是一个发展变化的哲学范畴。马克思主义认为，对人道主义要做具体的、历史的分析。人道主义概论可以做狭义和广义的区分，广义的人道主义泛指一般维护人的尊严、权利和自由，重视人的价值，要求人能得到充分自由的发展，追求人类完善等系列思想。狭义的人道主义则是指文艺复兴以来资产阶级反封建、反宗教神学的一种思想和文化活动，其主要特点是注重人的自由意志，突出人对自然界的优越性，强调以人为衡量一切事物价值的标准，注重人对于真善的追求活动等。

医学人道主义可以看做是人道主义思想体系的一部分，它是指在医学领域内特别是在医护人员与患者关系中，主张医护人员对患者健康的爱护和关心，对患者的人格、权利的尊重，对人的生命的尊重，维护患者利益和幸福的一种伦理思想。

（二）人道论的历史发展

现代意义上一般所谓的人道主义孕育于西方文化，尤其是欧美文艺复兴以来法国启蒙思想家所揭示的思想理论，这套理论与现代西方科学文明有极深的渊源，并在世界上广为传播。自由、平等、博爱的口号就是这种精神的代表。中国传统文化有自己的人道主义思想体系，有着比文艺复兴更为久远的历史。尽管它与西方文化的人道主义在产生的社会基础和文化形态上有差异，但在人道主义的许多具体原则上却是相通的。

（三）医学人道主义的核心内容

医学人道主义的内容非常广泛，但其核心内容是尊重患者。体现在以下几个方面：

1. **尊重患者的生命**　尊重患者的生命是医学人道主义的最基本思想。历代医学家都十分重视患者的生命，强调对患者生命的尊重。中国医学典籍《黄帝内经》中就表达了这样的思想："天覆地载，万物备悉，莫贵于人。"这是医学的基本任务之所在，也是医学人道主义的基本思想。尊重患者生命，要求医护人员不断提高职业责任感，主动积极救治患者的生命，而不能拿患者的生命当儿戏，甚至草菅人命。

2. **尊重患者的生命价值**　尊重患者的生命价值，要求医护人员在救治患者的过程中，不仅要尊重患者的个体生命，而且要从生命的内、外价值的统一来衡量生命的意义。对已丧失生命存在意义且不可逆转的患者，在符合医学规定的条件下，按照一定的操作程序，中止或撤除治疗是符合医学人道主义的。

3. **尊重患者的人格**　每个人都有自己的尊严，患者的尊严应当得到医护人员的尊重和维护。要同情、关心、爱护和体贴患者，不能漠视，更不能冷嘲热讽。当代医学人道主义特别强调对精神病患者、残疾患者等人格的尊重，绝不能歧视和辱骂他们。

4. **尊重患者的权利**　患者不仅有正常人的权利，还有一些特殊权利。如平等的医疗权，疾病的认知权，知情同意权，要求保护隐私权，免除一定社会责任权，诉讼权和赔偿权等，医护人员应当予以尊重和维护。同时，对战俘和囚犯给予必要的医疗措施，体现医学人道主义的精神。

三、义务论

（一）义务论的含义

义务论（deontology theory）是关于责任、应当的理论。这种责任与应当来自于社会或职业对个体的要求。这些要求常常以原则和规范的形式出现。在医学护理领域，义务论就是确定医护人员的行为准则和规范，把医护人员的行为限定在合理范围内的理论。它要回答根据哪些标准判断医护人员某个行为的是非，以及医护人员的道德责任。具体的表达形式是医护人员应该做什么和不应该做什么，以及如何做才是符合道德的。

（二）义务论的特点

1. **他律性**　他律性强调的是客观的、外在的道德要求，它源自于社会关系、道德关系以及客观的社会道德要求，具体反映在规定的道德原则和规范之中。

2. 自律性 自律性则是指把这种客观的、外在的要求内化为主观的、自觉的道德意识。道德义务的他律性可以升华为道德主体的道德责任感。一旦成为一种自觉的习惯，就能使道德主体积极主动，从而摆脱道德义务所具有的消极和被动。

（三）义务论的基本内容

1. 古代义务论的基本内容 早在古希腊就有了关于义务论的经典文献，这就是西方医学之父希波克拉底的《希波克拉底誓言》："无论至于何处，遇男或女，贵人及奴婢，我之唯一目的，为病家谋幸福，并检点吾身。""我愿尽余之能力与判断力所及，遵守为病家谋利益之信条，并检束一切堕落及害人行为。"在我国历代的医德文献中，"义务论"的思想也有充分体现，其中最著名的有孙思邈《千金要方》中《大医精诚》篇，"凡大医治病，必当安神定志，无欲无求，先发大慈恻隐之心，誓愿普救含灵之苦。若有疾厄来求救者，不得问其贵贱贫富，长幼妍媸，怨亲善友，华夷愚智，普同一等，皆如至亲之想。亦不得瞻前顾后，自虑吉凶，护惜身命"。

2. 现代义务论的基本内容 现代义务论规定了医护人员必须恪尽的职责，它体现在医疗护理实践活动的各个环节，包括检查患者、会诊、手术、治疗等，目的是使医护人员明确自己的行为标准，确立判断行为正确与错误的界限。其主要内容是：①承担诊治的义务：世界医学会1949年《日内瓦协议法》明确规定："在我的职责和我的患者之间不允许把对宗教、国籍、种族、政党和社会党派的考虑掺杂进去。"医护人员必须以所掌握的全部医学知识和治疗手段尽最大努力为各类患者治病。这是医疗职业的性质所决定的，不能以任何政治、社会等非医疗理由推脱为患者治病的义务。②解释说明的义务：医护人员有义务向患者说明诊断、治疗、预后等医疗情况。在解释说明时既让患者了解病情，也要注意避免可能造成的精神上的伤害。实事求是地解释治疗的利弊，让患者在知情的情况下积极配合医护人员的诊治工作。③保密的义务：保密是一种保护性的医疗措施。早在《希波克拉底誓言》中就有："凡我所见所闻，无论有无业务关系，我认为应守秘密者，我愿保守秘密。"1949年国际《日内瓦协议法》中也规定："凡是信托于我的秘密，我均予以尊重。"医疗中的秘密，包括医生在体检诊疗中得到的情况，以及患者认为属于自己的隐私，均应守口如瓶。④对社会的义务：就总体而言，医护人员对患者尽义务和对社会尽义务是一致的。为患者服务是履行社会责任的一个方面。具体而言，由于个人利益与社会利益的基点不同、指向不同，有时也会产生矛盾，甚至冲突。当发生矛盾时，必须首先考虑社会利益，协调个人利益和社会利益，使两者尽可能的统一起来。同时医护人员还有向社会宣传、普及医学科学知识的义务，积极参与、认真遵守和执行卫生法规政策的义务。

（四）义务论的历史意义与局限

在医学发展史上，义务论对医疗护理实践起到过巨大的作用，现在以及将来仍将继续存在，并起着不可替代的作用。但是，随着社会的发展、医学科学的进步，这一理论也逐渐暴露出自身的局限。

1. 忽视了动机与效果的统一。义务论是从"应当"、"必须"的观念中产生应当怎么做的道德要求，它强调的是个人行为的动机，所以它规定医护人员为患者服务是一种绝对的责任和义务，在道德上必须履行。因此，不考虑行为过程和行为后果，认为某一行动之所以有对错是由于行为的动机，而不是行为的后果。事实是，常常怀有美好的动机有时却不一定给患者带来利益。动机、行为、后果有时并不一致，需要有新的理论予以指导。

2. 义务论难以回答在现代医学条件下产生的许多复杂的医学问题，难以确定某种特殊条件下医护行为的准则。比如，在《希波克拉底誓言》中特别强调："尤不为妇人施堕胎手术。"不论孕妇的实际情况怎样，不论堕胎能够给孕妇带来何种利益，都应恪守这个规定。但是在医疗护理实践中人们发现，堕胎在一定的情况下还是必要的、应当的，也是道德的。

四、功利论

（一）功利论的含义

功利论（utility theory）是一种以人们行为的功利效果作为道德价值基础，或基本的评价标准，同时强调行为实际效果的价值普遍性和最大现实性的伦理学说。

（二）功利论的历史及伦理意义

从历史的角度看，早期的英国功利论及法国的唯物主义伦理学说同边沁、密尔为代表的功利主义学派的历史作用是不一样的。"前一种理论同正在进行斗争的尚不发达的资产阶级相适应，而后一种理论是同占统治地位的发达的资产阶级相适应"（《马克思恩格斯全集》三卷第482页）。可见，前者较之后者在历史上的进步作用要大一些。

从对学派的考察、分析看，按其理论体系和时代作用的不同，功利主义内部又可分为两个阶段，前一阶段以边沁为代表，他的学说成为资产阶级为争取政治权利而斗争的武器，对历史的进步有一定的作用。后一阶段以密尔为代表，这个时期的资产阶级在经济上和政治上都成为统治阶级，这时的学说具有很强的保守性。

从对理论本身考察看，功利主义在伦理学说的发展史上也起到过重要的作用。首先，它是近代资产阶级人文主义思潮发展过程中的重要一环，并具有内在的体系。其次，边沁等人在对道德的物质利益基础所做的阐述中，注意到了"实证的经济内容"（马克思语），因此比前人深刻。在道德制裁问题上，边沁的分析与前人相比较更为全面。尤其是良心问题，密尔开创了经验主义良心论的先河。在道德评价方面，密尔把对人品的评价和具体行为的评价严格加以区分，这对克服功利主义者只讲效果，不讲动机的片面性向前迈进了一步。

在医学领域中，功利论是一种主张医护人员的行为应以满足患者和社会大多数人的利益为标准的伦理观。它的运用坚持满足患者健康的功利、医护人员的功利、医疗卫生单位的功利以及社会功利的统一，坚持医疗卫生单位经济效益与社会效益的统一，弥补了义务论的某些局限，对最大限度地调动医护人员的积极性，充分发挥医学的整体效应，更好地指导医学实践具有积极意义。

（三）功利论的局限

1. 功利主义强调效果，一般来说是正确的，但是它否认动机在行为中的作用，否认动机在道德评价中的作用，就走上了荒谬。按照功利主义的观点，只根据行动的结果来确定行为的正当性，不符合实际，因为人的行动是受动机支配的，也不可能恰当地反映人与人之间道德关系的实质，相反，必然会拒绝道德义务，拒绝基本的道德标准。

2. 功利主义在效用问题上，没有对眼前利益与长远利益，局部利益与整体利益，个人利益、他人利益和集体利益作出区分和回答，在现实生活中难免使自己陷入矛盾状态。人只会选择对自身有效用的东西，使其带有浓厚的利己主义本质。此外，它所奉行的"最大多数人的最大幸福"原则，无视阶级社会的利益的阶级性，现实中也是根本行不通的。在阶级社会中，个人利益更多的是和集团利益、阶级利益相连，而不是总与社会利益相连。因此，特定社会的道德构成是多样的，除了社会道德，还有阶级道德、集团道德、职业道德。这类道德是和某一阶级利益或集团利益相一致的产物，而不是与社会利益一致的产物。

3. 功利主义没有阐明物质效用与精神效用的区别，而简单地把一切效用都归结为物质效用，是不符合社会实际的。

4. 功利论容易导致以功利的观点看待生命，忽视对生命的尊重，也容易导致偏重经济利益，忽视社会效益，因此在运用时应注意价值导向，并作出及时调整。

功利主义理论确实存在严重的缺陷，但它强调了行动的功利效益，要求人们从利益的角度考虑行为的效益，将良好的道德愿望和客观现实联系起来，这是一个重大的进步。抛开功利主义的理论体系，仅就功利而言，对我们今天的道德建设无疑是有很大帮助的。

五、美德论

（一）美德论的含义

美德论（virtue theory）也称"德性论"，一般是指关于道德行为主体应该成为具有何种美德或德性之人以及如何成为具有这种美德或德性之人的伦理理论。美德是指人在道德活动中表现出来的稳定一贯的思想与行为特质，凡是有利于社会和他人的思想和行为就是美德和善行。美德论所讨论的主要问题是：道德上完美的人是什么样子，人如何实现道德完美的理想，而不是道德要求我们应该做什么。它的理论出发点是人性、人格和人的本质。道德品质和道德行为是个体道德水平的静态和动态表现，在一定意义上品质和行为是同一的，道德品质是一系列道德行为的总和，每个道德行为中都包含着道德品质的因素。不同时代、社会和阶级，对美德有不同的理解，反映了不同时代、社会和阶级的道德要求。亚里士多德认为美德分为理智美德和道德美德。理智美德通过教导而获得，道德美德则来自于习惯的养成。

（二）美德论的由来

美德论的渊源则可追溯到希腊哲学家柏拉图和亚里士多德。亚里士多德目的伦理学中预设：每项行动、每种实践都针对某种善为目标。德性是达到这一目标必备的条件。亚里士多德的美德论在 20 世纪有了新的发展，主要的代表人物是英美著名的哲学家麦金泰尔，他在作品《德性之后》中对亚里士多德的美德论进行了发展。在麦金泰尔看来，这种德性并不是仅凭理性论证建构起来的，而是在道德共同体中通过社会实践培育出来的。在德性论中最受重视的一种品德就是关护他者，这种关护原则并不是建立在个体权利与公正信念基础上的道德要求，而是一种以对弱势群体、依赖者的关爱和同情的强调为特征的伦理态度。关护原则的着眼点并不是自我权益，而是他者的安康。其立足点是对他人困苦自然的感同身受，而非自己与他人权益的得失考量。因此，该原则体现的是一种非对等性、非平衡性与非相互性的思维模式与价值取向。于是，德性论便通过关护他者的伦理原则，使道德直觉中的一个超越了公平、公正范畴之局限性的重要层面显现出来了。

（三）美德论的特点

1. 美德论追求个人的自我完善，对于推动个人的全面发展具有重要的理论意义。美德论向人们提出了内在品质的提高，对于提高国民素质具有重要的理论价值。

2. 美德论强调道德行为主体的品行，美德养成是强化与内化的统一。美德养成可以使外在的行为和内在的品质联系起来，便于对个人作出正确的判断，并且通过实践活动完善自己的内在品质，逐渐培养自己的优秀品质。美德的内在心灵结构性质与现代社会公共生活是相互适应的。

与功利论或道义论相比，美德论强调道德应该重视人的品行，而非应履行的义务。判断一个主体的道德价值，不但要对他的行为效果作出判断，而且要对他的主观意愿作出判断。功利论和道义论解决了我们应该做什么，而美德论解决了我们要成为什么样的人。

（四）美德论的伦理意义

美德论作为护理伦理的基本理论是指护士在工作中应具备的职业道德品格，其主要内容包括护士的护理道德认知与观念、护理道德意识和信念等。南丁格尔认为优良的道德品质是一名优秀的护士必须具备的重要显著特性。她提出作为一名优秀的护士应具有"纯洁、忠诚、献身、可信、自制"等优良品质。护理美德产生于护理实践，护理行为和护理目的，决定了护理工作是一种体现人类美德的工作。因此，护士在工作中要认识到护理工作本身的重要性和崇高性，增加自己职业认同感和成就感，在个人的内心形成稳定的道德信念。在护理过程中，善于利用美德论来阐述护理行为和后果，评判护理当事人行为与后果的善恶。

六、公益论

(一) 公益论的含义

公益即公共利益、大多数人的利益，公益论既是关于公共利益的理论，也是根据行为是否以社会公共利益为直接目的而确定道德规范的伦理思想。公益论主张人们在进行道德评价时，应当从社会、全人类和后代的利益出发，从整体和长远的角度来评价人们的行为，只有符合人类的整体利益和长远利益的行为才是道德的。

公益论的思想在古希腊时代已经存在，功利主义的产生和发展对公益论的形成起着推动作用。马克思主义伦理学在一定程度上使公益论获得了新的发展。随着社会联系的不断加强，公益论的观念也日益开始渗透到人们的思想意识中。

(二) 公益论的主要内容

1. 兼容观 我国医疗卫生的根本目的一是满足广大人民群众日益增长的健康和保健的需要；二是提高全社会，即中华民族的整体健康水平。这两种目标没有根本的矛盾冲突，因为公益论主张社会利益、集体利益和个人利益相统一，三者兼容，不排斥和轻视任何一方。

2. 兼顾观 任何医疗行为都应当兼顾到社会、集体、个人的利益。当三者发生冲突时，如果冲突不是以"非此即彼"的形式导致排斥性的利益冲突，那么社会、集体无权作出否定个人正当利益的抉择，而应满足和实现个人利益。当冲突以排斥方式产生时，应当从整体利益出发，贯彻社会优先的原则，个人无权损害社会、集体利益。

3. 效益观 医疗卫生服务效果的好坏、大小，是通过医疗服务的经济效益和社会效益体现的，经济效益和社会效益是辩证统一的。公益论强调在医疗服务中坚持经济效益与社会效益并重、社会效益优先的原则。

(三) 公益论的伦理意义

公益论既弥补了义务论的某些不足和缺陷，也在一定程度上降低了功利论在现实生活中所导致的某些不利影响。尽管公益论在阶级社会和贫富差距较大的情况下难以实现，但是公益论作为一种理论，对现实生活有着重要的价值导向作用。随着工业化在全世界的推进和科学技术的迅猛发展，在给人们的生产生活带来极大方便的同时，人类也面临着许多现实问题，如环境污染、资源短缺、生态破坏、人口猛增、贫富差距等。所有这些问题能否解决，都与整个人类的发展密切相关，而且解决这些问题已不是某个国家和地区所能够做到的，必须要世界各国的共同努力。公益论正是在这种背景下形成和发展起来的，它符合当今社会发展的需要。

公益论引入护理伦理中，使护士的责任视野扩大到整个人类社会与未来领域，使护士的义务、责任内容更加丰富，范围更为开阔，并适用于现代医学的发展，也为按照多数人利益的原则解决现代医学发展中的护理伦理难题提供了理论依据。它的运用有利于全世界人人享有医疗卫生保健目标的实现和改善人类的生存环境，有利于造福子孙后代。

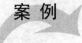

案　例

第七块纱布

　　某护理实习生在实习即将结束的时候，接收了一位在车祸中受重伤而来院就诊的患者。外科专家决定马上对患者进行手术，该实习生被专家指定担任这次手术的器械护士。手术一直从清晨进行到黄昏，终于将患者从生死线上拉了回来。在主治医师即将为患者进行缝合手术的时候，实习护士突然发现，手术器械盘里只有 6 块纱布，而她清清楚楚地记得，主治医师一共从她手里接过了 7 块纱布。于是连忙提醒主治医师，有一块纱布可能留在患者的身体里了。主治医师愤怒地说："我是主治医师还是你是呀，我已经把纱布都取出来了，你就不要妄加猜测了。你不是来这里实习的吗，我看你是不想留在这里了吧！"实习护士对主治医师说："我的确很想留在这家医院，所以我更要提醒你，患者的生命决不是儿戏，希望在进行缝合手术之前，还是请你仔细检查一下。"

　　这时，主治医师的脸上忽然露出了笑容，他展开左手，露出了被藏起来的第 7 块纱布，说："我们要对患者的生命负责！你完全具备一名合格护士的条件。祝贺你，你顺利通过了这次考试"（摘自《少年文摘》2005 年 01 期）。

思　考

　　1. 案例中的实习护士在手术中的义务是什么？
　　2. 主治医师认为该护士完全具备一名合格护士的伦理依据是什么？

第二节　护理伦理学的基本原则

　　原则（principle），是指人们观察问题和处理问题的标准和准绳。护理伦理基本原则是指护士在护理实践活动中用来调整、处理护士和患者、其他医务人员、社会相互关系等各种人际关系的最基本的出发点和最根本的指导准则。护理伦理基本原则是社会主义伦理原则在护理领域中的具体运用和体现，是护理伦理具体原则、规范、范畴的总纲和精髓，护理伦理原则不仅是护理实践行为、护理伦理评价和教育应遵循的原则，还是衡量护士道德水平高低的标准和准绳。

一、不伤害原则

（一）不伤害原则的含义

　　不伤害原则也称无伤原则，是医护人员的医护行为，无论从动机和效果上都要使患者的身体、心灵或精神不受伤害，即要求医护人员不做有害患者的事情。

随着医学技术的发展，特别是现代生物医学技术的诞生，使人们认识到任何医疗活动都会对患者造成不同程度的伤害，医疗活动就是一把双刃剑，为患者恢复健康的同时也给患者造成不同程度的伤害。人们常说："医术可以救人，也可以杀人。"在我国，最早体现不伤害原则精神的应追溯到《黄帝内经》中提到的"征四失论"、"疏五过论"等戒律。在国外，应该追溯到古希腊著名的《希波克拉底誓言》："检束一切堕落及害人行为，我不得将危害药品给予他人，并不做该项之指导，虽有人请求亦必不与之。尤不为妇人施堕胎手术。"充分体现了不伤害原则基本伦理精神。

（二）不伤害原则对护士的道德要求

不伤害原则主张，凡是在诊疗护理上是必需的，或是属于适应范围的，那么所实施的诊疗护理措施是符合医学伦理的。相反，如果诊疗护理措施对患者是无益的、不必要的或是禁忌的，而有意或无意地去勉强实施，从而使患者受到伤害，也就违背了不伤害原则。医护人员在决定采取何种医疗护理措施时，应该遵循最优化原则，以最小的损害代价获得患者的最大利益，并努力避免各种伤害的可能或把伤害减低到最低程度。要贯彻好这个原则，护士应当在如下几个方面作出努力：

1. 培养为患者的利益和健康服务的动机和意向。
2. 积极了解及评估各项护理活动可能对患者造成的影响。
3. 重视患者的愿望和利益。
4. 提供应有的最佳护理。

二、有利原则

（一）有利原则的含义

有利原则是指医护人员在履行职责时，医疗或护理的结果都应有利于患者，始终把患者的健康利益放在第一位，并切实为患者着想的伦理原则，即要求医护人员为患者做善事。此原则与西方所称的"行善原则"异曲同工。

有利原则历来是中外医护人员的传统美德，医术一直被尊称为"仁术"。早在东汉，著名医家张仲景就提出"仁爱救人，赤诚救世"的高尚医德观。著名的《希波克拉底誓言》明确提出"为病家谋利益"的行医原则。发展到现代，有利原则已经成为规范医疗行为的基本伦理原则。世界医学协会采纳了著名的《日内瓦宣言》中的规定：在我被吸收为医学事业中的一员时，我严肃地保证将我的一生奉献于为人类服务。"患者的健康为我的首要顾念。"1988年底，卫生部颁布的《医务人员医德规范》明确规定："救死扶伤，实行社会主义的人道主义。时刻为患者着想，千方百计为患者解除病痛。"

（二）有利原则对护士的道德要求

1. 无论诊断、治疗还是护理采用的手段，都应该减轻或解除患者的痛苦。
2. 当上述手段对患者利害共存时，要使这些措施和手段给患者带来最大的利益和最小的伤害。

3. 要坚持公益要求，即医护人员采取的诊断、治疗、护理手段既使患者获益，又不损害他人利益和社会利益。

三、尊重原则

（一）尊重原则的含义

尊重原则又被称为自主原则。每个人都是自己的主人，每一个人都应当受到社会和他人的尊重，尊重他人是每个人的基本义务，受他人尊重是每个人最基本的权利。在医护实践中，尊重原则主要体现在医护人员对患者自主权的尊重。

（二）尊重原则的现实依据

随着社会的发展，护患模式也发生了很大的变化，由原来主动－被动型的护患模式，发展到指导－合作型与共同参与型的护患模式，护患模式转变的最大特点是使护患关系趋于民主化、平等化。护患模式的转变，一方面促进了患者自主意识的增强；另一方面促使医护人员对患者更加尊重。

现代社会护患模式已发展到生物－心理－社会护患模式，即现代护理模式。现代护理模式要求护士不仅要从生物学角度对患者疾病进行认识，还要从患者心理学、社会学角度认识疾病的产生和发展。现代护理模式要求护士既要关注患者的生物体状态，又要关注患者的心理状况和精神状态；护士不再是单纯的"护身"，而且更重要的是"护心"，使患者身体的疾病和心理、社会的疾病同时得到康复。在现代护理模式下，如何更好地保护患者自主权和受尊重权的要求比其他任何时期都要强烈，受尊重权和自主权成为现代护士高度重视的新课题。

但是，随着现代科学技术的发展，医疗诊断器械运用的增多，医疗模式开始从人－人对话向人－机对话发展。有些医护人员甚至把患者看做是与医疗器械之间进行操作与被操作、指令与被指令的对象，导致医患、护患沟通越来越少，患者权利受到不同程度的侵犯或剥夺。同时患者权利意识、维权意识和医疗过程参与意识都在增强，并且可以通过各种手段了解到与疾病相关的信息，评价医护人员的治疗方案、用药和康复后的状况，患者一旦发现自己的权利被剥夺或侵害，就很容易引发医疗纠纷。正是在这种历史背景下，对患者的尊重越来越成为医护人员关注的焦点，也为患者尊重权的发展提供了客观条件。

（三）尊重原则的具体体现

1. 患者自主权

（1）患者自主权的行使受到自主能力的限制。具有自主能力是患者行使自主权最基本的条件。患者自主权的行使主要体现在对医疗方案、护理方案进行综合判断，从而选择最利于自己的医疗方案，这种综合判断的正确实施需要判断者具有相应的行为能力，如婴幼儿、精神病患者、严重智力低下患者、处于昏迷状态的患者等，他们都无法行使自己的自主权，他们的自主权只能由患者的家属代为行使。那么如何判断患者的自主能力？这是一个非常复杂的问题，各国的标准都不一致，最基本的原则是尽最大努力保护患者的自主权，所以应该做到具体问题具体分析。

（2）患者自主权的行使需要一定的客观条件，即患者必须处于医疗关系的选择中。患者只有面对着各种医疗方案、多个医生或护士、多家医疗机构等客观条件，才能保证其自主权的行使。

（3）患者自主权的实现需要医护人员的帮助。患者对医疗方案选择权的实现是建立在医护人员全面履行告知义务基础上，通过医护人员的告知，为患者正确全面了解自己病情、详细准确判断各种医疗方案提供条件，从而也保证了患者自主权的实现。

（4）患者自主权行使是患者理性判断的体现。患者在行使自主权实际上是行使选择权，是对各种医疗方案在进行理性价值评价基础上的选择，并且要求患者为自己的选择承担相应的责任。同时患者在作出选择决定时不但要为自己负责，而且要为他人和社会负责，不能把自己的选择建立在对他人或社会造成危害的基础上。

自主原则是护理伦理学和医学伦理学的重要原则，它使患者真正体会到自己是自己的主人，体会到自身的价值，从而调动患者积极参与医疗方案的制定和决策的主观能动性，增强医、护、患相互之间的交流，为相互信任和尊重提供了条件，也为和谐护患关系的建立提供了基础。

2. 患者选择权

（1）患者对医疗方案、护理方案有接受或拒绝的权利。医护人员在客观的医学知识方面是专家、权威，他们可以根据自己的医学知识制定相应的治疗护理方案，但患者在对自己疾病感受的信息提供方面是专家，他有权根据自己的感受和价值判断选择相应的治疗、护理方案。要防止医护人员滥用自己的权威地位，剥夺或损害患者权利，造成医患、护患关系恶化，产生矛盾冲突。

（2）患者有选择医生和护士的权利。患者是根据自己的需要或对医护人员的了解而选择自己信任的医护人员。患者选择权的实现可以调动其主观能动性，增强患者对医护人员的信任度，也在不同程度上增强医护人员的信誉感和责任感，有利于医护人员自身业务水平的提高。患者自主选择医护人员权利的实现还体现了医护人员与患者之间地位的平等，保证患者自主权行使的完整性。

（四）尊重原则对护士的道德要求

1. 尊重患者知情权和自主选择权　随着护患模式的转变，患者知情权和自主选择权越来越受到人们的重视，患者也为自己在医疗过程中拥有更多权利而努力。知情权和自主选择权已经成为患者的一项基本权利，这使患者体会到自己是自己的主人，体会到自己的人生价值、人格尊严。护士应该尊重和保护患者知情权和自主选择权。为了保证患者知情权和自主选择权的实现，护士应该提供正确、全面、适度的信息，并运用便于患者理解的语言进行描述，在此条件下让患者行使自主选择权。

面对缺乏知情同意和自主选择能力的患者，要求其自主作出选择明显不合理，医护人员应该及时制止并通知患者家属或相关人员，保证患者的权利正确行使。另外，面对急救患者或处于昏迷状态的患者，病情紧急稍有迟疑都有可能使其失去生命，这时医护人员应该果断决定治疗方案，维护患者的生命权。医护人员只要能将患者利益放到首位，以仁爱之心对待患者，他作出的决定就能得到患者及家属的同意与认可，从另一个方面也体现了对患者自主权的维护。

2. 尊重患者人格尊严　人格权是人的一项最基本的权利，也可以说是人之所以为人的基础，失去人格权就失去做人的基础，所以每位医护人员应该并应当绝对地、无条件地尊重患者的人格尊严，对患者一视同仁，平等医疗，保护患者隐私。隐私是指每个人纯粹个人私事与社会或他人利益无关，但对个人却是一种秘密，一旦泄露对个人造成不同程度的伤害。隐私权是对个人隐私的一种保护。医护职业的特点决定了患者会对医护人员谈及自己的隐私。患者为了使医护人员更好地了解自己的疾病、制定更合理的医疗方案，使自己在最短时间内恢复健康等方面的考虑，可能把从未向任何人泄露过的秘密告诉医护人员。对于患者的这些隐私，医护人员应该加以保密，否则会对患者造成不同程度的伤害，甚至影响其康复。为此，1994 年制定的《国际医学伦理准则》中规定："对患者生理的、心理的及其他隐私，有权要求保密。病例及各项检查报告、资料不经本人同意不能随意公开。"这体现了对患者隐私权的保护已经成为医护人员应该遵守的一项重要伦理原则。

四、公正原则

（一）公正原则的含义

公正（justice），即公平或正义的意思。公正原则首先体现在同样医疗需要的患者，应该得到同样的医疗待遇。在最基本的医疗护理方面，力求做到人人享有基本的医疗保健，并以同样的服务态度、医护水平对待有同样医护需要的患者。其次，公正原则还体现在对不同医护需要的患者，给予不同的医护待遇。在稀有医疗资源分配中就应以医疗需要为首要条件。公正原则是建立在根据差别运用一般原则的基础上，这些差别在特定的情况中是恰当和正当的。

（二）公正原则对护士的道德要求

1. 树立现代平等的护德观，即护士对患者应该一视同仁，不偏不爱。在护理实践中具体体现在：护士对患者人格尊严的尊重和对患者健康权益的关怀；护士事事要把患者利益放在第一位，尽自己最大的努力为患者谋福利；护士尊重和维护患者基本医疗权。

2. 优化医疗资源分配，即护士要以公平正义的原则为指导，兼顾效率优先原则实现资源优化分配。护士的护理工作贯穿于医疗整个过程，通过护士与患者最为密切的接触，了解不同患者对医疗资源的迫切程度，为医疗资源合理分配提供重要资料。所以，护士应该参与医疗资源分配的决策过程。作为合格的护士，在作出医疗资源分配决定时，要充分考虑各种因素，对其进行评估，确保医疗资源公正合理地分配，实现医疗资源的最优分配。

第三节　护理伦理学的基本规范

一、护理伦理学基本规范的含义

规范（specification）就是约定俗成或明文规定的标准或准则。护理伦理学的基本规范（nursing ethics specification）是社会对护士的基本要求，是护士在护理实践活动中所形成的道德关系的普遍规律的概括和反映，是一种特殊的职业道德规范。护理伦理学的基本规范也是护理伦理基本原则的具体体现和进一步发展，衡量护士的护理道德行为和护理道德品质的具体准则和基本要求。护理伦理学的基本规范主要依靠护士的内心信念发挥作用，是以人民群众的身心健康利益和促进社会主义医疗卫生事业与医学科学事业的发展为前提，以马克思主义伦理学为指导，以护士的护理道德水平为基础而制定的，它要求每一位护士都要用其规范自己的行为。

二、护理伦理学基本规范的内容

（一）救死扶伤，忠于职守

希波克拉底强调："我之唯一目的，为病家谋幸福。"德国名医胡弗兰德提出："医生活着不是为了自己，而是为了别人……要用忘我的工作来救治别人，救死扶伤，治病救人。"作为一名护士，救死扶伤，忠于职守是首要的道德品质。南丁格尔之所以成为世界妇女和护理界最光辉的形象代表，成为全球护士的楷模，与她热爱护理工作和对护理事业的执著追求是分不开的。因此，护士要树立职业自豪感和荣誉感，把维护患者的生命、增进人类健康，看做是自己的最崇高的职责。要具有对患者身心健康高度负责的精神，无论何时何地，对处在痛苦危难中的患者，都应竭诚以待，尽力施救，无愧于"白衣天使"的称号。

（二）刻苦钻研，精益求精

医学科学是关于生命的科学，医疗效果的好坏，既与护士的道德品质有关，又与护士的护理技术水平密切相关。所以，精湛、娴熟的专业技能是每一位护士必备的基本素质。另外，随着医学事业的不断发展，对护理工作也提出了更高的要求，这就需要护士要有强烈的求知欲望，奋发进取，刻苦钻研，治学严谨，精益求精，不断学习护理专业基本理论、现代科学护理知识以及相关的医学心理学、医学伦理学、医学美学和医学社会学等人文社会科学知识，从而完善自身的知识结构。同时，熟练掌握各项正规的护理操作新技能，提高护理的技术水平，不但能适应护理科学的快速发展与进步，而且能满足人们对身心健康更多更高的需要。

（三）体贴患者，一视同仁

南丁格尔认为护理工作的对象是"有热血和生命的人类"，护士既要重视患者的生理因素，又要重视患者的心理因素，要对患者体贴入微，观察细致，认真揣摩。对待患者不受民族、性别、职业、信仰、党派、国籍及其他社会属性和自然属性的干扰，一视同仁地尊重患者的人格、权利和生命价值，满足患者的正当愿望和合理要求。决不可厚此薄彼、亲疏不一、轻民薄义。

（四）态度和蔼，举止端庄

对患者态度和蔼是一个重要的护理伦理规范，因为护士在与患者的交往过程中，其一言一行对患者都会产生影响，而仪表举止作为一种无声的语言，会在精神上给患者一定的影响。所以，护士在护理工作中要始终做到和气、亲切、文雅、谦逊。要注意自己的仪表和举止，要衣着整洁、姿态稳重、精神饱满、举止大方、性格开朗、观察敏捷、反应迅速。这样才能接近患者，及时掌握患者的病情发展情况。同时，温文尔雅的气度、和蔼可亲的态度、端庄大方的举止能使患者感受到尊重、信任和安全。

（五）尊重患者，慎守秘密

《希波克拉底誓言》、《南丁格尔誓言》和《护士伦理学国际法》等伦理文献中多次强调要尊重患者的生命，尊重患者的尊严和患者的权利，保守患者的秘密。南丁格尔强调护士"必须记住自己是被患者所依赖信任的，她必须不说别人的闲话，谨言慎行"。

（六）尊师重道，同行互助

《希波克拉底誓言》中强调："凡授我艺者，敬之如父母，作为终身同业伴侣。彼有急需，我接济之。视彼儿女，犹我弟兄。如欲受业，当免费无条件传授之。"《日内瓦宣言》指出：对我的老师给予他们应该受到的尊敬和感恩。同时指出：我的同道均是我的兄弟。应当尊重师长，同行互助友爱，亲如兄弟姐妹，共同进步。

（七）廉洁自律，遵纪守法

廉洁自律，遵纪守法是护士的医德要求和医德品质，是全心全意为人民身心健康服务的一项重要标志。防病治病，救死扶伤是护士的天职，决不能利用自己的工作之便和患者对自己的感恩心理向患者索要财物、赠品，或让患者为自己办事。护士要始终保持清醒的头脑，时刻牢记自身的责任和患者的利益，在任何时候都要正直廉洁，奉公守法，不徇私情，不图私利，以自己廉洁行为维护白衣天使的社会信誉和形象。

学 习 小 结

护理伦理学的理论基础、基本原则与规范

- 理论基础
  - 生命论
    - 生命神圣论
    - 生命质量论
    - 生命价值论
  - 人道论
  - 义务论
  - 功利论
  - 美德论
  - 公益论
- 基本原则
  - 不伤害原则
  - 有利原则
  - 尊重原则
  - 公正原则
- 基本规范
  - 护理伦理学规范的含义
  - 护理伦理学基本规范的内容

复习思考题

1. 如何将护理伦理理论应用于护理领域，如护理实践、教育、科研、管理？
2. 试讨论医护人员应如何应用生命神圣论、生命质量论和生命价值论指导临床实践工作。
3. 当面对一位危重患者时，你将如何体现"尊重与自主"的原则、"有利与不伤害"的原则？

第四章　护理人际关系伦理

【学习目标】

识记：能迅速说出护患关系的内容及其模式。

理解：1. 能用自己的语言解释护患交往障碍及其整合原则。

　　　2. 能正确理解护士之间及与其他医务人员之间的合作伦理规范。

　　　3. 能正确认识护士与社会公共关系伦理规范。

运用：能应用本章的知识，在护理案例中分析护患的权利和义务、护患关系伦理规范。

链接

无畏无惧 创造生命救援奇迹

鲜继淑，现任第三军医大学附属西南医院神经外科护士长、副主任护师。她从事护理事业 20 多年，在医院率先建立了"护理等级公示制度"，提出了"工作不完成不下班、质量不达标不松手、患者不满意不过关"的"三不"标准；探索建立了一整套专科护理操作程序，改进了患者床上理发、洗头、沐浴等多项基础护理方法。被授予"全国三八红旗手"荣誉称号，荣获第 42 届南丁格尔奖。

2008 年 "5·12" 地震发生后，鲜继淑和其他医护人员立即奔赴灾区，经过连续 26 小时的长途跋涉到达映秀镇，成为第一支抵达震中的医疗队。地处震中的映秀镇，余震频发，废墟随时有再次垮塌的危险。但每听到在废墟中发现被困者的消息，鲜继淑总是第一个冲向救援现场，冒着被砸伤、砸死的危险，一次次钻进废墟，对被困者进行紧急处置，争取救援时间。5 月 15 日凌晨 2 时，救援人员在映秀中心小学发现了已被埋 50 多个小时的小学生张春梅。由于夜间无法施救，担心小春梅坚持不住，鲜继淑钻进废墟，在狭窄而危险的空间里，趴在小春梅的身边，耐心地喂水喂药，小声给小春梅讲故事，让她不再感觉恐惧与无助。由于缺乏大型机械设备，营救工作进展非常缓慢。消防官兵考虑到太危险，几次要把鲜继淑从废墟中拉出来，都被她坚定地拒绝了。就这样生死相依了十几个小时，直到 15 日上午 11 时，被埋 68 个小时的小春梅终于被成功救出。

当时，在另一支医疗队的第三军医大学校长王登高闻讯后大为感叹："我为我们医院有这样的护士而骄傲！"当过护士的人都知道，最孤独难熬的就是后半夜，而当时的情况，还有余震、寒冷、黑暗以及震后的各种恐惧，死亡随时可能袭来。而鲜继淑说："我当时只是想，如果等天亮后来，看她不在了，我会很心痛"（摘自新华社，2010 - 5 - 24）。

护理人际关系（nursing interpersonal relationship）是指在医疗护理实践中，同护理有直接联系的人与人之间的交往关系，包括护士与患者、护士之间、护士与其他医务人员，以及护士与社会的关系。护理工作的核心是促进和保证患者的健康，而和谐的人际关系不仅有利于护理工作的顺利进行，更有利于患者的康复，有利于社会的和谐。因此，护士除了不断吸取新知识、研究创新，以取得患者与其他医务人员的信任之外，更要与其他医务人员在平等的地位上，互相尊重与合作，恪守护理伦理规范，维持良好的人际关系。

第一节　护患关系伦理

护患关系（nurse - patient relationship）是在护理过程中护士与患者及其家属之间产生和发展的一种工作性、社会性、帮助性的人际关系。护患关系是以解决患者在患病期间所遇到的生理、心理、社会等方面的问题，满足患者需要为目的的一种专业性的人际关系。这种关系中的所有活动是以专业活动为中心，以保证患者的健康为目的。

一、护患权利与义务

（一）患者的权利与义务

患者的权利是指患者在接受医疗护理服务过程中应该享有的利益和可以行使的权利。患者的义务是指在享受医护服务权利的同时应该承担的责任。

1. 患者的权利

（1）平等医疗权：当生命受到疾病的折磨时，人们就有解除痛苦、得到医疗照顾的权利，任何医护人员和医疗机构都不得拒绝患者的求医要求。患者有权获得良好的医疗诊治，享受平等医疗权。凡患者不分性别、国籍、民族、宗教信仰、社会地位和病情轻重，都有权受到礼貌周到、耐心细致、合理连续的诊治。

（2）知情同意权：患者有知情同意权，有权获知与其所患疾病相关的医疗资料、诊疗信息，在此基础上对医务人员制定的诊疗计划自愿作出选择，因实施保护性医疗措施不宜向患者说明情况的，应将有关情况通知患者家属。在实施手术、特殊检查、特殊治疗时，应当向患者做必要的解释，只有当患者完全了解可选择的治疗方法并同意后，治疗计划才能执行。

（3）拒绝治疗权：患者在法律允许的范围内（精神病、传染病患者的某些情况属于不允许范围）可拒绝治疗，也有权拒绝某些医学实验，不管实验与治疗是否有关。倘若患者的拒绝可能对其自身和社会带来严重危害则另当别论。

（4）隐私保护权：在医疗过程中，患者因诊疗需要而提供的个人信息，如姓名、身体状况、病情资料、治疗内容和记录等，视如个人隐私并有权要求保密。因此，对患者的诊疗计划，包括病例讨论、会诊、检查和治疗都应审慎处理，不允许未经同意而泄露。

（5）评估与监督权：患者在接受治疗的过程中，对施治单位或个人各个环节的工作有权作出客观、恰如其分地评价。患者同时还有权利对医疗机构的医疗、护理、管理、后勤等各方面工作及医德、医风等方面进行监督。

（6）服务自主选择权：患者有比较和选择医疗机构、医疗服务方式、医务人员、检查项目和诊疗护理方案的权利。有权拒绝非医疗性活动，有权决定出院时间。医务人员应力求较为全面细致地介绍治疗方案，帮助患者了解和作出正确的判断和选择。

（7）获得赔偿的权利：由于医疗机构及其医务人员的行为不当，造成患者人身损害的，患者有通过正当程序获得赔偿的权利。

2. 患者的义务

（1）积极配合治疗的义务：患者在接受医疗护理过程中，有责任和义务与医护人员合作，共同治疗疾病，恢复健康。有义务尽自己所知提供现病史、过去史、住院史、用药史及其他有关情况的准确而完整的资料，并有义务向负责其医疗的医护人员报告意外病情变化，遵照治疗措施和检查安排计划，严格遵守医嘱并按医护人员的要求接受治疗。

（2）遵守医院各项规章制度与规定的义务：患者有义务遵守医院的规章制度，如就诊须知、入院须知、探视制度等，保障医院正常的诊疗秩序。要协助医院控制和减少噪音，保持安静、清洁，保证正常的医疗活动以及不损坏医院财产。

（3）尊重医务人员及其劳动的义务：医务人员的劳动能有效地减轻或消除患者病痛，使患者尽快康复。因此，患者要尊重医务人员的劳动及人格尊严，更不能打骂、侮辱医务人员。

（4）按时、足额支付医疗费用的义务：患者不论以何种方式支付医疗费，都有责任按时交付，不能把经济负担转嫁给医院。医疗服务是一种特殊商品，它并不以是否有效或是否成功作为收取费用的前提，哪怕是治疗失败，只要医务人员付出了劳动，并且尽职尽责、尽心尽力，就应当得到报酬，患者不能以任何理由拒付医疗费。

（二）护士的权利与义务

护士的权利是指护士在执业活动中依法所享有的利益和可以行使的权利。护士的义务是指护士在执业过程中必须履行的责任。在执业活动中，护士享有的权利与承担的义务是一致的。

1. 护士的权利

（1）护理决策权：护士有权根据患者的情况进行必要的问诊、查体，选择恰当的护理方案、预防措施、保健方法等帮助患者恢复健康。这是临床护士的一项基本权利，是由护理职业的严肃性和科学性决定的。

（2）进行医学研究与交流培训的权利：护士有从事学术研究交流，接受专业培训，评定技术职务、职称的权利。有权参加学术团体并在其中兼任工作，在学术研究和交流中发表自己的观点，撰写论文，著书立说，这有利于护士不断更新知识，提高自身素质，提高业务水平。

（3）特殊干涉权：在行使执业权利时，护士基于防治疾病的需要具有限制患者的人身自由或获知患者隐私的权利，以尽到对患者应尽的责任。倘若患者的自主选择会给其带来显而易见的严重后果或影响他人、社会的根本利益，护士可动用特殊干涉权否决患者的自主决定。

（4）人格受尊重权：护士被称为患者"生命的守护神"，因此护士的劳动应该受到全社会的尊重，护士在执业过程中享有其人格尊严不受侵犯的权利。

（5）接受职业保护的权利：从事直接接触有毒有害物质、有感染传染病危险工作的护士，有按照有关法律、行政法规的规定接受职业健康监护的权利。患职业病的护士有依照有关法律、行政法规的规定获得赔偿的权利。

2. 护士的义务

（1）依法执业的义务：护士执业必须遵守有关的医疗卫生管理法律、行政法规、部门规章和诊疗护理规范、常规，这是避免医疗过错和医疗事故的第一道防线，也是判定是否构成医疗事故的重要依据。

（2）执行医嘱，提供适当护理的义务：护士必须准确及时地执行医嘱，不许随意篡改医嘱或无故不执行医嘱。护士执行医嘱时，首先应仔细辨别，对有疑问的或超常规的医嘱都要及时与医生核实后方可执行，必要时上报上级主管部门。遇紧急情况应及时通知医生并配合抢救，医生不在场时，护士应当采取力所能及的急救措施。

（3）高度注意的义务：护士在护理活动中，应当对医疗活动中每一个环节所具有的危害性加以注意，观察患者的身心状态，对患者尽到应有的谨慎和关心，以免造成患者不应有的损害。

（4）及时报告的义务：护士应当如实向患者告知病情与治疗情况，如实向本医疗机构管理部门报告可能导致医疗事故的医疗过失行为或发生医疗纠纷的情况。

（5）积极预防的义务：护士有义务参与公共卫生和疾病预防控制工作。发生自然灾害、公共卫生事件等严重威胁公众生命健康的突发事件时，护士应当服从县级以上人民政府卫生主管部门或者所在医疗卫生机构的安排，积极参加医疗救护。

（6）尊重与保护患者隐私的义务：护士在执业中有责任向患者及家属介绍病情和医疗护理情况，要尊重其知情同意权。对患者的隐私不得泄露，但法律另有规定的除外。

二、护患关系的内容及其模式

护患关系可分为护患技术关系与非技术关系两个方面。护患技术关系是非技术关系的基础，非技术关系是技术关系的保障，两者相互依赖，相互影响，相互作用。

（一）护患技术关系及其模式

1. 护患技术关系的含义　护患技术关系是护患双方在一系列护理过程中所建立起来的，以护士拥有相关的护理知识及技术为前提的一种帮助关系。护患技术关系是护患关系的基础，是维系护患关系的纽带。如果护士没有扎实的护理知识、良好的护理技能以满足患者在疾病的治疗及护理方面的需要，则不可能建立良好的护患关系。

2. 护患技术关系的模式　1976 年，美国学者萨斯（T. Szasz）和荷伦德（M. Hollender）提出了三种医患关系模式，这种模式同样也适用于护患关系。

（1）"主动－被动"型（纯护理型）："主动－被动"型模式（activity－passivity model）是古今中外护患关系出现最多的一种模式，护患双方不是相互作用而是把患者置于被动地位，护士处于主动的主导地位的一种模式。这种模式过分强调护士的权威，护士不需要与患者进行交流和沟通及听取患者的意见和建议，可以对患者发号施令，患者则无条件服从，丧失了表达意愿和主动行为的可能性，这是适用于休克昏迷患者、精神病患者、急性创伤患者或难以表述主观意识的患者的一种模式，却不利于了解患者的疾苦，不利于患者对医疗过程的监督，易导致误诊、漏诊。这一模式的特征是："护士为患者做什么"，典型地反映了护患之间不平等的地位和作用。萨斯和荷伦德把这种情况下的医患关系视为父母与无助婴儿之间的关系。在这种模式中，护士就像父母支配着婴儿的一切活动一样支配着患者的一切诊治活动，这是一种家长集权式的模式。

（2）"指导－合作"型（指引型）："指导－合作"型模式（guidance－cooperation model）是一方指导、另一方有限度地合作的过渡模式。患者知道疾病的发展，有能力判断疾病的治疗过程，护士与患者同处于主动位置，患者可以向护士提供有关自己疾病的信息，同时也可提出要求和意见，但护士仍具有权威性。从患者的健康利益出发，提出决定性的意见，患者则尊重权威，遵循其嘱咐去执行。在这种模式中，护士是主角，患者是配角。护士对患者进行生理、心理方面的帮助指导，包括常规指导、随时指导、情感指导。这一模式的特征是："告诉患者做什么"，适用于清醒的急性、较严重患者。在这种模式中，如果患者具有一定的参与意愿，护士也应当考虑其参与的意愿，尊重其参与的权利。否则，同样不利于和谐护患关系的确立。

（3）"共同参与"型（自护型）："共同参与"型模式（mutual－participation model）是一种以平等关系为基础的护患关系，这种模式的护患关系是双向的，护患双方具有同等的主动性，彼此都具有促使健康恢复的共同愿望，双方共同探讨护理疾病的途径和方法，在护士的指导下充分发挥患者的积极性，让其主动配合，亲自参与护理活动。其特点是调动了患者的积极性。患者在治疗护理的过程中不仅主动配合，而且还主动参与，如诉说病情，与护士共同制定护理目标、探讨护理措施、反映治疗和护理效果等。

共同参与型护患关系是目前"以患者为中心"的整体护理理念的较为理想的护患关系，这一模式的特征是："护士帮助患者自我康复"。这种关系在治疗和护理的过程中能充分发挥患者的主观能动性，能促进护患相互交流，使患者心理状况达到最佳水平；注重对患者的健康教育，通过教学互动过程，患者主动学习有关自我保健的知识与技能，参与自我护理活动，尽可能发挥自我潜能，加快疾病的康复。

一般说来，在特定的情况下，这三种护患关系模式都是正确、行之有效的。从"主动－被动"型到"共同－参与"型模式，护士与患者在护理活动中的作用与地位发生了极大的变化，护士对患者的主导或"控制"地位逐渐削减，患者在自己疾病中的作用逐渐加大。但是这三种模式也是难以截然分开的，选择合理的护患模式要根据患者的病情、环境、医疗设备、技术力量等条件来决定，但只要患者能表达自己的意见，护士就应该注意发挥患者的主动性和能动性，共同参与疾病的诊疗和护理。

（二）护患非技术关系及其内容

1. 护患非技术关系的含义 护患非技术关系是护患双方由于社会的、心理的、教育的、经济的等多种因素的影响，在实施护理技术过程中所形成的道德、利益、法律、文化、价值等多种内容的关系。对护士来说，护患非技术关系是指在护理过程中的服务态度和服务作风等方面的内容。

2. 护患非技术关系的内容

（1）道德关系：护患道德关系是一种固有的基本关系。护患双方必须按一定的道德规范及原则约束自己的行为，并尊重对方的权利、人格及利益。护士要尊重和爱护患者，遵守职业道德，对患者尽职尽责。患者也应该遵守就医道德，尊重护士的人格和权力，共同构建良好的护患关系。

（2）利益关系：护患双方在相互作用的过程中发生物质和精神方面的利益关系。护患双方的利益关系是在社会主义利益原则指导下的平等、互助的人际关系。一方面，护士通过自己的技术服务和劳动而得到工资、奖金等经济报酬，同时因自己的劳动解除了患者的病痛，也获得了心理上的满足和愉悦。另一方面，患者的利益体现在支付了一定的费用后得到了医疗护理服务，解除了病痛，恢复了健康。但由于医护人员的天职是救死扶伤、治病救人，这种职业道德的特殊性决定了护患之间的利益关系不能和一般商品等价交换等同，而必须在维护患者健康及利益的前提下进行。

（3）法律关系：在护理活动中，护患双方都受到法律的保护和约束，各自承担法定的责任与义务，时刻以法律规定作为自己的行为准则。一方面，护士的护理资格必须得到法律的认可，护士必须在法律规定的范围内工作，如触犯法律要追究其法律责任，而护士的执业权利也受到法律保护。另一方面，患者享有医疗和护理的权利，但也要承担法律规定的义务。患者就医时扰乱医疗、护理秩序，出现违法行为，也应受到法律的制裁。

（4）文化关系：护理活动是以文化背景为基础，在一定的文化氛围中进行的。由于护患双方在文化修养、宗教信仰、风俗习惯等方面存在差异，彼此之间相互尊重尤其重要。需要强调的是，从治病救人的职业性质出发，护士更应该尊重患者的宗教信仰和习俗，这对建立良好的护患关系是十分重要的。因此，在护理活动中，护士要时刻注意自己的语言、举止及表情，对不同文化背景的患者应用不同的沟通方式以建立良好的护患关系。

（5）价值关系：护患双方在护理过程中的相互作用及相互影响体现了人的社会价值，这是指以护理活动为中介的体现护患双方各自社会价值的关系。护士在自己的职业服务中，运用所学到的知识和技术为患者提供优良服务，使患者重获健康，实现了崇高的人生价值。而患者恢复健康重返工作岗位后，又为他人及社会作出贡献，同样实现了个人的社会价值。护患双方在护理过程中的相互关系，正是我国社会主义条件下人们之间"我为人人，人人为我"价值关系的高度体现。

三、护患冲突及其调适

（一）护患冲突的含义

护患冲突，泛指医疗实践中护患双方在诊疗护理过程中，为了自身利益，对某些医疗行为、方法、态度及后果等存在认识、理解上的分歧，以致发生争执和对抗。随着我国医疗制度改革的不断深入以及人们维权意识的不断提高，对医护人员的职业道德、技术水平及服务质量提出了更高的要求。

（二）引起护患冲突的因素

1. 护士方面

（1）**法律意识淡薄**：很多护患纠纷是因为护士法律意识淡薄，在护理管理和护理实践中忽视患者权益造成的，如侵犯患者的知情同意权和隐私权；在护理工作中不按操作规程进行，查对制度不严，导致差错发生；病情观察不及时到位，在患者病情变化时不能及时报告医生，导致抢救不及时，引发护患冲突；忽视护理记录的法律作用，漏填、错填护理记录，导致出现护患冲突举证不能等。

（2）**业务技术不熟练**：护士的理论水平和操作技术，直接影响护士的形象，影响患者对护士的信任和依赖感。由于患者维权意识的提高，希望在各项检查、治疗、护理服务前，护士能更详细地为其讲解目的、方法和注意事项。但由于临床知识的欠缺和工作经验的局限，护士常常不能满足患者的需要，从而造成患者对护士缺乏信任感，甚至引发投诉；有些护士对患者出现的问题不能作出正确的判断，从而延误了诊断和治疗；还有的护士在护理操作过程中，因操作技能不精湛，对科内的仪器设备性能操作不熟练，出现紧急状况时应急能力欠缺，在忙乱中易引起纠纷。另外，由于操作技术稳定性差，如静脉穿刺成功率低，最易引起家属的不满而引发矛盾。

（3）**职业道德修养不高**：护士的道德修养、道德品质、道德信念等影响并决定着其对待护理工作及患者的根本态度，直接影响和制约护士的行为和工作质量。个别护士责任心不强，工作缺乏主动性，机械执行医嘱，工作粗心大意，观察病情不详细，病情记录简单、千篇一律，或态度生硬、工作粗糙、解释不耐心，甚至出言不逊，恶语伤人，使患者精神上得不到满足，甚至受到伤害。有的护士爱病不爱患者，对待患者从个人某种利益出发，把患者置于为我所需的地位，颠倒了护患之间的关系。

（4）护理观念落后：护士的医学护理观影响护患关系。有些护士持生物医学护理模式观，把患者看成仅是生物学的人，病痛是生物学因素侵犯机体的结果。因此，不注意与患者进行情感交流，不注意调动患者与疾病作斗争的内在潜力，自认为是绝对权威，把患者置于被动消极接受治疗的地位，从而导致护患冲突。

（5）护患沟通缺乏：护患之间是否能很好地传递信息，互相理解，在很大程度上取决于护士的沟通技巧。一些护士由于在工作中缺乏或不注意沟通技巧，易引起患者的误会和不理解，既影响了自己的工作又容易引发护患矛盾。若护士在工作中对千差万别的患者心理活动及行为无从了解，不知道怎样与患者交谈和解释，缺乏沟通就容易引起患者的误解。在护理过程中，护士不注意自己的语言表达方式，未考虑患者及家属的心理感受。还有的护士对待患者语气生硬，对患者的痛苦表现得很冷漠。这些都很容易造成患者及家属的反感与不信任，从而引发护患冲突。

2. 患者方面

（1）不能适应角色的转变：患者因生病而住院，环境的转变导致角色的转变。患者需要重新适应新的角色，建立新的人际关系，如护患关系、医患关系、患者与患者之间的关系、患者与家属的关系等。在适应过程中再加上身体不适易引起心理问题，产生紧张不安、焦虑、恐惧、抑郁、轻视、不信任、自闭等心理反应或情绪，有的患者甚至会将这些不良反应或情绪发泄到护士身上。

（2）期望值过高：疾病折磨患者的身心，患者往往会出现这样的要求：以最好的技术、最有效的药物、最少的痛苦、最快的速度、最少的花费达到治疗的最佳效果，同时还期望得到热情的接待、细心的照料，期望别人同情、关注、尊重自己，对自己病情的发展、预后希望得到更多的了解和指导等，对任何无法避免的不良反应均不能接受。这样的期望，有时由于各种现实条件的限制是不能完全予以保证的。

（3）患者过度维权：随着社会人群文化层次的提高以及各项医疗法律法规的完善和普及，人们的维权意识和法律意识不断提高。尤其是近年来，部分新闻媒体对医疗行业医患纠纷的大量报道，导致患者的自我保护意识更加强烈，一旦在就医过程中感觉个人权益受到侵害，就会运用法律武器保护自己。但有不少患者及家属，不顾医疗服务的特殊性，把自己放在商品消费者的位置上，过度维权。

3. 医院管理方面

（1）护理管理方面：如医院缺乏危机管理意识，对护士培训与再教育不足，护理管理制度的不健全、不完善、不科学影响护理质量；对患者投诉处理不善。

（2）医院支持系统方面：医疗护理设备和生活设施陈旧，不能满足患者的需求；医院环境差，病房卫生设施不配套；客观原因引起的护理服务不到位，目前大多数医院护士编制少，护士的配置严重不足，护患比例失调，导致临床护士经常超负荷工作，身心疲惫，没有足够的时间与患者进行有效的沟通以了解患者所需，从而不利于建立融洽的护患关系。

此外，影响护患关系的因素还有一些社会因素，如在护患纠纷中，媒体的态度多倾向患者，对医院方面的报道有失真的情况，这种舆论导向也使患者对医院产生一定的成见。目前，过高的医药费用导致患者将不满情绪归咎于医院。多年来护士的社会地位、经济收入提高不明显，与劳动强度不成正比，引起护理人才流失，护士工作缺乏主动性和创新性也客观影响了护患关系的和谐发展。

（三）护患冲突的调适原则

护患冲突的调适原则是通过护患双方的努力，消除护患冲突，使护患关系和谐所必须遵循的基本原则。

1. 护患平等原则 护患之间互相尊重、平等相待是调适护患冲突的基础。为建立这种关系，护患双方都要努力，但护士起主导作用。护士必须同情、关心和体贴患者，平等对待患者，要努力做到"四个一样"，即患者地位高与低一个样；认识的人与不认识的人一个样；城市患者与农村患者一个样；能为自己提供方便与不能为自己提供方便的患者一个样。从患者方面看，也要尊重、平等对待所有医务人员。事实上，医院各类人员都在直接或间接地为患者服务，他们只是分工不同，而无贵贱之分，患者不能平等对待他们，无疑会伤害部分护士的自尊心和人格，不利于良好护患关系的建立。

2. 理解互谅原则 互相理解是互相帮助的前提，护患双方都用理解、体谅态度对待对方，才能建立起和谐友好的护患关系。患者生病后，其心理与生理均发生变化，由于精神和肉体上的双重折磨，感情和意志都变得很脆弱，言行缺乏自制力，甚至会将疾苦造成的怨恨迁怒于医护人员。因此，在护患交往过程中，护士应参照患者的需要，调整自己的行为方式，不断完善职业角色行为，做到经常换位思考，设身处地地站在患者的角度想问题，感受疾病带给患者的痛苦，对待患者宽容、谅解与忍让，急患者之所急，想患者之所想，帮患者之所需，从体贴、关心入手，耐心说服、劝导，消除患者的不良情绪，配合其他医务人员完成各项治疗及护理，使患者早日康复。作为患者，也要积极配合护士的工作，理解护士所处的地位，理解护士的语言、心情和难处，理解和尊重护士的劳动。

3. 求同存异原则 护患双方因为所处的地位、文化背景、生活经历不同，对待事情的态度和处理、解决问题的方法也会有差异。要建立良好的护患关系必须求同存异、彼此相容。在护患的调适中，我们首先应该正视差异，承认差异，并不是要消除差异，而是要达到双方利益的一致，这种一致并不是绝对的统一。在护患交往中，双方应该看到根本目的的高度一致性，这也是护患关系与一般人际关系的根本不同。无理取闹、得理不饶人，结果只会激化矛盾。因此，在护患交往中应有理、有利、有节。发生冲突时，无理应道歉认错，有理也应态度平和。护士不能像对待常人那样去要求患者。

4. 尊重科学原则 护患双方都必须尊重科学。护士应严格按照科学的方法和手段护理患者；患者也应采取充分信任护士的态度，实事求是地陈述病情、病史，不隐瞒与病情有关的各种情况。

5. 依法调适原则 在法治社会，护患关系不同于一般的人际关系，是一种特殊的法律关系。因此，调适护患冲突不仅要依据伦理规范，还必须依照有关法律法规来处理。如果用"人之常情"来处理护患冲突，就无法判断对错。医务人员必须认真学习有关的法律文件，并用于处理矛盾和分歧，化解护患、医患冲突。

四、护患关系的伦理规范

建立良好的护患关系，有利于患者在和谐轻松的气氛中接受治疗，在愉快的心境中恢复健康。因此，护士要遵守护患关系伦理规范，树立形象，做一个真正的"白衣天使"、生命的"守护神"、"美的化身"，让患者感到安全、可信赖，从而建立良好的护患关系。

（一）爱岗敬业，精益求精

护理工作是医疗卫生工作的重要组成部分，护士担负着救死扶伤、保障人民健康的特殊任务，这是一项既平凡又崇高的事业。由于护理工作范围广、内容多、庞杂具体，其责任又很重大，任何疏忽大意都将使患者增加痛苦，甚至带来伤残、致命的危险。因此，护士必须具有扎实的理论知识和精湛的技能，不断丰富与护理有关的专业知识、社会和行为科学的知识，掌握新技术，不断创新并进行护理科学研究，使护理技术精益求精，以满足人民群众对护理工作的需求。

（二）举止端庄，态度和蔼

护士仪表及形象的好坏将直接影响患者的康复。护士衣帽整洁，精神饱满，机灵敏锐，文雅大方，动作轻柔，举止文明，态度和蔼，会给患者一种愉快的感觉，可获得患者的信任与尊重，使患者易于接近并寄托信心。护士应以热情的服务给陌生的患者送去微笑，给忧愁的患者送去安慰和鼓励，给痛苦的患者送去帮助和温暖，给危重患者送去信心和力量，把最体贴的语言、最关爱的眼神送给患者，让患者始终处于护士的关爱之中，唯有如此，才能建立和谐、融洽的护患关系，激发患者战胜病魔的信心和勇气，减轻忧郁和焦虑，积极配合治疗。

（三）尊重患者，一视同仁

尊重患者，一视同仁就是要尊重任何患者的生命价值、人格，平等对待每一位患者。虽然患者的情况千差万别，但他们的生命都具有一定的价值或潜在价值。不管患者职务高低、年龄大小、病情轻重、关系亲疏、经济贫富，其人格是平等的，都应一视同仁，平等对待。这就要求护士和患者接触时要尊重患者，把患者当作自己的亲人、朋友，设身处地体谅患者因患病的痛苦、看病的艰难和治疗的麻烦而引起的烦躁和焦虑，平等对待每一位患者，自觉维护患者的基本权益，并尽一切可能满足患者的合理要求，建立融洽的护患关系，使每个患者都能得到安全、满意的服务。

（四）高度负责，一丝不苟

护理工作关系到患者的安危和千家万户的悲欢离合，每位护士都必须对患者的健康、安全和生命高度负责，这就要求护士确立"以患者为中心，以健康为目标"的整体护理观念，时刻把患者的身心健康放在第一位，自觉意识到自己对患者、对社会所负的道德责任，以严谨的工作作风、严密的工作方法、严肃认真的科学态度对待工作，为患者的健康、安全和生命高度负责。因此，护士应做到：审慎周密地对待每项工作，做到认真负责、一丝不苟，认真执行各项操作规程，遵守各项规章制度，使各项护理措施及时、准确、安全和有效；强化服务意识，提高服务质量；执行医嘱准确及时，护理记录正确清楚；观察患者认真细致；抢救患者有条不紊；坚持查对，准确无误；护理患者周全细致；服务工作做到"五勤"，即脑勤、眼勤、口勤、手勤、脚勤。

（五）语言贴切，保护隐私

护士的语言应该是贴切的，与患者进行语言交流要学会全神贯注地倾听患者的意见，在注意语音、语速、语调的同时注重运用安慰性语言、赞美性语言、鼓励性语言、告知性语言（诊断、预后）、询问性语言（病情）、形体语言等，热情对待并重视服务对象。对初次入院的患者，护士应该热情接待，耐心解释，用礼貌性语言使患者情绪稳定，增强治疗的信心；当患者受到疾病折磨和生命威胁时，常会产生焦虑、悲伤，甚至绝望等情绪，护士要用安慰性语言，和气、亲切地开导，消除患者顾虑，使患者感到温暖，树立信心；出于人道主义精神，护士要设身处地的多为患者考虑，维护患者的隐私、尊严，对患者的生理缺陷、隐私，以及疾病的不良预后，要用保护性语言，特别是对一些危及生命的疾病，不能随意告诉患者，努力为患者创造一个不受干扰的医疗环境，以维护患者的合法权益。

（六）理解家属，耐心解疑

在医疗护理中，患者家属情绪的好坏、护士与患者家属关系的好坏，直接影响患者的情绪，甚至对疾病的治疗、护理起着关键的作用。因此，在护理过程中，必须将护理范围扩展到患者家属，护士以尊重和同情的态度对待他们。对于家属提出的要求，凡是合理的，能够做到的，应虚心接受并予以满足；要求合理但由于条件限制难以做到的，应向家属做好解释工作，以求得对方谅解；对家属提出的不合理的要求也要耐心讲解，不可急躁，也不能置之不理，应以平等的态度交换意见。

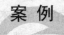 **案例**

约束带引发的护患纠纷

患者李某，女，71 岁，因 COPD 急性发作期入住 ICU。患者神志清楚，四肢活动自如，护士根据医嘱为其进行无创机械通气治疗。患者烦躁拒绝应用无创面罩，为保证有效治疗及患者安全，护士小谢用约束带对其进行约束，患者强烈抗议，大吵大闹，叫嚷护士剥夺其人权，是犯法的。而患者家属在病房外听见其叫喊后，也吵闹起来，认为是护士虐待患者，并表示要投诉。

思 考

1. 在本案例中，护士面临什么伦理问题？
2. 护士的行为违反了伦理道德吗？
3. 应怎样避免类似的护患纠纷？

第二节　护际关系伦理

护际关系是指在护理实践中所形成的护士之间及护士与其他医务人员之间的合作关系。由于护理工作的特点决定了护士与医院各个部门、各类人员之间都有联系，因此，良好的护际关系是圆满完成护理任务，为患者提供优质服务，提高护理质量的重要条件，也是护理道德对护士职业素质的必然要求。

一、医护关系伦理

（一）医护关系的含义

医护关系（doctor – nurse relationship）是护士为了服务对象的健康与安危与医生所建立的工作性人际关系。随着现代生物 - 心理 - 社会医学模式取代了传统的生物医学模式，医护关系也由"主导 - 从属"型向"并列 - 互补"型转变。"并列"是指在医护人员之间的相互关系中，医护双方完全处于平等的地位，只有分工不同，没有地位高低之分，在诊治疾病中发挥着同等重要的作用，两者缺一不可。"互补"即是指医护之间交流信息、互相协作、互为补充。没有诊断治疗，护理就无从谈起；没有护理，诊断治疗就无法落实。所以，在临床工作中，护理、医疗两者应相互监督，互补不足。医疗和护理共同构成了治疗疾病的全过程。

（二）医护间的角色期望

从一定意义上说，治疗疾病的过程就是医护工作互补的过程。医生和护士都希望彼此在工作中互相交流信息，互相补充，互相协作，医学社会学称之为相互间的"角色期望"。

1. 医生对护士的角色期望

（1）严格而认真地执行医嘱，并能理解医嘱的意图和意义。

（2）及时而详细地报告有关患者的病情变化，患者对疾病的态度及有关的心理、社会情况，对治疗的反应等信息。

（3）若执行医嘱中有什么问题及时和医生商议，以求更好地解决问题。

（4）具备一定的医学基础知识和护理知识，具有特定的护理操作技术及相关的人文社会科学知识，做好躯体、心理护理工作，同时要做好患者家属的工作，以保证医疗过程的顺利进行，进而取得治疗的成功。

2. 护士对医生的角色期望

（1）诊断正确，治疗处置得当，医嘱明确具体，便于执行。在患者不合作时，能予以协助解决问题。

（2）工作计划性强，尽可能按病房的医疗护理工作时间表的规定开医嘱。

（3）对医嘱执行过程中遇到的问题能给予适当的帮助，在必要和可能时，对医嘱作出修改。

（4）在患者面前注意维护和树立护士的威信，充分尊重护士的劳动。

（5）具备较高的医学专业知识和一定的心理学、社会学、伦理学等人文社会科学知识，能为护理工作提出意见或建议。

（6）主动关心患者，协助护士做好患者的心理疏导，做好患者、患者家属的安抚和解释工作。

（7）帮助护士解决医学专业疑难问题。

（三）医护关系伦理规范

1. 相互尊重，彼此平等　医生和护士只是分工不同，没有工作高、低、贵、贱之分，目的都是防病治病，为人类健康服务，因此医生和护士的地位是平等的，彼此应该相互尊重，平等相待。医护双方要充分认识对方的作用，承认对方的独立性和重要性，支持对方的工作。护士要尊重医生，主动协助医生，认真执行正确医嘱，对医疗工作提出合理化的建议。医生也要尊重护士的辛勤劳动，重视护士提供的患者动态情况，及时修正治疗方案。医护之间只有平等对待，才能相互交流诊疗信息，相互理解各自的工作境遇，才能互相配合默契、协调一致。医生的正确诊治与护士的优质护理密切结合，从而能获得最佳疗效，共同携手为解除患者痛苦、缩短病程尽各自的职责。

2. 相互信任，分工协作　医疗和护理是两个不同的学科，有着各自独立的体系，但在临床医疗过程中两者发挥着同等重要的作用，缺一不可。在为患者诊疗过程中，医生起主要作用，要负责对患者疾病的正确诊断和制定恰当的治疗方案，是疾病诊断治疗的主导者。在护理过程中，护士发挥着主导作用，医生的诊断和治疗方案需要护士创造性的工作才能得以实施和落实，护士要根据服务对象的情况及诊治方案，从生理、心理、社会文化等方面对患者进行整体护理，而且诊疗的效果还与护理方案的制定与实施有密切关系。因此，医生和护士的团结协作是医疗工作的基础，是患者康复的前提。在制定各自的方案和实施治疗、护理工作中要彼此多为对方考虑，及时沟通信息，积极为对方排忧解难。只有双方密切配合，才能最大限度地保证对服务对象的诊治及护理工作的顺利进行，促进服务对象的康复。医生和护士在工作中可能会出现一些偏差或纰漏，要注重善意的批评和帮助，而不能相互指责，甚至袖手旁观、幸灾乐祸。

3. 相互制约，彼此监督　医疗过程中任何一种医疗差错都会给患者身心健康带来损害，甚至危及患者生命。为了维护患者的利益，防止差错事故的发生，医生和护士要相互制约、相互监督，护士可以及时发现并指出医生诊断或治疗的偏差，医生也可以及时发现并指出护士的工作疏忽，及时预防和发现，杜绝或减少医疗差错、事故的发生。医生和护士之间相互制约和监督，开展批评和自我批评，共同纠正医疗卫生服务行业的不良作风，是医生和护士的共同责任。

4. 相互促进，共同提高 医护之间要彼此了解和理解对方的专业特点，主动配合对方的工作，虚心向对方学习，不断提高自己的专业技术水平。由于护理工作的特性，护士接触患者的时间长、机会多，容易发现患者病情的变化、生理指标的变动，根据观察和了解的情况，护士要及时对诊治工作提出合理的建议，甚至及时发现医疗中的差错，如个别开错方、用错剂量等情况。因此，护士绝不要满足于机械式地执行医嘱，按吩咐被动工作，要努力做到自尊、自爱、自重、自强，在业务上不断进取，不断提高。而医生则应该尊重护士的劳动，在做好自己的本职工作的同时也应学习护理知识，取长补短，戒除故步自封、自以为是，这样不仅能提高医疗质量，也有利于建立合理、科学的医护关系。

总之，医护之间只有密切配合、相互尊重，才能形成"并列－互补"型医护关系。建立良好的医护关系，不仅可以提高工作效率，而且也为患者创造一个安全、和谐、美好的环境，有利于治疗和护理任务的完成。

二、护护关系伦理

（一）护护关系的含义

护护关系（nurse－nurse relationship）又称护际关系，是指在护理实践中形成的护士与护士之间的关系。护士之间的人际关系，从年龄来分，可以分为新老护士之间和同级护士之间人际关系；从工作联系上分，还可以分为科内和科外（不同科室）护士之间人际关系。护理工作是一项合作性和连续性非常强的工作，护护关系的好坏直接影响到同事之间的团结，影响护士的情绪和工作，从而进一步影响护理质量和患者的健康。和谐的护护关系可以使工作顺利、高效地完成，避免差错事故的发生。

（二）护护关系的伦理规范

1. 相互理解，加强沟通 由于受教育程度、文化背景及认识上的差异，上下级护士之间、新老护士之间、同级护士之间都应该相互理解、相互支持，共同维护护理工作的信誉，并一致对患者的健康负责。加强沟通交流是护士之间增进了解和相互理解的最好途径。及时地沟通信息，保证信息渠道的畅通，使护士了解自己的工作与整个护理工作的关系，掌握工作要点，提示护理工作的细节，并反馈评价，对于改进工作和提高服务质量，促进患者健康具有十分重要的意义。

2. 权责明确，协同配合 护理工作是一项精细的工作，既要强调团结协作，也要明确分工和职责。整体护理本身要求对护理工作进行科学、合理的分工，使护理工作有条不紊，责任明确。护士要按照各自的分工和职责，各司其职，恪尽职守，做好本职工作。护士相互之间要为对方的工作提供方便、支持和帮助。另外，护理工作的延续性、及时性等特点又要求护士之间相互理解，团结协作，发挥团队的整体合力，才能落实护理工作的每个环节，保证护理工作的顺利进行，提高护理质量和服务水平。

3. 相互尊重，真诚相待　护士之间是同事和兄弟姐妹，应该互相尊重，互相爱护，尊重彼此的人格和自尊。在工作上应当相互鼓励，共同切磋；在生活上要相互关心，热情相待，真诚相处。在护理管理层面，管理者要起表率作用，以德服人，以德树威，严于律己，宽以待人，关怀下属；被管理者应尊重上级，服从领导；上下级关系融洽，形成良好的工作环境和氛围，有利于工作的开展。经验丰富的护士要关心、爱护、指导和提携年轻的护士；年轻的护士要尊重前辈，谦恭礼让，虚心求教。

4. 相互学习，共同提高　护理工作具有目的的同一性、工作的衔接性与协作性、业务的技术性与竞争性等特点。在护士之中，各自的年龄不同，智能优势和品格也有差别，所以护士要在不断进取和自我完善的基础上，互相学习，取长补短，相互切磋业务技术，相互总结经验，既相互学习又共同学习，达到共同提高的目的。在技术合作方面，资历深、职称高的护士对初、中级职称者负有指导和教育的责任，要关心和提高年轻护士的业务能力和技术水平；年轻人对一些护理学新成果比较敏感，有时能把陈旧过时的经验和方法加以改革和创新，作为师长不应因循守旧，死抱老经验不放，而应该豁达明智地支持年轻护士的改革创新，不断充实自己，接受新知识。资历浅、低职称者要虚心学习，多请教，多在实践中观察，多留意经验的积累，虚心学习，努力提高业务技术。要立足于本职，从自我做起，在自己的岗位上发挥积极性、主动性和创造性，以自己工作的可靠性和优异成绩去赢得其他护士的信任。

（三）护护关系的道德协调

1. 高年资护士和低年资护士人际关系的协调　高年资护士具有教导低年资护士的义务与责任，要帮助年轻护士掌握正确的护理方法和技巧，在护理实践中耐心传、帮、带，尊重对方的人格，要说话和气，和平相处，不要动辄斥责、教训，不摆架子，不盛气凌人，做到怀绝技而不自吹，欲受尊而不强求。关心爱护年轻护士，在政治上热情帮助，在生活上关心体贴，在技术上要认真传授，要敢于对下级护士负责，对工作不敷衍塞责，要尊重和鼓励学生创新，不怕其强于自己。低年资护士应该尊重年资高的护士，虚心学习其献身护理事业的精神和严谨的工作作风，学习其对待工作的高度责任心和宝贵的工作经验；在工作中碰到脏活累活要主动去干，给年长者提意见和建议要讲究策略，语气要诚恳，用词要恰当，场合也要尽量适当。总之，高年资护士和低年资护士之间应互相关心，互相照顾，形成一种民主、和谐的人际关系，使整个护理团队更具有凝聚力和向心力。

2. 同等年资护士之间人际关系的协调　同等年资护士由于年龄、学历、生活经历和工作阅历基本相同，对事物的认识态度以及处理问题的方法接近，相互之间比较容易理解和沟通，思想上也容易产生共鸣。但是正因为这种相似性，彼此间容易产生竞争心理，在工作上互不服气，甚至会互相妒忌。因此，同年资护士之间的相处应遵循与人为善、谦虚相让、相互支持、相互帮助、克服嫉妒的原则。当同事遇到困难，应伸出友爱之手，热情帮助，当同事取得成绩，应欣赏对方，虚心学习，要维护同行的威信和利益，切忌在患者面前议论对方的不足，不在同事间拨弄是非。同事之间的一切矛盾往往是由于误解造成的，遇到这种情况，一定要及时解释和说明。

3. 不同科室护士之间人际关系的协调 护理患者需要团队合作，包括不同科室的护士的全力配合，只有这样，才能为患者提供良好的护理环境。护士在同其他科室护士交往过程中，必须以诚相待，对工作认真负责。各科室护士都有各自的工作困难，应多为对方排忧解难，在相互借物借人或领取物品时，都应遵守规章制度。遇有跨科患者，一定不要互相推诿，影响团结。护士之间要协调合作，互相学习，取长补短，以发挥人才的整体最佳效应。

4. 与相处不和谐的同事间关系的协调 护理是相互合作与连续性的工作，但由于工作职责不同，知识水平、性格不同等原因，护士之间也会产生不和谐的人际关系，处理与相处不和谐的同事间的关系应做到：①尽量公平地与对方相处，不敌视，不逃避。②尊重对方的隐私权，不探查其隐私作为攻击对方的资料。③不无视对方的存在，与对方谈话时应注视对方。④不要在背后说对方坏话，有事能当面沟通且态度真诚。⑤获得对方帮助、赞赏都应回报，当对方需要帮助时，主动伸出友爱的援手。⑥不讨论应保密的事情，不传播未经证实的信息。

三、护技关系伦理

（一）护技关系的含义

护技关系（nurse – medical technician relationship）是指在医疗、护理实践中形成的护士与医技科室人员之间的关系。在现代医疗服务中，伴随着大量辅助医疗手段与新技术的开发应用，医院设置了越来越多的医技科室，从而使医技人员成为现代医院中的一支重要力量。护士与医技科室人员之间也是平等、团结、协作的关系。

（二）护技关系的伦理规范

1. 相互尊重，以诚相待 护士与医技科室人员之间的密切关系是医疗护理的内在要求。护士与医技科室人员只是分工不同，为了医疗护理的需要，彼此间要经常发生联系。因此，护士和医技科室人员之间，要互敬互尊，以诚相待。"敬"与"诚"是合作的伦理基础，护士要理解和尊重医技科室人员的专业特点和工作规律，主动配合其工作；医技科室必须为临床医护工作提供及时准确的诊疗依据和器材药品支持。由于护理工作的特点，护士在工作中还应注意协助医技科室人员把好安全关、质量关。

2. 团结合作，相互支持 护士送检标本、核对检查结果、协助患者做特殊检查、领取患者有关药品等，都需要和医技科室人员发生联系。一方面，这需要医技科室人员密切配合；另一方面，护士也必须了解医技科室的工作环境、工作特点，主动与其协作。所以，在工作过程中，双方应遵循相互支持、互相配合、团结协作的道德原则，才能保证护理质量，提高医疗卫生服务的水平，也才能避免医疗差错事故。如果发现有关人员有不称职、不道德或危及患者健康安全的行为时，要敢于坚持原则，采取实事求是的态度，主动进行协商，寻找解决问题的办法，一切为了患者的利益着想。

四、护士与医院行政、后勤人员关系伦理

随着我国政治、经济、社会的发展，医院管理已由经验管理向科学管理转化，医疗技术设备不断更新，客观形势要求护士要协调好与行政管理人员、后勤工作人员的关系，把医疗任务放在首位。

（一）护士与行政人员关系的伦理规范

护士应该理解、支持行政人员的工作，做到文明礼貌，平等真诚。护士既要如实地反映临床第一线的需要，要求行政管理人员解决实际问题，但也应该顾全大局，以集体利益为重，严格遵守医院的各项管理制度，主动参与民主管理，使护理工作与行政管理工作紧密结合起来。行政管理人员要树立为临床医护工作服务的思想，正确行使权力，做到民主决策、科学决策，要支持、帮助护士做好工作，在人员配备、专业培训、设备更新等方面为第一线着想，要维护护士的正当权利和合法的利益。

（二）护士与后勤人员关系的伦理规范

后勤工作是医院工作的重要组成部分，负责物资仪器设备、生活设施的提供和维护，是护理工作正常进行和取得满意效果的后盾，也是医护工作正常运转不可缺少的环节。所以，护士要充分认识后勤工作在医疗、护理工作中的重要地位，遇到问题及时与后勤人员联系、协商，支持其完成任务。要尊重后勤人员的劳动，珍惜并爱护其劳动成果，共同为患者服务。同时，后勤人员也应树立为医疗第一线服务的思想，对护士交代的工作尽职尽责，积极主动地做好后勤保障工作，共同努力为患者提供优质的服务。

第三节　护士与社会公共关系伦理

随着医学模式和健康观念的转变，护理工作的范围不仅限于医院，而且扩大到社区乃至全社会，护理工作既关系到医院患者的安危，又关系到千家万户的健康和社会人群的生命质量。护理工作作为医疗卫生服务的重要组成部分，工作的范围将不断扩展，护理工作与社会公共利益的关系也更加密切。

一、护士的社会地位和社会责任

（一）护士的社会地位

护理事业是一项平凡而崇高的事业，关系着千百万人的健康和千家万户的幸福。因此，护士被称为"白衣天使"、"临床哨兵"、"生命守护神"。《中华人民共和国护士条例》对护士的社会地位进行了规定：护士人格尊严、人身安全不受侵犯。护士依法履行

职责，受法律保护，全社会应当尊重护士。国家应当采取措施，改善护士的工作条件，保障护士待遇，加强护士队伍建设，促进护理事业健康发展。

随着社区卫生服务的发展，社区护理发展愈来愈快，并成为护理走向社会化的标志。1998 年召开的国际护士大会上，提出了"携手共促社区保健"的主题，把社区护理工作摆到了重要位置。护士职能也由医院向社会扩展，开始走向基层进行公共卫生护理。因此，护士的角色也不再是单纯的照顾患者，而是由照顾患者扩展到与其他人员合作，共同维护人类健康。现代护士的专业角色将是多方位的：

1. **护理服务者**　护士的基本角色是为需要护理服务的人群提供护理服务。护士应对日常护理工作进行有计划的组织、管理和整体协调，在执行护理计划的过程中，由于病情的变化，护士可以对护理计划进行修改、调整，以合理地利用各种资源，提高工作效率，满足患者的需求，使护理对象得到优质的服务。

2. **卫生保健者**　随着社区护理的发展，护理的中心由疾病转向健康。护理的首要任务是帮助人们避免有害因素，预防疾病，维持及提高人们的健康水平。社区护士工作在最基层的卫生保健单位，且常进行家庭访视，与社区居民的接触最多，是实施预防保健工作的最佳人选。

3. **健康教育者**　护士依据患者的不同特点进行健康教育，促使人们积极主动地寻求医疗保健，改变不良的生活方式，建立健康行为，提高生活质量，达到预防疾病，促进健康的目的。

4. **护理协调者与合作者**　在为患者服务的过程中，护士需协调相关医务人员及机构间的相互关系，才能使诊断、治疗、护理和其他卫生保健工作顺利进行，才能保证护理对象获得最佳的整体性医护照顾。

5. **护理组织者与管理者**　护士需要对日常护理工作承担组织管理者的角色，需要对人员、物资及各种活动进行合理的组织、协调与控制，有时还需要对有关人员进行培训。

6. **护理研究者**　护理专业的发展离不开科学研究，为扩展护理理论知识，发展护理新技术，提高护理质量，促进专业进展，护士在临床工作中必须积极地进行科学研究，观察、探讨、研究与护理及社区护理相关的问题，从而使护理的整体水平在理论和实践上不断提高。

7. **患者权益维护者**　护士是患者权益的维护者，应促进对患者有益的事情，保证患者的合理要求得到满足，维护患者的权益不受侵犯。

（二）护士的社会责任

1. **救死扶伤，防病治病，全心全意为人民身心健康服务**　一名合格的护士应该尊重、关心患者，做到"心里有患者，眼中有患者"，要尊重患者个人的信仰、价值观及风俗习惯，注意保护患者隐私。护士要在做好本职工作的同时，把握护理的每一个细节，换位思考，真正为患者着想，考虑他们的需求，想方设法帮助患者减轻和解除痛苦，将科学治疗和爱心奉献结合起来，协调好各方面的关系，提高工作效率，更好地为患者服务。

2. 护士应提供个人、家庭及社区健康服务 随着社会的发展、人们观念的改变，护理对象已不仅仅是指身患疾病、寻求治疗的患者，而是包括了社区内的健康人群。护理服务范围也在不断扩大，不仅要负责患病群体的治疗与康复，而且要维护健康人群的健康状态，这就要求护士要走出医院，深入到社区和家庭，积极开展集预防、治疗、保健、康复四位一体的护理服务活动，这要求护士提供高水平的护理管理，高技能的护理服务，高标准的护理道德，与服务对象之间建立良好的人际关系。

二、护士与社会公共关系伦理规范

（一）面向社会，热情服务

护士向个人、家庭及社区提供的健康服务，以社区群众为对象。由于社区成员年龄段不同、健康状况不同，其健康需求多种多样，护士要尊重每一位服务对象应享有的卫生保健权利，文明、礼貌、热情地服务，满足各种合理要求并主动帮助解决各种问题。

（二）钻研业务，持之以恒

社区护理服务内容广泛，服务层面有生理、心理、社会三方面，是一专多能的综合性服务，这就要求社区护士必须刻苦钻研业务，通过不断接受再教育，拓宽知识面，具备多学科的知识、理论、预防措施，掌握处理各科常见病、急症的多种技能。

（三）不畏艰难，任劳任怨

护士担负着全社会保健和护理工作，要勇挑重担，完成国家和人民交给的护理及保健任务。对于重大灾害救护的紧急任务，护士要不畏艰难，认真履行护士的社会责任。

（四）秉公办事，简洁高效

社区护理工作要求因地制宜，简洁高效，护士要充分发挥主观能动性，做到对常见病的处理及时有效，避免病情的发展。同时，护士在社区卫生服务中，要坚持维护社会整体利益的原则，要以认真、严谨的科学态度，恪守操作规程，遵守各项规章制度。

学 习 小 结

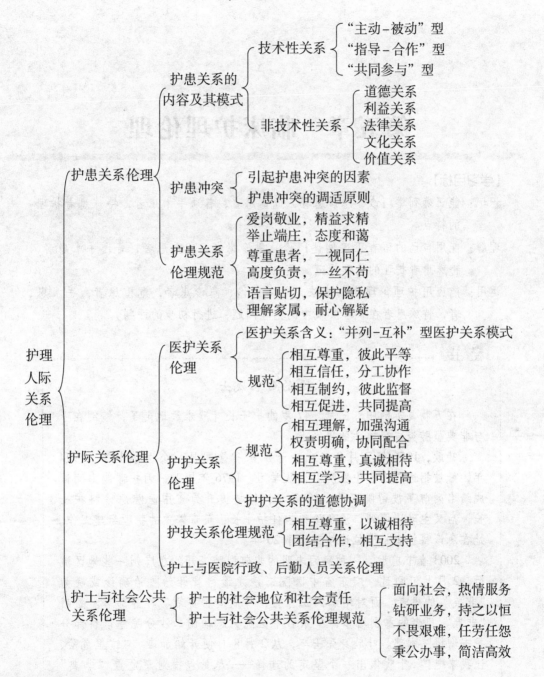

复习思考题

1. 护患冲突的主要原因及调适原则有哪些?
2. 护患双方的权利和义务都有哪些?
3. 护护关系应遵循哪些伦理规范?
4. 护士的社会角色都有哪些?

第五章　临床护理伦理

识记：能正确列举门诊、急诊患者，危重患者，普通手术患者，特殊患者护理
　　　的特点。

理解：能用自己的语言正确阐述门诊、急诊患者，危重患者，普通手术患者，
　　　特殊患者护理的伦理规范。

运用：能应用护理伦理学的方法，针对门诊、急诊患者，危重患者，手术患
　　　者，特殊患者在护理实践中的伦理问题，进行初步的评判。

链 接

永远的白衣战士

在万物复苏的阳春三月，47 岁的护士长叶欣永远地走了，她倒在了与非典型肺炎昼夜搏斗的战场上。

叶欣，1956 年 7 月 9 日出生于广东省徐闻县一个医学世家。1974年，她被招进广东省中医院卫训队学习。1976 年毕业，因护理能力测试成绩名列前茅被留院工作。1983 年，她被提升为省中医院急诊科护士长，后又主动请缨到二沙急诊科担任护士长，负责繁重的护理组建工作。她在急诊科护士长岗位连续工作了 20 年。

2003 春节前后，一种病因未明的非典型肺炎开始在广州一些地区流行。2 月上旬刚过，广东省中医院二沙急诊科就开始收治确诊或疑为"非典"的患者。面对增加的工作量，叶欣周密筹划、冷静部署。随着"非典"患者的急剧增多，广东省中医院紧急抽调二沙分院急诊科部分护士增援院本部。叶欣身先士卒，从 2 月 8 日便开始加班。"这里危险，让我来吧！"叶欣作出一个坚定的选择——尽量包揽对急危重"非典"患者的护理工作。叶欣像一台永不疲倦的机器全速运转着，把一个又一个患者从死神手中夺了回来。

3 月 4 日中午，叶欣开始出现发热症状，后确诊染上了非典型性肺炎。2003 年 3 月 25 日凌晨 1：30 分，就在叶欣最后所抢救的、也是传

染给她"非典"的患者健康出院后不到一个星期，叶欣永远地离开了她所热爱的岗位、战友和亲人，享年 47 岁。

在叶欣的护理工作生涯中，她的温情护理不知感动了多少绝望的患者。救死扶伤已经化作她高尚品德的一部分，护理工作对叶欣而言几乎就是一种本能的奉献（摘自《健康报》，2003 - 4 - 16）。

临床护理是护理工作的重要组成部分，也是医院工作的重要环节，临床护理工作中常常会遇到各种伦理问题。明确临床护理的有关伦理规范，正确分析和认识造成护理伦理困境的原因，对于更好地协调护患关系，帮助护士作出合乎伦理的决策，提高护理质量有着重大的现实意义。

第一节　门诊、急诊、危重患者护理伦理

门诊是患者就诊治病的第一站，门诊护士承担着分诊、导诊、咨询的任务。急诊室是医院诊治急症患者的场所，急诊室的急诊和急救质量体现了医院的综合水平。危重患者是随时可能发生生命危险的患者，危重患者的特点可用"急、重、险、危"四字来概括。这就要求护士不仅应具备扎实的专业技能，还应根据不同的护理特点，遵守相应的护理伦理规范。

一、门诊患者护理伦理

（一）门诊护理的工作特点

1. 管理任务繁重　门诊患者数量多，由于初诊患者不熟悉医院的环境和就诊程序，并且还有大量的陪诊人员、实习生和工作人员聚集在门诊，造成了门诊的拥挤、嘈杂。为了保证患者有序地就诊，缩短候诊时间，得到及时的诊断和治疗，护士既要做好分诊、检诊、巡诊，还要指引患者去化验、功能检查、取药、注射和处置等。因此，相对于病房而言，门诊的管理工作任务繁重。

2. 预防医院感染难度大　门诊人流量大、场地拥挤、人员集中，传染病患者在就诊前难以及时鉴别和隔离，在就诊期间往往与健康人混杂在一起，极易造成交叉感染。门诊护士要认真做好消毒隔离，对传染病或疑似传染病患者，应分诊到隔离门诊，并做好疫情报告。由此可见，门诊预防医院感染的难度大。

3. 服务协作性强　门诊护理虽然也有治疗性工作，但大量的是服务性工作。做好患者的问讯、挂号、候诊、接诊、诊治、记账、收费等工作，需要护士提供周到的服务。门诊的诊疗任务是由多科室、多专业医务人员共同承担，如果处理不好，容易出现互相埋怨、互相推诿的情况，造成患者到处奔波，影响诊治。因此，门诊护士要树立全局观念，加强团结协作。

4. 护患矛盾较多　由于门诊患者多、流量大、医护人员诊治工作繁忙；同时每一

个病魔缠身的患者都希望能迅速得到诊治，自身可能存在焦虑、急躁心理，对护士的言行比较敏感。如果护士态度冷漠、安排就诊不当、服务不到位，很容易产生护患矛盾，影响正常的诊治工作。因此，护士要根据患者的不同情况，做好心理疏导，提供热情和周到的服务。

（二）门诊患者护理的伦理规范

1. 热情服务患者，工作高度负责　患者因为各种疾病来到医院就诊，渴望能尽快解除病痛。医护人员热情的服务，会使他们有"宾至如归"的感觉。因此，应做到患者来有迎接声，见面有称呼声，问有答声，答有笑声，操作前有解释声，操作中有问候声，操作失误有道歉声，操作完毕有应答声。护士不能只是机械地打针、发药、进行各项护理，还要了解患者的心理需要，体现人文关怀，尤其对年老、残疾等行动不便的患者更应主动给予帮助，以消除其紧张和恐惧心理。门诊护士还要有很强的工作责任感，预检护士应在尽可能短的时间内指导患者前往相应科室诊治，优先安排病重、年老、残疾患者就诊，以免延误治病时机。候诊期间患者往往存在情绪焦虑，护士应主动安慰患者，在简单了解病情的基础上，做好预诊工作，如测量体温、脉搏、呼吸、血压，对需要住院患者告知如何办理相关手续；对需要做特殊检查者，做好解释和检查前的准备工作；对无人陪伴的年老体弱患者，陪同去辅助科室检查或治疗。此外，在消毒隔离方面，尤其要敏锐地鉴别出传染病患者，及时指导其到隔离门诊就诊，并对接触过的物品进行严格消毒。

2. 技术扎实过硬，作风严谨求实　门诊护理工作的对象是病种、病情各异的患者，要求护士必须掌握扎实的医学理论、人文社会科学知识和娴熟的护理操作技能。门诊患者数量多、流量大，护士要详细登记患者的家庭地址及联系方式，严格执行"三查七对"制度和消毒隔离制度，严密观察患者治疗过程中的变化，不能轻易放过任何可疑病情。对于病情不稳定的患者，要让其留院观察直到确认安全，以防意外的发生。护理工作中的任何疏忽都可能铸成大错，如果患者已离开医院，造成的损失将难以挽回。

3. 尊重服务对象，讲求团结协作　门诊护理工作是一个系统工程，护士不仅要处理好护患关系，尊重患者及家属，而且还要协调好医护关系、护护关系及与其他各部门关系。和谐的人际关系是做好护理工作的重要因素，也是护士个人成长不可缺少的外在条件。要不断加强人文知识方面的学习，对周围的人做到"以敬待人"，提高自己的人际交往能力。总之，一切从患者的生命健康出发，门诊各部门之间要创造一种团结友好的氛围，彼此相互信任，相互支持，不但可以提高工作效率，同时也可为患者提供一个良好的治疗环境。

4. 创造优质环境，做好健康宣教　优美、安静、标记清晰、便捷的就诊环境，可以使患者、医护人员产生一种舒适、愉快的心理效应，有利于提高工作效率和诊治效果，还可为患者就诊提供方便，避免四处奔波，浪费时间。在创造良好就诊环境的过程中，护士肩负着重要的责任，如门诊科室的合理安排，就诊秩序的维持，禁止随地吐痰、吸烟及大声喧哗等。门诊护士要充分利用患者候诊的时间开展健康教育，可采用口头、图片、黑板报、电视录像或赠送有关手册等不同形式进行卫生宣传教育。要根据不同对象和不同疾病有针对性地做好治疗和护理指导，对患者提出的问题耐心地给予解答。通过多种途径，传播卫生保健知识，提高全民自我保健的能力，养成健康行为，达到防止疾病发生的目的。

二、急诊患者护理伦理

（一）急诊护理的工作特点

1. **随机性大** 急诊患者发病突然，因而就诊时间、人数、病种、病情危重程度等都难以预料，具有很大的随机性。随着社会的发展，各种突发事件的增多，短时间内可能有大批伤员到达并需要紧急的处置与抢救，工作量会骤然加大。因此，急诊护士必须常备不懈，包括思想上、业务上、急救设备和抢救药品的保障上，随时都能应付紧急情况下的急救需要。

2. **时间性强** 急诊患者病情紧急，变化快，对许多神志不清、意识模糊或意识障碍的患者，既不能详细提供病史，又不允许按部就班地进行体格检查，需要立刻投入抢救。因此，急诊护理必须争分夺秒，尽量缩短从接诊到抢救的时间，挽救患者的生命。

3. **主动性强** 急诊患者发病急，病情变化迅速，往往涉及多系统、多器官、多学科，要求急诊护士首先有准确的鉴别力，及时通知相关科室的医生进行诊治与抢救。在医生到来之前，护士除了严密观察病情变化，做好必要的抢救准备工作外，还应根据病情的需要，主动及时给予紧急处理，如吸氧、吸痰、测血压、人工呼吸、建立静脉输液通路、血型交叉检验、配血等，为医生诊断、治疗提供必要的帮助，赢得抢救成功先机。在医生到来之后，护士应机敏镇定地与医生密切配合，全力以赴，挽救患者生命。

（二）急诊患者护理的伦理规范

1. **急患者之所急的情感** 急诊患者多为遭受意外伤害或突然病情恶化，如果抢救不及时，方法不得当，可能会死亡或留下严重后遗症。因此，急诊护士要牢固树立"时间就是生命"的观念，时刻突出一个"急"字，尽量缩短从接诊到抢救的时间。当重症患者被送入急诊时，护士应立即在短时间内作出准确判断，并迅速投入到抢救治疗中去。急诊护士平时要熟练掌握各种急救护理技术，建立各种突发事件的应急预案，如成批伤、传染病、无名氏等应急预案，提高抢救成功率。急救物品器材应时刻处于备用状态，如果管理不当，出现人工气囊漏气、电动洗胃机压力不足、吸引器负压不足等情况，容易酿成新的医疗纠纷。对待急诊患者，护士不仅要沉着、果断地进行处理，表现出良好的应急能力，还要做好患者家属的安慰工作。有时家属对医护人员的态度不够冷静，甚至提出一些不合理的要求，面对这种情况，护士要体谅患者的心情，做好解释工作并安排家属在候诊室休息。在病情允许的情况下，可简单地介绍急诊室情况，绝对不允许急诊护士在急诊抢救过程中闲谈说笑。

2. **高度的责任感** 急诊患者往往病情危重，有些抢救措施要冒一定的风险，承担一定的责任。在患者家属不在抢救现场的情况下，急诊护士要从患者利益出发，不失时机地妥善处理，如及时吸氧、洗胃、人工呼吸、胸外心脏按压、止血、输液、保留排泄物送化验等，并详细、准确地做好抢救记录；对因交通事故或打架斗殴可能导致法律纠纷的患者，要公正地反映病情；对待意识不清的患者，要有慎独的精神，提供耐心周到的服务。护士要重点防范急诊工作中的薄弱环节（如交接班、节假日、下半夜值班），加强责任心教育，做到工作制度化、操作规范化。

3. **尊重生命的人道主义精神** 现代的护患关系已经逐步发展为"共同参与型"，护士必须具备与不同病情、不同类型患者沟通的能力。对急诊中的"三无患者"（无家属、无陪伴、无钱），护士要负责和协调就诊过程中的一切需要，实施特护或监护，直到找到家属；对于自杀、打架致伤的患者，要求像对待其他患者一样，以最佳的治疗护理方案进行，绝对不能歧视怠慢、讽刺挖苦，以体现人道主义的基本要求。自杀者的内心都有不同程度的创伤，在病情基本稳定以后，医护人员要用无微不至的关怀，使患者敞开心扉，并对其隐私予以保密，帮助其摆脱悲观厌世情绪，重新树立生活的信心。

4. **团结协作的互助精神** 急诊患者的病情复杂多变，涉及多个系统、多个器官，经常需要多学科、多专业医务人员协同抢救。护士要具有较强的应变能力，既要迅速通知相关专家会诊，又要严密监护病情。优先抢救生命垂危的患者，提醒医生注意对危重患者的抢救。对细微病情变化要密切关注并详细记录，尽快通报医生。医护人员之间的默契配合可为抢救患者赢得宝贵的时机。因此，所有参加抢救的人员，包括医生、护士、麻醉师、其他医技人员都要团结协作，互相支持。

三、危重症患者护理伦理

（一）危重患者护理的工作特点

1. **护理工作繁重** 危重患者病情紧急、变化快，需要处理的问题比普通患者多几倍。许多危重患者神志不清，生活难以自理，护理工作量大。患者和家属在遭受危重病打击后存在许多心理问题和顾虑，需要加强心理护理，但有时对他们进行疏导工作会比较困难，在一定程度上增加了护理工作的难度。此外，护士在做好病情观察和各项治疗护理后，要及时将抢救治疗经过详细记录于护理记录单上，文字书写工作量较大。

2. **专业素质要求较高** 鉴于危重患者护理工作的艰巨性，要求护士具有全面的业务素质、良好的身心素质、丰富的临床护理与抢救经验以及较高的职业道德修养。此外，随着医患矛盾和冲突日益增多，还要求护士具有良好的沟通技巧，否则就难以胜任重症监护的护理工作，甚至会发生严重的后果。

3. **护理伦理难题较多** 鉴于危重患者的特点，在护理工作中也经常会遇到一些伦理难题，如履行人道主义与经济效益的矛盾；高科技监护设备的应用与护士过分依赖仪器的矛盾；讲真话与保护性医疗的矛盾；卫生资源分配与患者实际需要的矛盾；患者拒绝治疗与维持患者生命的矛盾；安乐死与现行法律的矛盾等。因此，这些伦理之争让医护人员处于两难境地，在伦理选择上很难兼顾。

（二）危重患者护理的伦理规范

1. 果断与审慎　危重患者的病情瞬息万变，护士应把握抢救时机，果断采取应急措施。但是果断非武断，贸然行事，而是做到胆大心细，果断与审慎相结合才能取得良好的效果。审慎还体现在对已经度过危险期的患者也不能掉以轻心，仍需加强巡视，严密观察病情变化，主动预防可能出现的并发症。

2. 敏捷与严谨　抢救危重患者时，护士要强化"时间就是生命"的观念，迅速地采取救护措施，应付各种突变，以保证患者的抢救成功，那种慢条斯理、不紧不慢的工作作风会导致失去抢救时机。在争分夺秒的同时，还要求护士小心谨慎，无论白天、黑夜，无论有无旁人监督，都要严格遵守"三查七对"等操作规程，切不可因时间紧就马虎从事，随意违反规章制度，从而造成严重后果。

3. 机警与冷静　危重患者的病情复杂多变，险情可能随时发生。在护理过程中，要求护士必须像侦察兵一样具有高度的警觉性和良好的观察力，及时发现和捕捉危重患者出现的危险信号和险情，马上向医生报告，冷静地投入应变行动，努力使患者转危为安。

4. 理解与宽容　危重患者病情变化快，抢救费用高，患者及家属均无思想准备，容易惊慌失措，可能会对医护人员的态度不够冷静，提出不恰当的要求，甚至无理取闹。面对这种情况，护士在繁忙的工作中，应以克制的态度，谅解患者及家属的心情和行为，决不能与患者发生争执而使矛盾激化。同时仍要任劳任怨地做好各项治疗护理，及时书写病历，审核患者账单，用行动赢得患者和家属的理解。

5. 慎独与协作　危重患者的抢救护理工作大多数在无人监督的情况下进行，对患者的治疗护理处置是否得当，用药是否准确有效，收费是否合理，患者和家属往往很难了解，全靠医护人员的慎独精神。对危重患者的救治，护士常常需要集思广益和其他医务人员协作。因此，只有通过团结协作，调动各方面的力量，才能救治成功。

第二节　手术患者护理伦理

手术是临床上治疗疾病的重要手段，与其他治疗方法相比，手术治疗具有见效快、不易复发等优点，但同时又存在不可避免的损伤性、较大的风险性、失误的不可逆性、较强的协作性等特点。手术护理是躯体护理与心理护理综合运用的过程，分为术前、术中、术后三个阶段，护士在手术前准备、手术中配合及手术后康复中发挥着重要的作用，使患者具有充分的心理准备和良好的机体条件，增强手术耐受力，以最佳状态度过手术期，减少术后并发症，促进机体早日康复。

一、普通手术患者护理伦理

（一）普通手术患者的护理特点

1. 严格性　手术护理必须严格执行各项规章制度，不得随意更改。例如，手术室有严格的无菌制度，手术室要保持相对无菌、定期消毒，室内人员按规定进出手术室，杜绝闲杂人员入内；术前有严格的术前准备，术中有严格的分工和操作要求，术后有严格的观察制度等，这些制度要求护士认真执行，互相监督，以确保手术的成功和患者的安全。

2. 衔接性　手术护理包括手术前、手术中、手术后三个阶段，每个阶段的护理工作都由不同的护士承担。在不同阶段的交接和变更中，护士要主动介绍患者的情况，以保证手术过程的连续性和完整性。如果手术各阶段的衔接不好，就会影响整个手术过程，甚至造成手术的失误。

3. 协作性　手术护理的协作性体现在手术的全过程，在手术中尤为突出。一台成功的手术需要医生的认真诊断和娴熟的手术操作，需要麻醉师准确、安全的麻醉功效，也需要其他技术人员对仪器设备的精心检查和维护，还需要护士发挥承上启下和协调手术现场的重要作用。手术中各类人员必须齐心协力，默契配合，才能确保手术顺利完成。

（二）普通手术患者护理的伦理规范

1. 手术前的护理伦理规范

（1）加强疏导，消除顾虑：当患者知道自己必须进行手术治疗，并在手术通知单上签字后，心情往往很不平静，既盼望尽快手术解脱痛苦，又畏惧手术的到来。护士应设身处地替患者着想，解除其种种疑虑，以良好的心境接受手术。同时，护士还要协调好医、护、患之间的关系，避免恶性刺激，保证患者术前情绪稳定，身心处于最佳状态。

（2）美化环境，周密准备：患者因惧怕手术带来疼痛、伤害，从而表现出坐立不安、食不知其味、夜不能安眠。护士可向患者介绍手术医生，熟悉术后监护室的环境，增加患者安全感。为了让患者在术前安静地休息，护士要做到四轻：关门轻、走路轻、说话轻、操作轻。术前准备是保证手术顺利进行的基础，也是手术成功的必要条件，护士要积极主动做好各项准备，包括让患者洗澡、更衣；皮肤准备；根据麻醉方式和手术部位安排禁食时间及清洁灌肠；保证术前患者有充足的睡眠；让患者在术前练习深呼吸，学习床上使用便器、咳痰方法等，有利于预防患者术后发生肠粘连、肺部感染等；按医嘱给患者术前用药，检查用于术后紧急情况抢救仪器设备的完好情况；当手术室来接患者时，护士还应主动配合查对，重点交代病情及术前用药的时间等。

（3）权衡利弊，优化方案：医护人员要全面权衡，充分比较手术治疗与保守治疗之间、创伤代价与治疗效果之间的利弊，以及患者对手术的耐受程度、患者的期望等，在此基础上，确定手术治疗在当时是相对"最佳"方案。虽然手术治疗的选择是医生工作的范畴，但是只有当护士对此有充分的了解和认同后，才能更好地做好有关的手术前准备和健康教育，更好地与医生沟通，构建良好的医护关系。

（4）尊重患者，知情同意：患者术前渴望了解手术方案、麻醉方式、术前注意事项。护士要详细地向患者介绍，使其了解术前戒烟、预防感冒的意义；术前12小时禁食、4 小时禁饮是为了防止术中误吸；做好皮肤准备是为了防止术后感染；术前的晚间肥皂水灌肠，以预防术后腹胀；向患者说明术后常规吸氧、置引流管和留置导尿管的意义，使患者麻醉醒后不致害怕。此外，在交代病情及签署手术同意书的时候，要选择适当的方式、适当的场合，将手术风险、手术方式、术中及术后并发症向患者及家属交代清楚。

2. 手术中的护理伦理规范

（1）加强督管，认真核查：保持手术室内清洁、肃静、温湿度适中的手术环境是做好手术的前提条件。抢救药物要准备齐全，而且位置固定、标签清晰。各种手术器械、仪器设备要确保功能完备和安全运转。护士要严格遵守查对制度，做到"八查"，即查对患者姓名、性别、科室、手术诊断、手术名称、手术部位、血型、物品准备，确保手术的安全。

（2）安抚患者，保护自尊：患者进入手术室后，普遍比较紧张和恐惧，对医护人员有"生死相托"的心情。因此，护士要理解、关心患者。例如，热情照顾患者上手术台；按照手术要求暴露患者躯体，并注意保暖；束缚四肢时向患者解释清楚；手术中随时擦去患者额头上的汗，尽量满足患者的要求，使患者在温暖和关怀中度过手术特殊时期。

（3）操作熟练，一丝不苟：在手术过程中，护士要熟练地与医生密切配合进行各种操作，做到技术熟练、反应敏捷。例如，静脉穿刺、导尿等一次成功；传递器械准确无误；伤口缝合前要认真清点器械，以防止血管钳、纱布、刀、剪、针、镊子等遗留患者体内；手术标本按规定及时送检；护送患者到病房后，要认真与病房护士交班等。以上都是杜绝手术事故的重要措施，必须严格执行，切忌粗心大意。

（4）团结协作，密切配合：手术是手术医生、麻醉师、器械护士、巡回护士等互相配合的一项协作性技术活动，同时还要随时与手术室外的医护人员、患者家属取得联系，及时向家属通报手术的进展情况和需要商讨的问题，以解除其忧虑和不安。因此，手术中需要医护人员团结协作，形成一个有机整体。同时，医护人员还要权衡利弊，协同采取最佳治疗手段，对患者的损害降至最低点。

（5）精力充沛，吃苦耐劳：手术是细致、精巧的工作，通常一般手术的时间需要3~5 小时，有时需要 7~8 小时甚至更长时间，这要求医护人员要具有强健的体魄、清晰的头脑和吃苦耐劳精神，才能够保持充沛的精力，经得起长时间手术的考验。

3. 手术后的护理伦理规范

（1）加强观察，防范意外：手术结束并不意味着手术治疗的终结，患者回到病房后，护士应迅速了解手术经过，密切观察患者的生命体征、伤口有无渗血、各种导管是否畅通等。同时要做好患者的口腔清洁护理以及伤口、皮肤、生活的护理等，使患者顺利地度过术后阶段，避免出现感染、术后出血、伤口裂开，甚至窒息等情况。遇到紧急情况，应机智果断，切勿惊慌失措，不能消极等待医生处理，在力所能及的情况下，做好相应处理。

（2）缓解痛苦，促进康复：患者手术后，由于伤口疼痛，活动、饮食受限以及各种留置管道的刺激均会使身体感到痛苦，有的患者还会因手术失去某些生理功能而产生焦虑、忧郁等心理问题。因此，护士一方面应及时遵医嘱镇痛，帮助患者翻身、协助早日下床活动；另一方面应做好心理护理，说明术后早活动、翻身、排痰等对防止肠粘连、压疮、肺部感染的重要作用，促进患者早日康复。

案 例

2007年11月21日下午4点左右，孕妇李丽云因难产被丈夫肖志军送进北京朝阳医院京西分院。面对身无分文的夫妇，医院决定免费对其入院治疗。而面对生命垂危的孕妇，肖志军却拒绝在医院剖腹产手术同意书上签字。焦急的医院几十名医生、护士十分焦急，但却束手无策，在抢救了3个小时后（19点20分），医生宣布孕妇抢救无效死亡（摘自《检察日报》，2007－11－23）。

思 考

1. 在此案例中，显示了哪些伦理规范的缺失？
2. 本案例是否是一个不可避免的结局？

三、整形外科手术患者护理伦理

（一）再造整形外科患者的护理伦理

1. 概念和医疗目的

（1）概念：再造整形外科（reconstructive plastic surgery）是指用外科手术或其他医疗手段，对先天缺损或后天被破坏的体表器官或部位进行再造，使其达到或接近正常的形态和功能。

（2）医疗目的：对人体的组织、器官进行修复和重建，达到功能、外形的恢复和再造，使患者伤而不残、残而不废。

2. 再造整形外科患者护理的伦理规范

（1）尊重患者人格，做好心理调适：由于先天或者意外损伤，如触及高压电、化学物和火焰等致伤的患者，年轻患者的思想尚未成熟，容易冲动，情感脆弱，脾气暴躁；少儿患者则以恐惧较为突出，因为容貌异常或肢体功能障碍，不愿见亲人朋友，害怕遭受讥讽嘲笑而采取逃避社会的做法。长期处于这些异常情绪中的人，易导致变态人格。因此，护士要以引导和鼓励的方法为主，帮助青少年树立战胜疾病的信心，促进其身心恢复。那些在工作岗位受伤致残的患者，容易出现严重的失落感和挫折心理，尤其是担心自己伤残导致婚姻失败和影响事业发展。但这一年龄段的患者道德感、理智感和美感都比较成熟，对现实有自己的见解，对挫折和疼痛的耐受力都较强。因此，护理工作中要尊重患者，从生理、心理、社会全面了解患者的心理问题，主动给予疏导，帮助患者调整心态，正确处理和解决各种矛盾，为其创造良好的休养环境。对于头面部等有严重瘢痕增生，甚至导致生活自理能力严重降低的患者，因为其担心自己变成人见人怕的"怪物"而不愿意见任何人，对亲人的依赖性强，对挫折的耐受力明显降低。因此，护士首先要帮助患者树立自信心，在交谈中切忌评论或赞美他人，以免患者误解；其次，制定合理有效的康复计划，通过行为补偿和心理训练，使患者提高适应能力，尽可能学会自理生活，逐步训练达到恢复肢体功能的长期目标，鼓励患者在康复过程中要有信心、耐心和毅力，帮助其回归正常的社会生活。

（2）重视基础护理，促进患者康复：护士在执行术前准备时，应该认真负责地完成工作。如面部、腋窝、肘窝等处烧伤瘢痕需要手术的患者，指导其术前半年进行瘢痕按摩，用温水浸泡，以减少张力，软化瘢痕。进行皮肤准备时，不能剃破皮肤，瘢痕增生处凸凹不平，要用软毛刷蘸肥皂水刷洗，清除褶皱或隐窝处污垢，预防感染。护士在执行过程中，注意对每一项护理工作和整个术前护理计划做好解释说明。对护理工作的执行效果必须加以评价；对术前准备中出现的异常情况，及时发现并解决，以保证手术顺利进行。

在整个手术过程中，护士应一直陪伴在患者身边，使其清楚地知道在新的环境中仍有人在给予充分的关心和照顾。同时，应注意避免窃窃私语或者谈论与手术无关的话题。更不要对患者的身体和手术部位进行评论，以维护患者的尊严。手术后，为患者创造适宜休息的环境。尤其四肢关节部位的手术不但需要休息，还需要制动，以利于伤口的愈合。密切关注病情变化，如行皮瓣移植的患者，护士应密切观察血液循环情况及伤口肿胀的程度，注意皮瓣的颜色、温度，皮瓣远端缝合部位等。要预防感染，如特殊部位的伤口周围接触到水，应加强换药和消毒，防止伤口感染。

（二）美容整形外科患者护理伦理

1. 概念和医疗目的

（1）概念：美容整形外科（aesthetic plastic surgery）是指用外科手术或其他医疗手段，对正常人体容颜及形体美的重塑。

（2）医疗目的：对正常人体容颜及形体美重塑，使正常人更年轻，更漂亮。

2. 美容整形外科患者护理的伦理规范

（1）精心护理，钻研进取：《中国医学美容宣言》指出："医疗美容事业是维护人类健康的卫生保健事业的重要组成部分，医疗美容工作者必须坚持科学性、艺术性和道德性相统一的基本原则，维护医学的神圣性。任何医疗美容技术操作都不能伤害美容就医者的健康，更不能危及其生命安全。"因此，整形美容护士必须遵循伦理学的不伤害原则和有利原则，不滥用对人体有害的药物，积极学习并熟练掌握微生物学知识，消毒与卫生知识，细胞、人体结构及生理功能知识，皮肤科学以及护理美容技术等，才能为求美者提供满意的服务。由于年龄、性别、职业、生活环境、文化素质、缺陷部位的不同，整形美容患者存在不同的心理。有些整形手术者缺乏美学修养，不能树立正确的审美观；有些整形患者由于自身的容貌差，盲目地进行医学美容，并对手术的期望值过高，而没有充分的风险意识，同时还要面对手术后社会群体的评价，缺乏稳定的心境，很难达到心理的满足。因此，作为整形美容护士，要关心和爱护患者，了解和体会患者的求美心情，尊重他们对美追求的权利，主动和他们沟通整形手术要注意的问题、相关的并发症、治疗费用等，设身处地地为患者眼前和长远的利益考虑。

（2）知情同意，保护隐私：整形美容是来源于医学整形外科的一项医学活动，任何一种美容手术，均会有不同程度的风险。手术成功与否，会给患者带来不同的影响。因此，整形美容手术前，要做到患者知情同意。所谓知情，是指整形患者应对有关人体缺陷的程度、类型，可采用的医疗美容手段的优缺点，所采用的美容手术的术式、并发症、效果、愈后等，具有完全知情权。如果向患者提供的信息过少，发生医疗事故后，患者会认为医护人员在欺骗自己；但提供过多的信息又可能导致患者承受过大的心理压力。因此，作为整形美容护士，必须向本人或者家属告知手术的适应证、禁忌证、手术风险和注意事项等；还要配合医生用简单明了的解释，让患者充分理解医生为其提供的整形方案、所使用的整形材料等。同时，护士也要尊重患者的隐私权。对于小幅度的整形美容患者而言，要保守患者的隐私；但是对于大幅度的整形，要根据适度的原则和有利于社会的原则，决定是否公开患者整形事实。对 18 岁以下的美容者，必须经法律程序中代理人的同意，方可实行整形手术。这样做的目的不仅是为了避免以后的医患纠纷，更是尊重患者权利的体现。

第三节　特殊患者护理伦理

某些特殊科室或某些特殊患者，如儿科、妇产科、传染病科、精神科以及这些科室的患者，具有一些不同于普通病房或一般患者的特点，要求护士在护理过程中，除了要履行一般道德义务以外，还要遵循一些特殊的伦理规范。

一、妇产科患者护理伦理

（一）妇产科护理的工作特点

妇产科护理涉及产科学、新生儿学以及妇女在非孕期生殖系统的生理病理、计划生育等多个领域。因此，妇产科护士的服务对象不仅包括患者，还包括正常的女性，青春期、妊娠期、哺乳期、分娩期、产褥期、更年期的女性。同时由于妊娠、分娩、产褥本身又是家庭事件，产科护士服务对象还要涵盖产妇及其丈夫、胎儿、新生儿及整个家庭。另外，生殖系统的各个器官是女性最私密的部位，妇产科护士在工作中要特别注意保护患者的隐私和尊严等。

（二）妇产科患者护理的伦理规范

1. 尊重患者，维护利益　无论妇产科患者的病情及致病原因如何，护士均要尊重患者，一视同仁，用高度的同情心和责任感关心照顾患者。切忌歧视某些妇产科特殊疾病的患者，如性病患者、未婚先孕女性等，不能训斥、指责、挖苦、讥讽及使用伤害性语言，以免对患者造成心理伤害。做妇科和产科检查时，务必做到态度严肃，行为端庄，应严格执行无菌技术操作原则。为患者做检查时，未征得本人同意，不允许无关人员在场。对未婚女性做检查时尤其要注意保护处女膜的完整。

2. 同情体贴，保护隐私 妇产科疾病多发生在生殖系统，由于发病部位的特殊性，医护人员必须对其病史、病情及个人隐私在不危害他人利益的前提下予以保密，尊重患者的隐私权，切忌在患者背后窃窃私语，将患者的病情作为茶余饭后的话题。护士在护理操作中，要注意遮盖患者的乳房、腹部、会阴部、臀部，并利用围帘进行遮挡或在专门的检查、治疗室进行。男医生为患者做检查时应有女性护士在场。

3. 充分了解，悉心疏导 由于妇产科疾病的特殊性，患者往往面临着较其他科室患者更大的精神压力和心理压力，如害羞、压抑、恐惧等心理。另外，由于某些妇科疾病需要接受手术治疗，甚至切除相应的女性器官，患者也会对此产生自卑、抑郁、失落等心理。因此，妇产科护士应充分了解患者可能存在的心理问题，体谅、理解患者，向患者及家属耐心地解释接受治疗的必要性，切忌言语粗鲁、态度生硬。对于需要手术的患者，应讲解手术治疗的必要性及术后对患者机体功能的影响等，使患者和家属能更科学地认识治疗的效果，从而减轻其不良的心理情绪，更好地配合治疗和护理。

4. 作风严谨，坚持原则 在孕期保健与计划生育、优生发生矛盾时，应服从计划生育和优生的需要，以国家和民族的利益为重。另外，妇产科用药要特别谨慎，对于孕期、哺乳期妇女，严禁使用对胎儿、婴儿有不良反应的药物，应以患者以及他人的健康为前提。

二、儿科患者护理伦理

（一）儿科护理的工作特点

1. 以患儿及其家庭为中心 无论是生理还是心理，儿科患者均处于成长发展的特殊阶段，也尚未建立起稳定的道德观、价值观。儿科患者大多没有独立的社会行为，其就诊行为实际上就是家长的一种行为。现代儿童多为独生子女，小儿一旦生病，其全体家庭成员多表现为紧张、焦虑，对患儿过分照顾，并希望立刻得到诊治等。护士应与家属很好地沟通，了解患儿发病过程及需求，同时也增强了患儿的安全感。

2. 诚实守信，护理与教育相结合 儿童处于生理、心理快速发育的阶段，对事物充满好奇，并通过有意无意地模仿来学习，护士的言行举止是其在住院环境中获得信息的资源。因此，儿科护士在对患儿进行治疗护理的过程中，首先注意的问题是诚实守信。对于哭闹好动、不愿配合的患儿，护士不应该以谎言达到一时的目的，或者以不可能实现的语言或承诺来换取患儿的信任。否则，患儿会有被欺骗的感受，同时还无形中学会可以用谎言达到一定的目的。儿科护士除了担负治疗护理及生活照顾工作外，还应对患儿进行良好的教育与培养，从而促进和保证患儿健康的成长。教育儿童诚实，是家长和护士的责任，也是全社会的责任。

（二）儿科患者护理的伦理规范

1. 耐心体贴，关爱患儿 关怀和爱护孩子是我国的传统美德之一。作为儿科护士更应该热爱患儿，关心体贴患儿。患儿离开熟悉的家庭环境来到陌生的医疗环境，面对陌生的医护人员，其表现各不相同，有的恐惧哭闹，有的沉默不语，有的不吃不喝，有的任性而顽皮。儿科护士要像孩子父母一样关心其心理状态和兴趣爱好，从而增加其安全感。对于学龄期儿童，要考虑其学习需求，尽量满足他们的愿望；对年龄较大的患儿，要多关心、体贴，取得其信任，也为诊治创造有利条件；对于有缺陷的患儿要尊重他们，平等相待，避免伤害其自尊心。

2. **细致观察，慎重行事** 儿科患者发病急，病情变化快，要求护士细心看，仔细听，善于在细微变化中观察并发现问题。如年龄较小的患儿不会诉说病情，护士应细致地观察病情的变化，包括患儿的精神状态、生命体征、吸吮、大小便的变化及哭声等，以便及时发现病情变化的征兆，同时作出分析、判断，及时报告医生并配合处理。在对患儿进行管腔器官器械检查、治疗时，要谨慎细致，动作准确、轻柔，稍有不慎或用力过大，会误伤组织、器官，甚至发生医疗事故。由此可见，儿科护士要对病情进行严密观察，不放过每一个微小变化，丝毫不能存有侥幸心理，这是儿科护士必须具备的责任感。由于儿科患者的语言表达能力、理解能力等随年龄的不同而有很大的差异，护士要随时观察患儿的情绪变化、表情反应等。

3. **作风严谨，认真负责** 儿科护士应本着对患儿及整个家庭负责的态度，密切关注患儿对治疗的反应，特别要注意药物的毒副反应。如长时间使用链霉素的患儿可导致听神经损害，从而引起永久性耳聋；过量使用氯霉素可引起再生障碍性贫血等。儿科护士是患儿和家庭沟通的桥梁，有责任为促进儿童的健康发育向其家庭提供相关的健康保健知识。

三、老年患者护理伦理

（一）老年患者护理的工作特点

1. **护理工作量大** 老年人患慢性病较多，诸如高血压、冠心病和糖尿病等，有的同时患有多种疾病。疾病所致的疼痛和不适，治疗的痛苦和麻烦，长年累月的休养生活，往往使一些老年慢性病患者消极沮丧、丧失信心，对自己的价值产生怀疑，甚至不相信疾病会好转，也不积极主动配合治疗护理，表现为依从性差。如拒绝执行治疗方案，不按时按量服药，消极等待最后的归宿；有的患者焦躁不安，易发脾气；有的患者埋怨护士未尽心尽责，责怪家人不悉心照料；还有的患者将患病习惯化，按时打针吃药休息，心安理得地接受他人照顾，缺乏恢复正常生活的心理和思想准备。

2. **护理难度大** 老年人群中的常见病，诸如心脑血管疾病、恶性肿瘤等，病情多危重，对护理工作要求较高。老年患者因各器官功能衰退，行动不便，反应迟钝，自理能力差，大多生活上需要他人协助或完全需要他人照顾。另外，老年患者大多对医院的人、事、物缺乏信赖和安全感，往往在接受手术和药物治疗、生活护理时会提出各种质疑和要求。这在很大程度上增加了护理工作的难度。

3. **心理护理要求高** 老年患者大多表现为精神过度紧张，一方面由于疾病造成的痛苦或意识到自己的疾病预后不良；另一方面是对环境的恐惧紧张、抑郁、焦虑，往往向护士探问自己的病因、病情进展以及治疗用药、手术的安全性，有的反复地询问疾病过程中出现的一些微小异常表现，非常关注预后情况，希望获得高质量的医护服务，早日康复。有的患者认为自己阅历多，对自己所患的疾病有一定的了解，怀疑诊断的正确性，向护士提出各种质疑。有的老年患者表现为悲观失望，无生存下去的信心，又怕死亡过早来临，反复交代后事，渴望护士给予足够的关注；或是沉默不语，对周围一切人，包括家属和医护人员厌烦，甚至敌视。这类患者大多不配合治疗，有的甚至拒绝服药打针。

（二）老年患者护理中的伦理问题

1. 给予适当的关怀问题 对老年人在生活和健康方面给予适当的关怀和照顾是非常必要的，也是社会文明的标志之一。但近年来有学者提出：接受过多的帮助和无微不至的关怀，不但对老人不利，而且可能有害。德国和美国的心理学家研究发现，对老年人过多帮助反而会加速他们的衰老过程。研究人员指出，护士在工作中对老人关怀备至，包揽老人生活中的一切事情，包括能够自理的事情，是过度关怀。这种过度关怀，会使老年人对护士产生强烈的依赖心理，无法按照自己的意愿和喜好安排生活，从而失去主观能动性，加剧了其身心的衰老过程。因此，对于老年人自己能够处理好的事情，最好由他们自己完成，这样老年人可以勤动手脚、动脑，有助于身心健康。

2. 探索适合的老年护理模式 随着老年人口的增加，医疗需求必然扩大，医疗费用支出也随之上升，从而加重社会和家庭的困难，使医药卫生资源分配发生困难。老年人行动不便、反应不灵敏及经济困难将会使老年人看病难、住院难的问题愈显突出。对老年患者的护理不仅仅是护理伦理的要求，也是社会公德的体现，应本着关怀、敬重、真诚、平等的原则。在我国，由于专业护士缺乏，真正意义上的老年护理处于探索阶段，尚未形成规模与体系，制约着老年护理的进一步发展。

3. 老年人自身价值实现的问题 随着老年人群队伍的扩大、老年期的延长以及家庭规模的缩小，对老年人的身心照料已不仅是个人或家庭的事，而且是全社会的事。如果社会能合理开发和利用老年人的人力、智力资源，为其衣食住行、医疗、生活娱乐创造良好的环境和条件，就能促进社会的精神文明和物质文明建设，并使老年人的自身价值得到体现。反之，可能会引发老年人在物质和精神需求方面、心理负担方面以及财产继承、赡养照顾等方面的问题，影响社会的安定团结和文明进步。

（三）对老年人关怀的伦理原则

1. 健康原则 健康原则是对老年人关怀伦理原则的基础，统领着尊重和自立互助原则。随着年龄的增长，人体各种细胞、组织、器官的结构与功能逐渐衰老，如何延长寿命，保持健康就成为老年人面对的首要问题。倡导健康，必须摒弃无病即健康的狭隘健康观念。世界卫生组织在其宪章中明确指出：健康不仅是没有疾病或身体虚弱，而且还要有完整的生理、心理和社会的安适状态。因此，对老年人关怀的健康原则必须从现代健康观的要求出发，积极提倡和实现健康老龄化。倡导健康原则，实现健康老龄化可以使人们对老年人的社会价值进行重新评估。对老年人来说，最为重要的是拥有健康。健康将使他们拥有自助自立的能力，使老龄社会保持足够充沛的活力，同时还能减少老年人卫生资源需求和国家负担，提高老年人生活质量，增强他们的幸福感。

2. 尊重原则 尊重原则是对老年人关怀伦理原则的外在表现，是对老年人关怀的主体思想和行为要求。尊重原则的基本含义是对人应该尊重。在此引申为对老年人的人格和权利的尊重。长期以来，年龄本身就是一种地位的象征。在很多社会中，年纪越大的人在社会中的地位也越高，因为老年人代表着经验和智慧，应受到全社会的尊敬；而在另外一些社会中，老年人则被看做是过时的、没用的，年纪越大社会地位越低。在我国，由于市场经济的冲击和经济的发展，仍然存在淡漠亲情、轻视和虐待老人的现象，但是尊重老人、建设家庭美德仍然是中华民族的优良传统和社会主义精神文明建设的重要内容。因此，要真正提高老年人的社会地位，除了要改善其经济状况和增强独立性、文化修养之外，还要在全社会范围内倡导尊重老年人的风气。尊重老年人，就是尊重生命和人权，就是尊重自身。尊重老年人，有助于建设社会主义和谐的人际关系，有助于建立老年人的自尊和自重，有助于营造安定团结的社会环境。

3. 自立互助原则 自立互助原则是对老年人关怀伦理原则的内在要求。自立互助原则的基本含义是指老年人自身或相互之间在为满足自身生存和发展的需求上的各种工作。它包括老年人本身的自我服务和老年人相互间的关心帮助。从内容上看，自立互助原则是由生存和发展这两方面构成。其中，前者是指经济上自养，生活上自我照料，健康上自我维护和心理上自我调适；后者是指不断学习新知识，顺应社会发展，发挥自身优势，互相帮助。倡导老年人的自立互助不仅是在家庭结构和社会人口年龄结构加剧变化的严峻形势下社会实现可持续发展的要求，而且也是老年人提高自身生命质量，更有尊严、更有意义地度过余生的需要。

（四）老年患者护理的伦理规范

1. 及时周到提供护理 高度的责任心、爱心及奉献精神是护理老年患者应具备的素质。由于老年慢性病患者疗程长，易反复发作，要求护士应始终以高度的责任心及爱心予以悉心护理，多接近患者，多询问、多安慰和多鼓励；耐心细致地为患者调理生活，使患者安心住院治疗。同时，由于老年患者的临床症状和体征往往不太典型，不利于早期诊断、及时治疗以及正确护理，这就要求护士在护理老年患者的过程中必须细心观察，及时准确地发现患者的病情变化，积极采取治疗、护理措施，防止差错事故的发生。

2. 尊重和理解老年患者 老年患者一方面较一般患者自理能力低，需要多方面的关照和支持性服务；另一方面自尊心较强，对医护服务质量的期望值较高。如有的患者经常会对护理工作提出意见，甚至责难，因此要求护士虚心诚恳地听取患者的意见，谦逊和蔼地同他们交谈，使患者感到温暖和愉悦；对于患者提出的合理建议和正确意见，应该积极对待。老年患者因身心方面的原因，对自己病史、症状、治疗效果等表述不清楚，护士要予以理解。有些老年患者由于对医学知识缺乏，或听不懂普通话，在医护人员与其沟通交流时，有时不容易理解问题和解释；有的老年患者因失语、失聪，增加了护患之间的沟通难度。护士要有耐心向患者解释，尽量使用通俗易懂的语言，避免使用专业性术语，必要时使用形象的手势动作，以帮助老年患者理解护士的意图，或通过患者的亲属转述，对识字者也可以采用文字交流，以增强沟通效果。

3. **重视和加强心理护理**　伤感、孤僻、抑郁、好激动、无力感是老年患者的情绪特点。老年患者的性格特征表现为主观急躁、猜疑保守、自卑和以自我为中心。这种心智的变化不仅与躯体的变化有关，而且与生活环境、教育程度、社会地位有关。如有的老年患者不讲道理，无故吵闹；有的老年患者常因一件小事被激怒，护士为其舒适和健康所做的工作，反而遭到抵触。这就要求护士遇事要冷静处理，并给予极大地同情和理解，同时争取患者家属的配合，共同做好工作。有的老年患者对疾病转归失去信心，严重者悲观失望；有的患者因久病而行为退化，表现为一切依赖护士照顾，甚至连能自理的日常生活起居也依靠护士完成。对这些患者，护士要耐心疏导，充分调动患者主观能动性，防止消极心境的产生。

（五）"空巢老人"的护理伦理

"空巢老人"一般是指子女离家后的中老年夫妇。随着我国老龄化进程的深入，老年家庭"空巢"化趋势加剧，"空巢老人"人数迅速增加。目前我国"空巢家庭"老人数目约占老年人口总数的25%，上海、北京等大城市则在35%以上。未来10年，空巢家庭将成为我国老人家庭的主要形式。现阶段对"空巢老人"伦理问题的系统研究颇为欠缺，而关爱"空巢老人"是全社会无法回避的责任。因此，解决好"空巢老人"家庭及社区护理等问题对于增加其精神慰藉，提高生活幸福感等非常重要。

"空巢老人"需要全社会都来关心。无论社会、社区还是作为社会的个人，都有责任和义务去关心"空巢老人"。在全社会应宣扬关爱"空巢老人"的道德风气，创造关爱"空巢老人"的良好道德氛围；在社区可以通过伦理关怀的制度化来实现对"空巢老人"的关心和帮助，关键是要采取对"空巢老人"生命安全切实可行和有效的措施。生活在"空巢家庭"中的老人随时都有死亡的风险，如何让"空巢"变为"暖巢"，为"空巢老人"提供更安全、更舒适和贴心的养老服务，保证"空巢老人"的生命安全，是当今老龄化社会进程中的社区医疗卫生护理服务应该思考和解决的问题。如今我国各地区已经开展各种关心"空巢老人"生命安全的活动，而社区对于老人的服务还处于起步阶段，相对来说服务还没有跟上老人的养老需要。因此，社区要积极组织和开展针对"空巢老人"的养老服务工作。首先，社区对"空巢老人"的伦理关怀可以通过人为操作来实现，包括为老人和志愿者建立档案、为老人配备寻呼人、重点护理高龄老人和生病老人；如为老人建立"信息网络"，发放连心卡；在家庭，为老人设立家庭病床，并主动上门提供以护理和康复为主要内容的健康服务，对行动不便、生活不能自理、80岁以上高龄的"空巢老人"提供送医、送药服务。总之，社区可用采取多种行之有效的方法去关怀"空巢老人"的生命安全。其次，社区对"空巢老人"的伦理关怀还可以通过为老人安装各类紧急通讯设备来实现。如遇到突然发生的火灾等紧急情况，只要启动寻呼设备，就能立刻呼叫社区党员或爱心人士组成的志愿者，以最快速度帮助老人排除险情。关注老年"空巢"家庭，审视"空巢老人"伦理问题，并提出有建设性的措施，具有非常广泛的社会意义。

四、精神科患者护理伦理

（一）精神科护理的工作特点

1. 患者配合的困难性 精神科患者自制力差，不能像其他科室的患者那样叙述身体不适，患者的有关信息和资料基本来源于家属或其他人员，这就给病情观察带来一定困难。在为患者进行治疗护理时，由于其缺乏自知和自制，常常是在看管甚至强迫下进行。患者不合作的行为给各种护理技术操作带来一定难度。

2. 病房管理的复杂性 精神病患者发病时，其思想、感情和行为常常超出社会一般人的行为规范，对自己的行为缺乏自控能力，生活不能自理，易出现伤人、自伤、毁物等行为，甚至殴打医务人员，影响病区正常秩序，给病区管理增加了难度。

（二）精神病患者护理的伦理规范

1. 尊重患者，保护隐私 精神病患者由于精神创伤，失去正常思维，需要人们的同情和关注。1977 年第六届世界精神病学大会上一致通过的《夏威夷宣言》中指出："把精神错乱的人作为一个人来尊重，是我们崇高的道德责任和医疗义务。"精神科的护士要尊重精神病患者，在任何场合不能有任何歧视、耻笑。当遭遇患者因疾病发作而情绪冲动时，应忍让克制，对其正当要求要尽力予以满足，要保护患者的一切正当权益不受侵犯。患者的隐私严加保密，不可作为谈话的笑料。不允许无关人员翻阅患者病历，对于患者的病史、病情、预后等，护士要为其保密。精神病患者同样受到法律的保护，不允许对患者进行任何的人身侵犯。

2. 坚持原则，恪守慎独 无论在什么情况下都要自觉、严格、准确地完成护理工作。那种认为精神病患者"糊涂"，少做一点也没有关系的做法，是缺乏道德责任的表现。在护理精神病患者服药的过程中，一些精神病患者由于精神失控，可能出现拒服、扔药、抢药、藏药等行为，决不允许利用患者价值观念上的倒错，图谋不轨。同时，不可在患者冲动时或极端不配合治疗时，马虎从事，得过且过。

3. 适时约束，确保安全 精神病患者对自己的行为缺乏自知和自制能力，不能判断自己行为所产生的善或恶的后果。因此，为避免患者危害社会、他人以及伤害自己的行为发生，必要时护士可以采取强迫治疗或行为控制等措施约束患者，这是合理和合乎伦理要求的。但是，如果医护人员将强迫治疗或约束患者当做报复、恐吓、威胁患者的手段，则是极不人道的行为。

五、传染科患者护理伦理

（一）传染科护理的工作特点

1. 消毒隔离要求严 传染病房是集中收治各种传染病患者的场所，每一个患者都是传染源。为了控制传染源，切断传播途径，保护易感人群，建立一套完善的程序和严格的消毒隔离制度，是控制传染病的传播和防止交叉感染的重要保障。如护理疑似病例时穿隔离衣，在进入病房前戴好口罩、帽子，接触患者血液、体液时戴手套，护理操作中防止被针头刺伤等。对于不同传播途径的传染病应限制探视，采取相应的隔离方式，如对伤寒、痢疾等传染病实行消化道隔离；对麻疹、猩红热等传染病实行呼吸道隔离；对传染病患者接触过的物品、器械、注射器等需彻底消毒；对于出院、死亡者，要进行严格的终末消毒。通过采取上述措施将大大减少疾病传播机会，与普通病房的管理相比，工作难度就会较大。

2. 心理护理任务重 传染病患者的心理情况复杂多变，常见的心理问题有：担心自己的疾病传染给亲人而产生罪恶感；担心别人看不起自己而产生自卑感；担心别人不愿和自己接触而产生失落感；隔离治疗又使传染病患者的生活方式及环境发生改变，并由此产生限制感和孤独感。急性传染病发病急骤，患者缺乏思想准备，情绪易受病情变化影响而出现波动；慢性传染病患者因恢复较慢而出现悲观失望，加之社会上对传染病的偏见，更加重了精神负担。

3. 社会责任重大 在传染病护理过程中，护士不仅要对患者负责，而且要对自己、他人和整个社会人群负责。对于传染病患者要做到"早发现、早诊断、早隔离"，以提高全民的预防疾病和卫生保健意识。传染病护理工作要求护士必须严格执行各项规章制度，及时上报疫情，严格控制传染源，防止造成大面积的院内感染和严重的社会后果。护士要利用各种时机和形式，向社会大众开展传染病的预防保健教育，通过健康宣教、预防检测及综合治理，降低艾滋病和性病的发病率。由此可见，社会责任大是传染科护理的显著特点。

（二）传染科患者护理的伦理规范

1. 爱岗敬业，勇于奉献 护士与传染病患者朝夕相处，不可避免地要接触具有传染性的分泌物、呕吐物、排泄物等，尽管有较完备的防护和消毒隔离措施，然而医护人员被感染的危险性仍较高。因此，护士要乐于奉献，爱岗敬业，严格执行消毒隔离制度，注意自身防护，避免交叉感染。在"非典"流行期间，许多护士不顾个人安危，全身心地投入到抗击"非典"的工作中去，甚至献出了自己宝贵的生命，用实际行动诠释了南丁格尔的奉献精神。

2. 尊重患者，加强疏导 同其他科室的患者相比，传染科患者的心理压力较大，心理需求也较多，护士应设身处地地为患者着想，同情、关心和理解他们，尊重他们的人格，尽量满足他们的心理需求。通过有针对性地心理疏导，向患者讲述有关传染病的知识，传播方式，预防措施，隔离的目的、意义和注意事项，使他们能够科学地认识传染病，主动配合治疗。

3. 预防为主，服务社会　控制传染病要坚持"预防为主"的方针，做好对患者、家属和整个社会防治传染病的知识宣传和健康教育，使他们积极地投身于预防保健和预防接种的工作中。加强对传染病患者的管理，执行各项规章制度，全方面做好消毒、灭菌、隔离工作，加强儿童的计划免疫，向群众宣传艾滋病的传播方式及预防控制方法等。在传染病的防治工作中，医护人员既有治疗患者的义务，又有控制传染源、切断传播途径和保护易感人群的责任。

六、癌症患者护理伦理

（一）癌症患者护理的工作特点

1. 认识癌症患者的正常心理反应和调节过程　随着现代医学诊疗技术的进步，癌症患者的 5 年生存率得到了明显提高，但是癌症威胁人类生命的本质依然没有改变。患者在得知自己是一名癌症患者后，仍不可避免地会经历心理上的痛苦阶段。患者的心理反应和调节过程一般会经历最初反应期、烦躁不安期和适应期三个阶段。最初反应期表现为震惊、怀疑、否认、绝望；烦躁不安期表现为焦虑、抑郁、无助、无望、自责、悲伤、失眠、食欲不振、无法集中注意力、日常生活被打乱等；适应期则表现为能冷静地面对现实，接受新信息，配合治疗，会利用不同的应对方式和策略处理面临的问题。

2. 正确对待癌症患者的适应性反应和异常的情绪反应　癌症患者在疾病诊断和治疗过程中会出现一些正常的适应性反应，例如关心与诊断有关的信息，担心可能出现的疼痛或死亡，害怕诊断或治疗带来的不良反应，担心癌症复发或转移，轻度焦虑和抑郁，积极寻求新的治疗信息等。而有些患者对任何一个症状或体征的出现总怀疑是癌症复发或转移的表现，认为自己必死无疑而放弃治疗或拖延手术，去寻找医学以外的其他治疗手段等。还有些患者甚至可能由于不能有效地应对而出现各种异常的情绪反应，表现为完全否认自己的癌症诊断而拒绝治疗，出现严重的焦虑或抑郁、人格障碍等，增加了患者心理上的痛苦。

3. 掌握癌症患者在治疗、复发和临终阶段的情绪变化　在癌症治疗过程中，不论是手术、化疗还是放疗，所伴随的不良反应都会给患者带来躯体上和心理上的极大痛苦，癌症患者在患病过程中经常处于心理应激和情绪波动状态。手术常常使患者产生恐惧和丧失身体一部分的感觉，患者可能出现回避、寻求其他治疗方法、术后反应性抑郁、严重且延长的术后伤害反应等。化疗可能引起预期性焦虑、恶心和身体形象的改变。放疗可以引起对被遗弃、对机器和不良反应的恐惧，如果这种反应很严重，就可能出现类似精神病样的反应，如妄想和幻觉。癌症患者对复发的心理反应类似于诊断阶段，如果治疗失败，患者对治疗的信任感明显降低。在临终阶段，患者常常意识到病情的恶化和不可逆转，最常见的心理反应是恐惧，害怕被医护人员遗弃，害怕丧失身体功能和尊严，害怕疼痛，放心不下家人和未完成的事业等。

（二）癌症患者护理的伦理规范

1. 正确地与癌症患者进行语言沟通 语言是一种直接和有效的沟通方式，恰当的语言可以给予癌症患者最大限度的支持和鼓励。对于积极接受并配合治疗和护理的癌症患者，如他们的疾病进展被控制，病情没有发生进一步的恶化，身体状况得到改善，护士应多肯定患者的身体状态和精神状态，以增强他们康复的希望和信心。在安慰和鼓励患者的同时，指导其家属、亲戚、朋友提供情感支持，强化患者被爱和被需要的心理，以激发他们抗病的斗志。护士应主动给癌症患者介绍成功的病例，介绍先进的医学科学技术和医学发展信息，保护患者的希望，激励患者不要放弃希望。但在对患者进行相关疾病知识的健康教育时，应简要告知患者有关化疗药物不良反应的信息，让患者有心理准备。同时，根据患者的实际情况，给予切合实际的指导，让其了解如何配合治疗、护理和康复，满足他们希望被理解、被体谅、被接纳的心理。总之，护士要详细了解患者的心理需求，并通过有效的语言沟通策略以激励和保护患者的希望。帮助患者在病程中的每个阶段都能够使用各种认知方式进行心理调适，以达到能够基本上了解病情的严重性，又不至于陷入抑郁状态，从而产生激励和抗争精神。

2. 给予患者足够的关心和支持 癌症患者在心理上很脆弱、很敏感，期望被尊重、被同情和被理解。所以，护士要采用换位思考的方式，理解和体谅患者的心理挫折和压力，主动接触患者，并提供帮助和指导。护士需要经常巡视病房，了解患者的需求，帮助他们解决各种实际问题和困难，尤其是在患者遭受疼痛或者不舒适时，护士的巡视和关心以及各种切实有效的解决措施，能够使患者真正感受到被关心和被支持，对于没有家属陪床的重症患者更要提供细致周到的护理服务。此外，护士应满足癌症患者对知识和信息的需求。有些癌症患者感到疾病知识方面的信息缺乏，护士应通过多种途径为患者提供相应的知识和信息，如在操作之前给予说明和解释。有的患者对信息需求较详细，护士要多做一些解释，让患者在理解的基础上配合治疗和护理。作为护士应把对患者的关心和情感支持落实在日常的护理工作中。

3. 把握告知患者病情的方式 从护理伦理学的角度看，知晓疾病的真相是患者应有的权利，有助于患者更主动地适应今后的生活和环境。但是对于不良结果的告知，如果不考虑患者的心理反应和承受能力，则会增加这种负性消息的负面影响。可见，病情告知不只是简单地告诉或不告诉的问题，而是涉及伦理原则和工作的方式、方法，它包括应该告诉谁及如何告诉等问题。因此，病情的告知需要医护人员与患者进行谨慎地沟通，以达到既能满足患者对疾病的知情权，又不会导致患者出现突然和严重的心理应激，最终力求达到相对较满意的效果。

国际上比较通用的病情告知的基本原则是：①在疾病诊断的过程中，诊断结果确定以后，尽早让患者有面对坏结果的心理准备。②由一名高年资的有癌症病情告知经验的医生与一名护士一起，告知患者这种结果。护士在场的目的是护士能够为患者提供所需的情感支持和必要的信息，并且能够对患者的心理反应进行随访。③以一种缓慢的渐进性的方式告诉患者病情，并实时评估患者的心理反应、心理承受能力和应对方式，即以患者能够接受的速度告诉患者，给其时间作出反应，让患者有权自主选择需要对病情完全告知或者部分告知。④选择在充满情感支持的环境氛围中告知病情，同时建议患者家属在场，并帮助记忆有关信息。⑤医护人员通过给患者提供专业支持和安慰，帮助患者树立治疗疾病的信心。⑥与患者讨论和回答他们的各种疑问。

在我国，有关癌症患者的病情告知沿用以家庭为中心的决策制定过程。一旦癌症被确诊，医生将会首先将患者的病情、治疗和预后告知家属，尤其是在家庭中能够起主导作用的核心成员。如果家属要求医护人员不要告诉患者本人癌症诊断，医护人员将答应尽量保守秘密；否则，医生将会在合适的时间，采用比较间接的和含糊的方式告诉患者疾病诊断。事实上，许多癌症患者也希望慢慢地或间接地知道自己的病情。不同的患者及其家属对病情告知持有不同的态度。因此，护士应该尊重患者及家属的意愿，减轻其心理负担，提高其治疗依从性，以期获得较好的治疗效果和患者满意度。

案 例

2010 年 5 月 12 日，58 岁的湖南人蔡丙林因胃出血被送往广州某医院接受检查和治疗。医院消化科通过胃镜检查发现，老人胃底部有一个肿块并不断出血。CT 检查进一步证实，在老人脾胃之间有一个约 20cm 的恶性肿瘤。蔡丙林办理了住院手续，家属和院方初步商定，5 月 18 日进行介入性治疗。手术前一天，蔡丙林家属接到手术推迟的通知，原因是缺少病理检查和免疫组化报告。蔡丙林女儿蔡首容随后将父亲送到放射科接受检查。当日下午检查后，在电梯上遇到了接诊的外科主任和主治医生。蔡首容回忆当时主治医生突然说了一句："其实已经确定是恶性的了，都是他们（放射科）要检查确定。"

一句不经意的回答，老人的情绪自此骤然改变，病情也持续恶化。5 月 21 日，蔡丙林突然对探望的朋友说："你们不用骗我了，家里人不告诉我，你们不告诉我，但是医生说了。"1 小时后，蔡丙林从 10 楼跳下，跌到了 2 楼平台上身亡（摘自《南方日报》，2010 - 5 - 25）。

思 考

1. 此案例给了我们哪些护理伦理启示？
2. 面对癌症患者，保障患者的知情权是否应考虑其心理反应和承受能力？
3. 结合本案例，谈谈如何把握癌症患者病情告知方式？

学 习 小 结

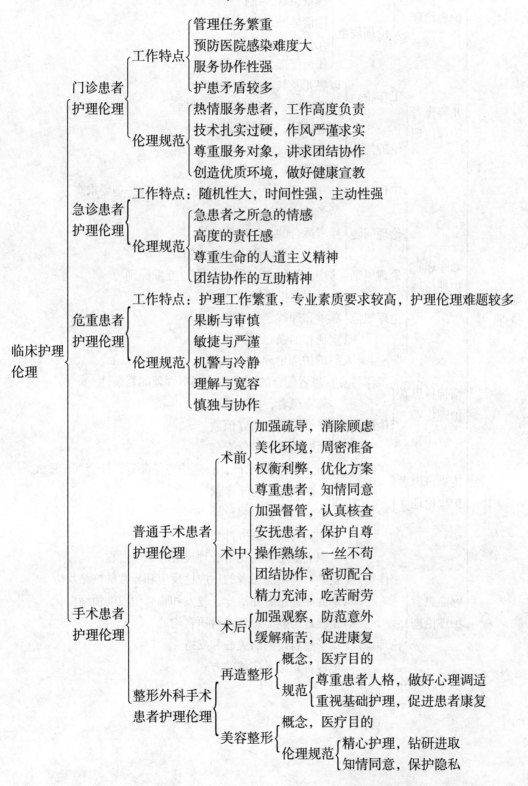

临床护理伦理

门诊患者护理伦理
- 工作特点
  - 管理任务繁重
  - 预防医院感染难度大
  - 服务协作性强
  - 护患矛盾较多
- 伦理规范
  - 热情服务患者，工作高度负责
  - 技术扎实过硬，作风严谨求实
  - 尊重服务对象，讲求团结协作
  - 创造优质环境，做好健康宣教

急诊患者护理伦理
- 工作特点：随机性大，时间性强，主动性强
- 伦理规范
  - 急患者之所急的情感
  - 高度的责任感
  - 尊重生命的人道主义精神
  - 团结协作的互助精神

危重患者护理伦理
- 工作特点：护理工作繁重，专业素质要求较高，护理伦理难题较多
- 伦理规范
  - 果断与审慎
  - 敏捷与严谨
  - 机警与冷静
  - 理解与宽容
  - 慎独与协作

手术患者护理伦理
- 普通手术患者护理伦理
  - 术前
    - 加强疏导，消除顾虑
    - 美化环境，周密准备
    - 权衡利弊，优化方案
    - 尊重患者，知情同意
  - 术中
    - 加强督管，认真核查
    - 安抚患者，保护自尊
    - 操作熟练，一丝不苟
    - 团结协作，密切配合
    - 精力充沛，吃苦耐劳
  - 术后
    - 加强观察，防范意外
    - 缓解痛苦，促进康复
- 整形外科手术患者护理伦理
  - 再造整形
    - 概念，医疗目的
    - 规范
      - 尊重患者人格，做好心理调适
      - 重视基础护理，促进患者康复
  - 美容整形
    - 概念，医疗目的
    - 伦理规范
      - 精心护理，钻研进取
      - 知情同意，保护隐私

临床护理伦理 {

妇产科患者护理伦理 {
- 工作特点：涉及领域广泛，注意保护隐私和尊严
- 伦理规范 {
  - 尊重患者，维护利益
  - 同情体贴，保护隐私
  - 充分了解，悉心疏导
  - 作风严谨，坚持原则
}
}

儿科患者护理伦理 {
- 工作特点 {
  - 以患儿及其家庭为中心
  - 诚实守信，护理与教育相结合
}
- 伦理规范 {
  - 耐心体贴，关爱患儿
  - 细致观察，慎重行事
  - 作风严谨，认真负责
}
}

老年患者护理伦理 {
- 工作特点：护理工作量大，护理难度大，心理护理要求高
- 伦理问题 {
  - 给予适当的关怀问题
  - 探索适合的老年护理模式
  - 老年人自身价值实现的问题
}
- 伦理原则：健康原则，尊重原则，自立互助原则
- 伦理规范 {
  - 及时周到提供护理
  - 尊重和理解老年患者
  - 重视和加强心理护理
}
- "空巢老人"的护理伦理
}

精神科患者护理伦理 {
- 工作特点：患者配合的困难性，病房管理的复杂性
- 伦理规范 {
  - 尊重患者，保护隐私
  - 坚持原则，恪守慎独
  - 适时约束，确保安全
}
}

传染科患者护理伦理 {
- 工作特点：消毒隔离要求严，心理护理任务重，社会责任重大
- 伦理规范 {
  - 爱岗敬业，勇于奉献
  - 尊重患者，加强疏导
  - 预防为主，服务社会
}
}

癌症患者护理伦理 {
- 工作特点 {
  - 认识癌症患者的正常心理反应和调节过程
  - 正确对待癌症患者的适应性反应和异常的情绪反应
  - 掌握癌症患者在治疗、复发和临终阶段的情绪变化
}
- 伦理规范 {
  - 正确地与癌症患者进行语言沟通
  - 给予患者足够的关心和支持
  - 把握告知患者病情的方式
}
}

复习思考题

1. 急诊护理工作的特点是什么？急诊患者的护理伦理规范有哪些？

2. 普通手术患者的护理特点有哪些？护士在术前、术中、术后三个阶段的护理伦理规范有何不同？

3. 在护理老年患者过程中，应遵循哪些伦理规范？

4. 精神病患者的护理应遵循哪些伦理规范？

5. 对于癌症患者，国际上较为通用的病情告知的基本原则有哪些？

第六章 社区公共卫生与康复护理伦理

【学习目标】

识记：1. 能正确说出社区保健护理，家庭病床护理，预防接种护理，健康教育、突发公共卫生事件应急护理，自我护理及康复护理的伦理规范及特点。

2. 能正确列举突发公共卫生事件中护士的责任。

理解：1. 能用自己的语言正确说出下列词语的含义：社区保健护理、家庭病床护理、预防接种、健康教育、突发公共卫生事件、自我护理、康复护理。

2. 能用自己的语言正确阐释自我护理的意义。

3. 能用自己的语言正确叙述护士在突发公共卫生事件应急护理中的责任。

运用：1. 运用本章知识正确分析护士在社区公共卫生实践工作中应遵守的伦理规范。

2. 能正确认识健康教育的重要性，并愿意适时按照健康教育的伦理规范主动对患者、患者家属及社会人群进行健康教育。

链 接

用生命诠释爱的奉献

2005 年 12 月 14 日晚上 7 点 20 分，安徽省立医院神经内科 34 岁的护士长丁艾梅停止了呼吸。

丁艾梅从事护理工作 14 年，没请过一天假，身体不好时都自己顶着，从不和别人说。抢救危重患者时，她总是冲在最前面。就在去世的前一天，她还在辛勤地工作着。为了不让 6 岁的女儿太伤心，家人告诉她："你妈妈去天堂给人看病去了，等你上 9 年级了，她就会回来。"天真的孩子信以为真，悄悄告诉教弹琴的老师："我妈妈去天堂给人看病去了。"

12 月 11 日起，丁艾梅便感觉身体不适，发烧 39℃，但她仍然在病房坚持工作。去世前两天，她还加班到晚上八九点钟。去世前一天，是全科患者换床单的时间，丁艾梅将苍白的面孔掩藏在口罩下，与同事们一起将五十几位瘫痪卧床患者的床单全部更换。去世当天上午，她第一次向医院请了两天假，请假时还不忘对工作进行安排。然而，谁也没想到，当天下午 2 点 30 分，她在丈夫陪同下到医院检查时，已经没有了血压，心跳微弱。晚上 17 时许，尽管丁艾梅已经没有了心跳，但十几位医生仍轮流帮其做胸外按压，希望奇迹发生。19 时 20 分，医院宣布抢救无效时，在场医护人员失声痛哭。

神经内科的排班表上，红色的字迹还标注着丁艾梅欠自己九天的休息日。因为身体虚弱，抵抗力下降，丁艾梅遭病毒入侵，患上了重症病毒性心肌炎。这种病最大的忌讳就是劳累，如果用了这九天，她的病可能不会严重到无法挽回的地步；如果多注意休息，早治疗，病魔也许不会这么快夺走她的生命！

许多患者和家属自发赶到殡仪馆，想见这位好护士长最后一面。一位家属哭诉道："我爱人昏迷半年多，一直是丁护士长带领大家做护理，为他翻身、拍背、吸痰，还为他刮胡子、擦洗。我想到的你们护士都做到了，我没想到的你们护士也做到了"（摘自《安徽日报》，2006 - 1 - 4）。

随着医学模式的转变和人民生活水平的提高，社会公众对卫生保健的需求日益增长，这为现代护理事业的发展提供了广阔的活动领域。护士走出医院向个人、家庭及社会提供全方位的健康服务，因而在社区保健、家庭病床、预防接种、健康教育、突发公共卫生事件应急、自我护理与康复等方面都对护理工作提出了更高的伦理要求。

第一节 社区保健与家庭病床护理伦理

世界卫生组织（WHO）指出，卫生服务必须实行"社区化"原则。社区保健服务和家庭病床护理已成为我国卫生改革的重要内容，既是现代护理服务社会化的重要标志，也是社区卫生保健的一个重要组成部分。

一、社区保健护理伦理

（一）社区保健护理的含义

根据美国护理协会（ANA）的定义，社区保健护理（community health nursing）是将公共卫生学与护理学理论相结合，用以促进和维护社区人群健康，提供连续、动态和全科性服务的一门综合性学科。社区保健护理以健康为中心，以家庭为单位，以社区为基础，以需求为导向，以妇女、儿童、老年人、慢性病患者、残疾人等为重点服务对象，以促进和维护社区人群健康为目标，提供"预防、保健、基本医疗服务、健康教育、康复、计划生育技术指导""六位一体"的基本卫生服务。

（二）社区保健护理的内容

社区保健护理承担着医院外的医疗、预防、保健、康复等工作，其工作的范围非常广泛，包括社区卫生中心、家庭病床护理、学校卫生、职业卫生、环境卫生、妇幼卫生、养老院及临终关怀院等。

1. 社区预防性卫生服务　对社区环境、饮食、学校等提供相应的预防性服务。

2. 社区保健服务　向社区各类人群提供不同年龄阶段的身心保健服务，其重点人群为妇女、儿童、老年人、慢性病患者、残疾人。

3. 社区慢性身心疾病患者的护理及管理　向社区所有的慢性病、传染病及精神病患者提供他们所需要的护理及管理服务。

4. 社区急、重症患者的转诊服务　帮助那些在社区无法得到有效救治、护理的急、重症患者转入适当的医疗机构，使之得到及时、必要的医护救治。

5. 社区临终服务　向社区的临终患者及其家属提供所需要的各类身心服务，以帮助患者有尊严地走完人生的最后一步，同时减少对家庭其他成员的影响。

6. 社区康复服务　向社区残障者提供康复护理服务，帮助其改善健康状况，恢复功能。

7. 社区健康教育　以促进和维护居民健康为目标，向社区各类人群提供有计划、有组织、有评价的健康教育活动，从而有利于居民提高健康知识水平，培养健康意识，养成健康的生活方式，建立健康行为，最终提高健康水平。

（三）社区保健护理的特点

社区保健护理是针对社区内的个人、家庭和群体的健康保健服务工作。由此决定了社区保健护理具有以下特点：

1. 预防保健为主　《国际护理学会护士守则》中规定护士的基本职责为"增进健康，预防疾病，恢复健康和减轻痛苦"。社区保健护理重点在预防，通过开展健康教育、预防接种、妇幼卫生、改善环境等工作，贯彻预防方针，提高社区居民的健康保健意识，改变其不良生活习惯和行为，降低发病率，提高社区人群身心健康水平等。

2. 强调群体健康　社区保健护理是以社区人群为服务对象，以社区人群的卫生服务需求为导向，以健康为中心，以社区多部门合作和人人参与为原则，对社区居民、家庭、社会群体进行全程性卫生服务，是维护居民健康的第一道防线。社区保健护理不仅关注需要护理照顾的人群，而且也注重健康人群的保健及相关的健康教育。社区保健护理的工作就是收集和分析社区人群的健康状况，反映社区的健康问题和健康需求，解决社区人群存在的主要健康问题，而不是单纯只照顾一个人或一个家庭。

3. 涉及领域广泛　社区保健护理的服务对象不仅包括患者、康复者、残疾者，还包括健康人群和处于亚健康状态的人群，为他们提供健康教育、预防接种、妇幼保健、康复治疗、家庭病床、改善环境、意外事故防范、紧急救助等全方位护理服务，这就要求护士不仅要掌握和运用好相关的知识和技能，还要"因人施护、防护结合、灵活多变"。护士必须具备处理各类突发健康问题的能力，尽量减少突发事件对居民的危害，确保社区人群的健康，这也是社区保健护理区别于医院护理的一个重要的方面。

4. 群众利益最大化 社区保健护理工作，要坚持群众利益最大化、兼顾社会效益最优化原则。在国家医疗卫生事业改革的方针和政策指导下，注重节约医疗卫生资源的前提下，做好社区保健护理工作。一切社区保健护理工作都是为广大社区群众的健康利益服务的，要选用优质、高效、性价比高的方法和措施。在保证取得同样的护理保健效果的前提下，能在社区中解决的问题就不到大医院去，实现患者的合理分流转诊；能用价廉物美的药物或方法治疗的疾病，就不选用高标、高价的药物或方法，为患者节约医疗费用，从而形成社区群众就医方便、看得起病、吃得起药的良性保健保障机制，努力解决"看病难、看病贵"的社会医疗难题。

（四）社区保健护理的伦理规范

社区护士不仅要具有良好的护理道德，还需要有敏锐的观察力、良好的沟通技巧、扎实的护理基本功，使患者在生理方面得到全面照护的同时，在心灵上也得到良好的慰藉。

1. 热情服务，礼貌待人 社区居民对社区保健服务的认识和需求是多种多样的，受其年龄、性别、职业、健康状况和文化与道德修养水平等因素的影响。从事社区保健的护士，直接面向社区居民，应具备较高的道德修养水平，对待服务对象，无论其职位高低、经济贫富、仪表美丑、关系疏近，都应一视同仁，热情服务，礼貌待人。社区保健服务中，护士要充分尊重"人人享有卫生保健"的权利，全心全意地为社区群众服务，只有以尊重、理解、宽容、支持、合作的方式，才能更好地为社区个人、家庭、群体提供优质健康服务，帮助社区人群维护其人格尊严和健康利益，改善和提高生命质量与价值。

2. 钻研业务，精益求精 社区保健护理工作是一项综合性服务。护士所面对的服务对象不像在医院临床工作那样分科明确，这就要求护士在成为具备多学科理论知识和技能的"全科护士"的同时，还应具有保持终身学习、刻苦钻研、精益求精的道德素养。

3. 任劳任怨，真诚奉献 由于预防工作效益的滞后性，社区保健工作具有效益周期长、见效慢等特点，所以卫生保健工作很难被理解和得到支持，有时甚至会出现阻力。社区护士在保健护理工作中经常会遇到冷言冷语和不配合的情况，无论对方态度如何恶劣，都应热心服务，在做好解释和宣传工作的同时，任劳任怨，持之以恒，真诚奉献，注重细节。坚持"预防为主"的方针、"以人为本"的原则，不计名利，不图回报，爱岗敬业。开展社区保健护理工作还需要积极争取当地各部门的理解、支持与配合，积极倡导个人、家庭和社会人群的参与和合作，从而保证连续、优质的社区保健服务。

4. 恪守规章，强调慎独 社区保健护理要求因地制宜，简洁高效。但每项护理工作都有着具体而严格的操作规范。护士应严格要求自己，以科学、严谨的态度对待每一件事情，恪守操作规程和规章制度，强调慎独素质，杜绝差错事故，落实优质安全护理。例如，疫苗注射要及时正确，不漏无错；技术操作要严格遵守无菌技术操作原则；危重症患者及时转诊；爆发疫情及时果断处理；卫生宣传教育要科学准确，生动活泼，注重实效；参与卫生监督、卫生执法任务要秉公执法，坚持原则，遵守纪律，不徇私情。

二、家庭病床护理伦理

家庭病床护理是医院、患者、家庭三位一体的医疗形式，是一种势在必行的便民利民、一举多得的新型医疗模式。家庭病床护理在全方位的面向社会所有人群服务过程中，减轻了许多慢性病患者的痛苦，取得了明显的社会效益。

（一）家庭病床护理的含义

家庭病床（domestic sickbed）是顺应社会发展而出现的一种新的医疗护理形式，它是以家庭作为护理场所，选择适宜在家庭环境下进行医疗或康复的病种，让患者在熟悉的环境中接受医疗和护理，既有利于促进患者疾病的康复，又可以减轻患者、家属和社会的劳动和经济负担。

（二）家庭病床护理的内容

1. 建立家庭病床病历，制定具体治疗和护理方案。
2. 细心观察患者的生命体征及病情进展情况，发现问题及时汇报，及时处理。
3. 定期访视，送医送药，提供各种必要的检查、治疗、护理服务。
4. 指导患者及家属掌握简易的护理技术并参与日常生活护理，培养患者自我护理能力。
5. 倡导患者采取合理、健康的生活方式，建立健康行为，提高遵守医嘱行为。
6. 发现传染病及时登记，并做好疫情报告，指导患者家属参与消毒隔离工作。
7. 普及卫生保健知识，增强社会人群的健康意识及自我护理能力。
8. 做好心理护理等工作，减轻患者的心理负担，增强战胜疾病的信心。

（三）家庭病床护理的特点

1. **护理内容全面**　家庭病床护理要根据患者的个别需求，提供综合、连续、专业的健康照护服务。与医院护理相比，家庭病床护理内容更为丰富，任务更为繁重。护士除做好必要的辅助治疗和基础性的技术护理工作外，还要善于根据病情与患者、家属谈心来深入了解患者，做好心理健康教育；协助患者家属改善环境，合理安排患者生活；向患者家属做护理技术示教及卫生保健和康复知识宣传，提高家庭互助保健能力和自我护理能力，促进患者康复。
2. **护患关系密切**　建立家庭病床，变患者"登门求医"为护士全心全意地"送医上门"服务，为建立互信合作的良好护患关系奠定了基础。由于是以患者家庭作为治疗护理的场所，使患者及其家属对护士倍感亲切，有利于发挥护士的主动性。又因患者病情较轻，适宜建立"指导合作"型或"共同参与"型的护患关系模式。因此，护患关系更加融洽、密切，有利于患者的早日康复。

3. 道德要求更高 家庭病床护理需要护士经常深入患者家庭开展综合性护理服务工作，一般情况下能够得到患者及家属的支持和配合。但是，服务对象因年龄、病情、文化程度、道德水平的不同而对护理工作的认识不同，因而可能会出现态度冷漠、语言生硬、缺乏礼貌，甚至不认真配合的情况。例如，残疾人对恢复健康丧失信心，冷漠、被动地接受护理；个别思想水平较低的人因瞧不起护士而缺乏礼貌，随意使唤；有的患者家庭关系复杂，家属不认真配合治疗等。家庭病床护理工作中的困难和特点，对护士提出了更高的道德要求，必须有强烈的事业心、责任感和不怕困难的坚强意志，这是做好家庭病床护理工作重要的思想基础和根本保证。

4. 利于心理护理 疾病和伤残不仅会引起家庭生活、经济、社会和人际关系的改变，还会引发患者的心理问题。家庭病床的开展有助于护士了解患者及其家属的心理活动和心理需要，患者的心理问题也易于向护士倾诉，从而为做好心理护理提供条件。护士可以对患者进行有针对性的心理护理，使患者在舒适的家庭治疗环境中倍加感受到温暖，以最佳的心理状态接受治疗和护理。

（四）家庭病床护理的伦理规范

1. 患者第一，及时准确 维护患者的健康利益是护理工作的出发点，也是落脚点，护士在工作中要始终贯彻"患者第一"原则，把患者的利益放在首位，及时、准确地为患者提供护理服务。家庭病床患者因其社会地位、文化程度、职业、风俗习惯、宗教信仰、居住条件、距离远近、交通状况等差别，加上家庭病床的患者地处分散、管理不方便，护士不能因为这些差别而进行服务程度取舍，而应尊重患者的人格和权利，一视同仁地热情服务。护士在上门服务时，即使居住较远的患者也要风雨无阻、遵守时间、恪守诺言，不得以任何理由延误治疗和护理，给患者造成不应有的痛苦。

2. 严格自律，优质服务 家庭病床独特的护理方式，增加了护士独立处理问题的机会。在这种情况下，对护士的道德要求应更高。在任何时候、任何情况下都要忠于职守，纪律严明，秉公办事，热忱服务，尤其要加强自我约束。在护理工作中不仅要求技术过硬，而且要自觉遵守各项规章制度和操作规程，努力达到"慎独"境界，在进行医疗活动中，注意运用保护性语言，少说与医疗活动无关的话，不做与医疗活动无关的事，对自己的行为负责。同时，要认真回答患者及家属提出的问题，耐心做好解释沟通，注意语言修养，通俗易懂，真诚亲切。

3. 尊重信仰，慎言守密 护士深入到患者家中服务，凡遇到家庭或患者的宗教信仰都应主动尊重，不能说长道短，搬弄是非。解释和答复患者及家属提问，应简明扼要，通俗易懂，既不要因言语不慎造成不必要的误解和纠纷，也不因顾忌而缄口不言。涉及患者或家庭的隐私，如家庭成员关系、经济收入、个人隐私等，必须恪守秘密，切不可当作茶余饭后的谈资任意宣扬。

4. 互相尊重,团结协作 家庭病床涉及病种繁杂,病情复杂多变,为达到使患者尽快康复的目的,需要各科室医务人员相互尊重,密切配合,各环节的工作协调一致。家庭病床设在患者家中,护士应尊重患者的人格,热情服务,礼貌待人;还要加强与患者家属的沟通,取得理解和支持,并及时传递患者的相关有效信息,使家属能密切配合工作,促进患者早日康复。

第二节 预防接种与健康教育伦理

预防接种是预防、控制、消灭某些传染病最经济、有效、方便的方法,也是提高免疫力,抵抗疾病的有力措施。健康教育是有计划、有组织、有评价的健康知识的传播和教育活动。

一、预防接种护理伦理

(一) 预防接种的含义

预防接种 (preventive vaccination) 是指根据国家疾病预防与控制规划,按照规定的免疫程序利用疫苗,由合格的技术人员给适宜的接种对象接种,以提高人群免疫水平,达到预防和控制传染病发生和流行的目的。

(二) 预防接种护理的特点

1. 服务思想的自觉性 预防接种护士为了群众的健康,要主动自觉送医上门,在群众不理解、不合作、不愿意接种的时候,护士要积极宣传,说明接种的意义及接种后可能出现的情况,争取群众合作,搞好接种工作;要心胸开阔,气量豁达,能受委屈;要主动深入群众,走街串户进行预防接种,预防疾病,迅速防止传染病、流行病的发生。

2. 服务对象的全民性 预防接种是以全体人群为服务对象,这是开拓护理服务市场的先决条件。全体人群,就是 WHO 提出的"人人享有卫生保健"目标中的"人人",是指所有的人,包括患者、残疾人、健康人。

3. 服务工作的长期性 预防接种护理的许多工作从准备到操作,从实施到评价,都要靠护士自己去把握。这就要求护士要始终坚持较高的职业道德标准,选择、追求和践行高尚的道德情操;做到"慎独",严于律己,无论有无监督,始终保持一丝不苟的工作作风;对待患者,热情礼貌,一视同仁;在繁琐、具体、紧张的工作中保持冷静和耐心。

4. 服务效益的迟缓性 预防接种防患于未然,其服务效益乃至道德责任所带来的社会效益是长远的、间接的,不会在短时间内显现出来,因此不易被人们所认识,医护人员的成绩也不能快速地被人们认可。而且,接种的对象往往是健康人,其中有些人对接种防病并没有迫切的要求。

（三）预防接种护理的伦理规范

1. 满腔热忱，高度负责　每个从事预防保健的护士，必须清醒地认识自己在工作中所作出的社会群体"诊断"，开出的社会大型"处方"，其社会效益是巨大而深远的，道德责任是严谨而重大的。正确的预防接种是根治传染病的重要措施之一。护士必须有强烈的道德责任感，在接种中做到不漏无错，并做好预防接种知识的普及宣传教育。

2. 尊重科学，实事求是　预防接种护士必须具有实事求是的工作作风。一方面要根据疾病谱及历年的预防接种经验，主动配合医生精细地制定和推行人工免疫计划和免疫接种程序。另一方面要做到：①根据传染病流行病学特点正确地确定接种对象。②认真检查和评估接种对象的身体状况，严格掌握禁忌证（如过敏、发热及急性传染病、活动性肺结核、糖尿病等）。③对接种反应要正确对待、迅速处理。与此同时，护士要终身学习，钻研技术，不断进取，熟练掌握各种疫苗的作用、机制、给药方法与途径、不良反应及禁忌证等；还要认真观察接种后的反应，为科研提供反馈信息，以利于新疫苗的研制。

3. 团结一致，通力合作　预防接种工作中，从制定免疫计划、生物制品的储藏到转运工作都必须严格照章办事，既要对社会负责，也要对被接种对象个人负责。预防接种护士应一切从大局出发，具有任劳任怨、不图名利、兢兢业业、献身事业的品质。预防接种工作需要医务人员、有关社保人员等各方积极参与，全面配合，团结一致，通力合作，才能取得良好的效益。

二、健康教育护理伦理

（一）健康教育的含义

1. 健康　健康是人生最宝贵的财富之一，是生活质量的基础，是人类自我觉醒的重要方面，是生命存在的最佳状态，是一切价值的源泉。随着社会科技的发展进步及人民生活水平的提高，健康越来越受到人们的普遍关注。健康不仅涉及自然科学，而且还涉及社会科学和人文科学等领域。因此，为了人类的生存和发展的需要，对健康问题进行全面、系统、多学科的综合研究已成为一项重要的课题。

WHO 在 1989 年更新了健康（health）的概念：健康不仅是躯体的健康、心理的健康和社会适应的良好，还要加上道德健康，只有这四个方面都健康，才算是完全的健康。道德健康主要指能够按照社会道德行为规范约束自己，并支配自己的思想和行为，有辨别真伪、善恶、美丑、荣辱的是非观和能力。把道德纳入健康范畴是有科学依据的，巴西著名医学家马丁斯研究发现，屡犯贪污受贿的人易患癌症、脑出血、心脏病和精神过敏症。品行善良，心态淡泊，为人正直，心地善良，心胸坦荡，则会心理平衡，有助于身心健康；相反，有违于社会道德准则，胡作非为，则会导致心情紧张、恐惧等不良心态，有损健康。

衡量一个人是否健康，WHO 制定了 10 条准则：①有充沛的精力，能从容不迫地担负日常工作和生活而不感到精神压力。②处事乐观，态度积极，勇于承担。③善于休息，睡眠良好。④应变能力强，能适应外界的各种变化。⑤能抵抗普通感冒和传染病。⑥体重合适，身材匀称而挺拔。⑦眼睛明亮，反应敏锐。⑧牙齿清洁，无龋齿，不疼痛，牙龈颜色正常。⑨头发有光泽，无头屑。⑩肌肉丰满，皮肤有弹性。

WHO 提出的健康新概念和 10 项具体标准，使人们对健康有了一个明确的认识，不仅要从生理意义上认识健康，重视健康，更要从心理、社会、道德层面认识健康；实现健康的手段不仅在于治疗，更在于预防和卫生保健；为了达到健康的目的，不仅需要个人的能力，更需要国家和全社会的关心和帮助。

2. 健康教育　健康教育（health education）是指通过信息传播和行为干预，帮助人们掌握卫生保健知识，树立健康观念，自愿采纳有利于健康的行为和生活方式的教育活动与过程。健康教育的实质是一种有计划、有组织、有评价的社会和教育活动，其核心是积极教育人们树立健康意识，养成良好的行为习惯和生活方式，消除或降低影响健康的危险因素，达到预防疾病、维护健康、促进健康和提高生活质量的明确目标。

（二）健康教育的任务

健康教育是以健康为中心内容的全民教育。健康教育与每个人的健康息息相关，是人人都需要的全民性素质教育，又是贯穿于人类生命全过程的终生教育。健康教育是教育活动，也是社会活动。健康教育的任务概括起来主要有以下内容：

1. 帮助人们树立正确的健康观念　通过健康教育活动，让人们了解健康不仅仅是没有疾病或不虚弱，而是生理、心理、社会和道德等多维度的完好状态，转变"自我感觉的无病状态就是健康"的观念，帮助人们树立正确的健康观，认识到个体健康不仅对自己非常重要，而且是关系家庭幸福、社会和谐的重要因素。所以，促进健康是每个人的社会责任，人们应该履行自己的健康职责。

2. 帮助人们掌握影响健康的相关因素　通过健康教育活动，促使人们了解社会生活中的各个环节与健康有关的影响因素，并在生活、工作、学习、休闲以及突发性事件中尽可能减少受到各种致病因素的侵害，降低急性传染性疾病、慢性非传染性疾病和各种伤害的发生率，提高社会群体健康水平。

3. 帮助人们合理利用医疗卫生资源　通过健康教育活动，让人们了解医学科学技术的基本原理及其局限性，了解相关疾病产生的原因、治疗、护理、康复等方面的知识，以便能积极配合治疗，合理利用医疗资源，理解疾病的发展与转归。

4. 帮助人们建立健康的生活方式　通过健康教育活动，提高人们预防保健知识和道德健康水平，促使人们正确认识现代社会因素迅速变化对自身的影响，帮助人们建立健康的生活方式，改变不利于健康的个人行为习惯，自觉采纳有利于健康的建议，促进家庭、社会和谐，提高健康水平和生活质量。

5. 帮助人们树立健康投资意识　通过健康教育活动，让人们了解健康每时每刻都受到各种各样因素的影响。人们不能仅在生病的时候关心健康，而是要经常关心健康。为了维护和增进健康，人们需要在人生的各个阶段对健康给予时间、精力、资金等各种资源的投入。

6. 帮助人们提高自我保健能力　通过健康教育活动，使人们能够更好地控制自己的健康和环境，不断地从生活中学习健康知识，并掌握一定程度的自我预防、自我诊断和自我治疗能力，有准备地应付人生各个阶段可能出现的健康问题。

7. 达成"健康为人人，人人为健康"的共识　通过健康教育活动，让全社会都认识到健康是每个人都需要的，同时每个人都要为健康付出努力。社会经济发展的最终目的是为了人类的全面健康，医疗卫生部门在为人们健康服务的过程中，需要相关部门和服务对象的配合。

（三）健康教育的内容

1. 宣教疾病相关知识　宣教疾病的病因、治疗及康复方法和预后，有助于患者和家属树立疾病治愈的信心。

2. 宣传诊查护理措施　向患者宣传应做的诊查、医疗处理及其护理措施的目的、意义、内容、方法及注意事项，以解除患者的恐惧与疑虑，争取患者及家属的理解和配合。

3. 普及传染病防治知识　向患者、家属及社区人群积极传播预防传染性疾病的相关知识，如传播途径、隔离措施、消毒方法及预防策略等，强化社区人群的传染病防治意识。

4. 重点人群健康教育　重点人群是指妇女、儿童、老年人等，根据群体不同的生理状况和社会角色，进行相应的健康指导。

5. 职业人群健康教育　职业危害因素可引起职业病和职业性多发病。虽然我国已经建立一套适合国情又行之有效的规章制度和法规，对保护劳动者的利益发挥了积极作用，但不少企业劳动条件差，职业病危害仍然比较严重。近年来因粉尘、放射污染、有毒有害作业导致劳动者患职业病死亡、致残、丧失劳动能力的人数不断增加，其危害程度远远高于生产安全事故和交通事故。职业人群要树立"预防为主"的观念，确信职业危害是可以控制的，职业病是可以预防的。积极开展安全卫生宣传教育，提高职业人群防事故、防尘、防毒、防噪声、防射线、防高温中暑等的知识水平和自我保健意识。

6. 倡导健康生活方式　对不良的生活习惯或是不健康的个人行为、恶劣的社会环境与疾病发生之间的关系进行宣教，提高自我保健意识，自觉建立良好的卫生习惯，改变不健康的行为，改善社会环境。提倡"人人受教育，人人享健康"，"人人为健康，健康为人人"的健康价值观。

7. 公共场所的健康教育　包括公共卫生道德和卫生习惯的宣传教育；公共卫生环境和公共卫生秩序教育；行为生活方式教育；食品卫生教育。

8. 心理健康教育　心理健康是整体健康不可分割的组成部分，其重要性日益凸显。健康心理涉及年龄、人格、社会适应、人际关系、生物环境和生活环境等多方面的因素。护士要根据不同群体的心理问题，开展心理健康教育，提出有针对性的促进心理健康的措施。如青少年心理健康教育，其重点是要学会控制自己的情绪，建立良好的人际关系，培养健康的竞争心理和承受挫折的能力，塑造健康人格。

（四）健康教育的特点

健康教育的对象是社会各类人群。其核心是教育人们树立健康意识，确立健康信念，建立健康行为和形成良好的生活方式，维护健康，促进健康，以提高个体和群体的健康水平。

1. 教育内容科学准确 健康教育活动倡导的是有关"人的健康"的信息，如疾病相关知识，各种检查治疗的目的、意义、注意事项，情志调护和康复锻炼指导等。护士在制定健康教育计划时，要注意提高健康教育内容的科学性、准确性、针对性和指导性，切忌传授似是而非，甚至是违背科学的知识，以免误导人们。

2. 教育目标清晰明确 健康教育的目标一方面是通过传播健康信息，让人们知晓健康信息，认同并理解信息中所倡导的健康信念，促进人们的态度向有利于健康的方向转变，最终采纳有利于健康的行为和生活方式，提高生活质量。另一方面，更深层次的意义在于促进和培养个体和社会预防疾病、维护健康的责任感，从而真正树立全面的、以社会为中心的健康道德观念。个体的不健康行为，不仅不利于自己的健康，对他人和社会也会带来危害。如对于公认的有害健康的吸烟行为，除通过强硬的行政干预、经济杠杆策略、法制建设外，更需要通过大规模的教育活动，使人们认识到吸烟是一种有害身体健康的不健康行为，在公共场合吸烟是一种不文明的行为。

3. 内容形式有针对性 由于涉及健康的知识很多，护士进行健康教育时要首先对受教育人群进行评估，找出哪些是最需要优先解决的健康问题，了解受教育者最迫切想了解和掌握的有关知识，在此基础上制定有针对性的健康教育计划，分轻重缓急、深浅不同地进行健康教育。另外，健康教育的信息传播形式也要具有针对性，如对儿童来讲，采用卡通视图与儿歌等视听电子媒介就比文字印刷媒介效果好；对农村妇女进行营养教育，利用简单的图解、模型、实物示教就比采用函授和电视讲座更具有针对性。

4. 教育对象全民性质 因为健康问题涉及所有的人群，健康教育倡导全民参与。维护健康，促进健康，提高群体健康水平是从事健康教育的护士的职责和愿望。因此，健康教育的对象是广泛的，带有全民性质的，即生活中的每一个个体都是健康教育的对象。

（五）健康教育护理的伦理规范

健康教育是运用教育学的理论，帮助人们提高健康知识水平，激发人们健康关注意识，确立健康观念，提高全民族的自我保健能力。健康教育是护士责无旁贷、义不容辞的职责，教育者成为护士的重要角色之一。在健康教育中，护士应具有强烈的保护人类健康的道德意识，主动做好工作，圆满履行这一道德责任。

1. 科学严谨，实事求是 健康教育是一项科学性很强的工作，健康教育的内容必须要科学严谨，实事求是，遵照科学观点解释客观现象。要将专业知识和保健知识变为人们易于接受和理解的知识，强调内容的有效性、专业性、安全性，并正确进行传授。

不能向群众宣传一些不具备科学性的杜撰或道听途说材料，坚决同迷信、巫医和一切不科学的宣传作斗争。切忌为了追求经济收入而夸大某些药物、疗法、仪器的实际效用，以免使健康教育走上歧途。

2. 耐心细致，积极热情 健康教育是一项长期的、不间断的、需要反复进行的教育活动。人们卫生行为的养成，受其生活环境、生活观念、生活质量等诸多因素的影响，特别是某些陋习的形成更是根深蒂固，要纠正不良的卫生习惯和观念，采用短期行为或追求短期效应的做法是没有意义的。而且服务对象具有广泛性和社会性，健康状况与社会经济发展水平、卫生保健知识掌握水平、对健康的重视程度等密切相关。因此，在健康教育过程中，要尊重人们的人格和权利，必须以高度的责任感和事业心来从事健康教育。在进行耐心、细致、反复、积极热情的教育活动时要讲求策略性和艺术性，避免简单粗暴地干预。

3. 努力学习，优质服务 健康教育的内容广泛、庞杂、新颖，涉及多学科的知识。医学科学的发展，涌现出一系列新理论、新技术、新手段，使医学为人类服务的领域更加广阔。这就要求作为健康教育者的护士要与时俱进，努力学习新知识，掌握健康教育的理论和方法，不断扩大知识领域，有广博的知识、精湛的技术，才能达到优质服务，取得最佳效果。

4. 言传身教，以身作则 健康教育通过宣传、教育、具体示范等手段来启发教育人们什么样的行为对健康有益。因此，护士自身榜样的力量是非常巨大的。倡导健康文明行为，护理工作人员应带头落实科学文明的生活方式，养成良好的行为习惯。不吸烟，不酗酒，平衡膳食，加强锻炼，注意公共卫生保护，不乱倒垃圾污水，洁身自爱，重视个人卫生和环境卫生，积极创造条件增进他人健康，培养健康性格和思维方式，正确对待挫折、疾病和意外伤害，正确对待人生、名利、人际关系，增强机体的生理、心理素质和社会适应能力。护士用自己的实际行动作出表率作用，要求别人做到的自己首先模范地做到了，这样的教育才有说服力，才能达到健康教育的目标。

5. 尊重群众，发动群众 健康教育的目的是帮助人们理智地选择健康的生活方式。要尊重群众，发动群众，让每个人都充分认识到健康的钥匙掌握在自己手中，健康的第一责任人是自己。讲究卫生，获得健康是群众自身的事业。应充分调动和发挥群众的积极性，只有人人都有相应的健康意识，以"人人为健康，健康为人人"的积极态度投入到维护人类健康的行动中，才能提高人类的健康水平。

案 例

南京女孩郁琰，出生9个月，由奶奶带到江苏南京某医院接种麻疹疫苗。该院护士因为没有麻疹疫苗而换种了适用年龄在12个月以上孩子才能接种的麻风腮疫苗。接种后不久，郁琰听力逐渐丧失，被诊断为神经性耳聋。当时麻风腮疫苗还是自愿接种的有价苗，在接种的时候护士没有让家属签知情同意书，郁琰的奶奶将接种疫苗的医院告上了法庭。司法鉴定的结论是，医院提前接种麻风腮是过错行为，不排除提前接种麻风腮疫苗与神经性耳聋有因果联系，法院的终审判决是医院赔偿 20 万元（摘自 2009 年央视3·15晚会）。

思 考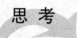

　1. 护士因为医院没有麻疹疫苗而给 9 个月大的小郁琰换种了麻风腮疫苗，这样的做法对吗？
　2. 如果你认为不对，请从护理伦理学的角度分析错在哪里？

第三节　突发公共卫生事件应急护理伦理

公共卫生事件常常突然发生，而且具有破坏性强、损害范围大及缺乏准确预警性等特点，这就要求作为医疗机构成员之一的护士必须有强烈的职业责任感和良好的职业道德，积极承担起救死扶伤及保护公众身心健康的职责，依法及时采取力所能及的应对措施，维护国家和人民生命、财产安全，尽可能将损失降低到最低程度。

一、突发公共卫生事件的概念及护士的责任

（一）突发公共卫生事件的概念

突发公共卫生事件（emergent events of public health）属于突发公共事件中的特殊类型，是指已经发生或者可能发生的、对公众健康造成或者可能造成重大损失的传染病疫情和不明原因的群体性疫病，还有重大食物中毒和职业中毒，以及其他危害公共健康的突发公共事件。

按照《国家突发公共事件总体应急预案》规定，突发公共卫生事件按照其性质、严重程度、可控性和影响范围等因素，一般分为四级：Ⅰ级（特别重大）、Ⅱ级（重大）、Ⅲ级（较大）、Ⅳ级（一般）。

（二）突发公共卫生事件的分类

1. 重大传染病疫情　重大传染病疫情是指某种传染病在短时间内发生，波及范围广泛，出现大量的患者或死亡病例，其发病率远远超过常年的发病水平。如 1988 年在上海发生的甲型肝炎暴发，2004 年青海鼠疫疫情等。

2. 群体性不明原因的疾病　群体性不明原因的疾病是指在一定的时间内，某个相对集中区域内同时或相继出现多个临床症状相似、又无法明确诊断的患者。这种疾病可能是传染病、癔病或者是某种中毒。

3. 重大食物和职业中毒　重大食物和职业中毒，是指由于食物和职业因素引起的人数众多或伤亡较重的中毒事件。

4. 其他严重影响公众健康事件　主要包括医源性暴发感染、药品引起的群体性伤亡事件、地震、洪水、交通事故、非人为因素爆炸、塌陷等生产性事故，或发生生物、

化学、核辐射和恐怖袭击事件等。

（三）突发公共卫生事件的特点

1. 突发性　公共卫生事件常常突然发生，很难准确预警和及时识别。主要原因是人类自身知识不足，对自然界疾病仍存在认识盲区，在已有的知识范围内，控制自然的技术手段不完备，对部分传染病仍无法根治、对自然界的地震、各种恐怖事件也无法预测，所以对事件发生的时间、地点、暴发方式和程度难以准确把握。

2. 破坏性　公共卫生事件发生后，不仅造成人们身心伤害、财产损失，还因涉及社会不同的利益群体，对社会和个人心理形成破坏性冲击，进而影响经济发展和社会稳定。

3. 复杂性　公共卫生事件造成的影响表现为多个方面，不容易解决。处理不当，其发展方向不明确，会导致损害范围扩大，甚至转为社会问题。

4. 持续性　公共卫生事件在历史记载中未见杜绝，就某个具体的事件而言，一旦发生，一定存在一个持续的过程；就其发生发展过程而言，常常分为潜伏期、暴发期、高潮期、缓解期和消退期几个阶段。

5. 可控性　人类基于已有的知识、技术和经验，通过努力可以一定限度的降低突发公共卫生事件的频率和次数，减轻其危害程度，控制其损害范围。同时积累经验，为避免再次发生类似事件创造条件。

（三）突发公共卫生事件中护士的责任

护士作为医疗机构成员之一，应承担起保护公众身心健康的职责，承担起治病救人的职业责任。熟练掌握应对处理突发公共卫生事件的基本知识、基本技能，如三级传染病的一般预防、治疗、隔离、消毒、护理，常见食物中毒的紧急处理原则，以及对可疑事件的及时报告，采取力所能及的应对措施，尽可能将损失降低到最低程度。同时要遵守国务院《突发公共卫生事件应急条例》等法律规范，承担相应的法律责任。

二、突发公共卫生事件应急护理的伦理规范

1. 敬业奉献　在突发公共卫生事件的应对处理中，护理工作是在残酷、危险和艰苦环境中进行的，工作条件和生活条件异常艰苦，有时甚至会有生命危险。这就要求广大护士不能忘记自己肩负的救死扶伤的神圣使命，要始终把广大人民群众的生命安危放在首位。只要伤情、疫情出现，就必须将个人生死置之度外，奋不顾身地紧急救护。同时要求护士在抢救现场要勇于克服困难，充分发挥自己的专业技能和聪明才智，最大限度的挽救和护理患者。任何背离医务人员的崇高职责、贪生怕死、害怕自己受感染、遗弃伤病员或人为延误救治的行为都是不道德的。

2. 团结协作　公共卫生突发事件的应对处理是一项复杂的社会工程，需要各部门的相互支持、协调和共同处理。应对策略的制定不单是疾控部门的任务，还要其他各有

关部门一起共同参与和完成。各级护士要有高度的责任心和科学态度，整个救治和护理过程的每一个环节，都不能有任何的松懈、怠慢和不负责的现象发生。要本着对患者负责、对公众健康负责、对社会负责的态度，团结互助、协同作战，尽最大可能的将患者可能发生的情况在最初阶段予以处理和科学预测。相互推诿、敷衍塞责的做法是不道德的行为。

3. 法制原则　在突发公共卫生事件的紧急状态下，全社会的首要任务是考虑如何采取有效的措施来控制和消除紧急状态，尽快恢复生产、生活和法律秩序，优先保护公共利益和人民群众的生命安全，这就需要政府利用法律手段来调整紧急状态下的各种社会关系，稳定国家和社会秩序，保障公民的权利不可侵犯。护士应认识到突发公共卫生事件的紧急状态下贯彻法制原则的重要性，个人服从集体，遵守和支持政府执行《突发公共卫生事件应急条例》等紧急状态法，将突发公共卫生事件造成的损害降到最低限度。

第四节　自我护理与康复护理伦理

自我护理（self - care）是护理学的基础理论之一，为护理实践活动提供了总的方向和方法指导，也是护理道德深化和完善的重要内容。康复护理是康复医学重要的组成部分，其目标是使残疾者的残存功能和能力得到最大限度的改善，最大限度地恢复其生活自理能力，提高生活质量，重建身心平衡，回归家庭和社会。

一、自我护理伦理

（一）自我护理的含义

自我护理又称自理或自护，是由美国护理理论学家奥瑞姆（Orem）于 1971 年首先提出的，即"人类个体为了自身生存健康及安适所进行的实践活动"。她提出健康人为"自我护理者"，患者则是"自我护理能力有缺陷的人"；而护理的目的就是帮助患者自我护理，从而使之增进健康，促进疾病的痊愈，或者安然逝去。

（二）自我护理的意义

自我护理的提出与实践，使护士既要在人们患病时帮助其减轻痛苦，恢复健康，还要在人们没有疾病时帮助其增强体质，预防疾病；不仅为患者补偿自理能力的缺陷，还要为提高患者的自理能力作出贡献。自我护理强调恢复、维护和促进健康的第一责任人是人们自己，突出健康首先应该是人们自己努力的结果，从而满足了人最高层次的自我实现的需要，自我创造一个良好的心境和功能恢复的最佳状态。自我护理发挥了护理最大的效能，随着自我护理实践的发展，护理专家把自我护理运用到个体、家庭、社区和社会群体。护士不仅面向个体而且面向群体，从整体上提高人群的自我护理能力和自我护理意识，从而提高人们的健康水平和生命质量，更显示了护理工作的社会作用。

（三）自我护理的特点

1. 教育性 自我护理的最终目标就是促进、维持和恢复个体的自理能力。因此，自我护理不仅要求护士为患者做好补偿服务，还要向患者或健康人进行护理知识教育，反复宣传自我护理的意义，指导自我护理的要领，并进行示教、验证，直到人们能理解、接受和掌握。

2. 主体性 自我护理是人们在护士指导、帮助下的主体性护理活动，其目的是使人们从护理的被动接受者逐步转变为主动的自我护理者。要想充分调动人们的主观能动性，使患者从被动地护理接受者转变为主动地自我护理者，从而达到自我护理目的。护士必须遵循科学规律并以主动服务的态度、克服困难的意志和无私奉献的精神，赢得自我护理对象的理解、支持和争取参与、合作。

3. 渐进性 自我护理是一个循序渐进的过程，要求护士的教育与辅导讲求科学，讲究实效。如随着患者疾病的康复，原来的自我护理缺陷经过学习、锻炼或治疗已日益修复，而自我护理替代干预也要相应递减，否则会形成依赖性而妨碍自我护理能力的递进。相反，操之过急而过早或过快增加自我护理责任对患者的康复也会带来不良影响。因此，护士要有科学严谨的态度，坚持由浅入深、由简到繁的渐进性原则，因人而异，区别对待，逐步让人们学会自我护理，帮助患者实现由替代护理向自我护理的转化。

（四）自我护理的伦理规范

在以患者为主体，护士为主导的自我护理的护患关系中，对护士提出了新的护理责任和护理伦理要求。

1. 尊重患者，高度负责 在自我护理的过程中，护士要以高度负责的态度，认真履行职责。想方设法将自我护理的要求教会服务对象，不断示教，反复验证，直到真正掌握。善于抓住良好时机，避免盲目锻炼，操之过急；谨防差错事故，护士必须一丝不苟、认真负责地处理好每一个环节和步骤。即使对那些病情危重不能配合的患者，也应该向患者或家属介绍疾病的发展和转归，介绍疾病治疗和自我护理的方法、目的、意义及注意事项，并认真听取他们的意见和建议。这是对患者及家属权利和人格的尊重，同时也能及时发现并纠正护理中考虑不周全之处，更好地维护患者的利益。

2. 一视同仁，耐心指导 自我护理中，护士对服务对象应该一视同仁，不分贫富贵贱、长幼尊卑，都要给予关怀和悉心指导，倾听他们的意见和要求，使他们都有获得信息、表达意见的机会，如自我护理的内容、计划安排、配合方法等，以充分调动他们的主动性，增加他们的自信心，使之乐于接受护理指导，积极参与自我护理。另外，护士应理解有些患者的冲动、敏感等情绪波动，并给予耐心指导，切勿作出任何不尊重患者权利和人格的举动，只有这样才能使自我护理良性发展。

3. 因人而异，切合实际 护士要遵循个体化的原则，认真细致地收集并分析服务对象的各种个性资料，以便全面掌握服务对象的生理、心理和社会情况并作出正确评估。在自我护理的诊断、协议、执行等方面做到因人而异，区别对待。以科学严谨的态度，对收集到的资料进行反复核实，作出综合具体的分析，使护理计划切合实际。

4. 密切协作，提高质量 自我护理工作最终目标的实现，既需要护士之间的密切配合，又需要取得医生、营养师、防疫人员、社区卫生保健人员以及服务对象所在单位领导的支持与协作。自我护理是一项非常复杂的系统性工程，护士必须树立"大卫生观"，争取多方面的支持、多部门配合、团结协作，才能最终做好服务对象的自我护理工作，并不断提高自我护理质量。

二、康复护理伦理

（一）康复护理的含义

康复护理（rehabilitation care）是指在各种康复医疗条件下根据对伤残者总的医疗计划，围绕全面康复（身体的、智力的、心理的、社会适应的）的目标，在护士与康复医生及有关的专业人员密切配合下，对伤病者与伤残者进行的专门护理工作，以帮助残疾者达到功能障碍恢复或减轻伤残、预防继发伤残为目的的护理活动。

（二）康复护理的内容

1. 评估患者的残疾情况 观察患者残疾情况，获得患者身心功能障碍及日常生活活动能力、心理、社会等方面的资料。收集病史资料是为了更好地了解患者的心理需求，进行综合分析，对患者的身心功能障碍特点和日常生活活动能力给予初期评定，确定护理目标，制定康复护理计划。

2. 预防并发症的发生 协助和指导长期卧床或瘫痪患者的康复，如适当的体位变化，良肢位的摆放，体位转移技术，呼吸功能、排泄功能、关节活动能力、肌力训练等技术，以预防压疮及呼吸、消化、泌尿系感染，关节畸形及肌肉萎缩等并发症的发生。

3. 日常生活自理能力训练 指导患者进行就餐、洗漱、更衣、排泄、移动、使用家庭用具等活动，训练患者的日常生活自理能力。

4. 功能训练的护理 学习和掌握综合治疗计划的各种有关的功能训练技术与方法，有利于评价康复效果，配合康复医师和其他康复技术人员对患者进行康复评定和残存功能的强化训练，协调康复治疗计划的安排，并使病房的康复工作成为康复治疗的重要内容之一。

5. 假肢、矫形器、自助器、步行器的使用指导及训练 康复护士必须熟悉和掌握其性能、使用方法、注意事项，指导不同功能障碍者选用适合的器具，指导患者在日常生活中的使用。

6. 康复患者的营养护理 根据患者疾病、体质和伤残过程中营养状况的变化情况，判断造成营养不良的原因；再结合康复功能训练中基本的营养需要，制定出适合的营养护理计划。协助患者进食，训练进食动作，指导辅助餐具的使用。

7. 加强心理护理　护士在与患者密切接触的过程中注意观察患者的行为，留心他们的言语及情绪的变化，了解其心理困惑、忧虑、矛盾，随时分析和掌握患者的精神、心理动态。对已经发生和可能发生的各种心理障碍和异常行为，进行耐心细致的心理护理。通过良好的语言、态度、行为去影响患者，帮助他们改变异常的心理和行为，正视疾病和残疾。要深入了解和尽力满足患者的各种心理需要，鼓励患者参加各种治疗和活动，使其情绪放松，减轻焦虑，讲明康复训练的重要性，鼓励积极参加训练，使其从被动接受他人的照料过渡到自我护理。

（三）康复护理的特点

1. 综合性　康复护理服务不分科，病种繁杂，工作内容多且具有广泛性。例如，运动功能康复，语言功能康复，自助器、矫形器的运用及各种康复操和医疗体操、体位训练等，这就要求康复护士除具有临床护士应掌握的基本理论和技能外，还需要掌握康复护理的特殊技能，并学习相关疾病的康复医学知识。护士不仅要做必要的辅助治疗和全面的护理业务服务，还要对患者进行生活安排指导、身体照料、心理和精神等方面的综合性康复护理服务。

2. 长期性　康复护理的对象其功能障碍的存在一般时间较长，有的甚至是终生存在，因此康复护理具有长期性的特点。护士不但要重视早期康复，防范继发性残疾和其他并发症的发生，还要对其进行回归家庭和社会的指导。

3. 协调性　功能障碍患者的康复需要多种康复治疗，康复护士既是护理者，又是患者完成多学科、多专业康复治疗任务的协调者，需要多方面沟通、积极协调，才能发挥桥梁纽带作用。

4. 自主性　由于患者存在不同程度的功能障碍，有的甚至非常严重，影响到日常生活。他们的日常生活及其他活动都要依赖他人，这种心理和行动上的依赖性，妨碍了患者的功能独立性的康复，既影响了生活质量又增加了经济负担。在实施康复护理过程中，护士应根据患者的病情给予适当的辅助，而不是盲目替代。要指导、训练和教会他们自我照顾的日常生活技能，使其由被动接受他人照料过渡到自我护理，充分发挥患者自主性，以适应新的生活，重返家庭和社会。

（四）康复护理的伦理规范

1. 理解尊重，心理护理　病伤残者作为一个特殊的群体，在康复过程中，心理障碍比一般患者严重。患者在受到创伤而造成残疾后，心理上会有一系列的变化。当伤残发生后，许多人不敢正视或不愿意承认残疾的事实，随着治疗和康复的进行，患者逐渐领悟到自己所受的创伤将造成长期或终生残疾。例如偏瘫、截瘫、截肢等，可能要在轮椅上度过一生；有的人甚至大小便不能控制，语言和听力障碍。这种突然发生的变故，改变了患者的人生道路。不幸的事实动摇着生存的信念，社会地位和家庭角色的改变，经济状况的恶化，使患者感到自己成为家庭和社会的包袱而心灰意冷，对未来失去信心，因而出现失落、悲伤、抑郁和焦虑等复杂的情绪。康复护士要密切观察患者的言行，善解患者的心意，及时发现患者的心理问题和心理需求，有针对性地进行劝慰和疏导，态度要诚恳、热情，给予患者真诚的关心和照料。视患者如亲人，爱护、理解和尊重患者，使患者感受到安慰，增加安全感，从而放松身心，减轻焦虑，改善机体状况。同时也要注重与病伤残者关系比较密切人员的心理调节，特别是其家属、同事等的态度。因此，康复护士不仅要重视患者本人的心理及其变化，还要注重与其相关人员的心理辅导工作，为患者心理康复创造舒适、宽松的康复氛围，使患者逐渐摆脱消极心理的影响，以良好的心理状态重返社会，树立起积极的人生目标。

2. **不辞辛劳，任劳任怨**　康复护理的对象处于部分或全部丧失活动力的状态，生活难以自理，对护理的依赖性强，客观要求多。护士既要做生活护理，又要引导和训练患者尽可能的自理生活，因此护理难度大，工作辛苦繁重。患者由于长期忍受疾病的折磨，以及疾病对个人生活、就业等多方面的影响，容易有消极、被动、多疑、暴躁等表现。护士在受到误解或不恰当的责难时应豁然处之；遇事要耐心解释，不厌其烦；训斥、讽刺挖苦或对患者要求置之不理的态度是不道德的。老年康复对象往往感觉迟钝，行动缓慢，应随时注意安全，防止跌倒，引起骨折。老年人的康复特别要注意防止废用综合征的发生，如不注意早期康复，就容易产生肌肉的废用性萎缩，骨质疏松，关节挛缩，固定等并发症。护士要体贴关心患者，不怕脏累，不计较个人得失，任劳任怨，满腔热情地做好各项康复护理工作。

3. **细致耐心，审慎周密**　康复护理的对象很多是老年人，老年人疼痛阈值高，对疼痛不敏感，容易掩盖一些疾病的体征；有的老年人患有多种疾病，听力障碍、语言残疾、智力衰退，甚至意识不清。另外，急性脑血管疾病是我国的常见病之一，脑外伤近年来呈明显增加趋势，其中1/3的患者可产生语言障碍，不能很好地配合治疗和护理。这就要求护士在护理过程中养成细致耐心，审慎周密的工作作风。不嫌弃患者语无伦次或语言障碍，不厌烦患者健忘或迟钝，对患者心理、个性和需要了如指掌，有针对性地细心观察、精心护理，对患者病情变化和心理变化及时知晓，做到认真负责、细致周密的护理。

4. **明确目标，协同一致**　康复护理的患者，病种繁杂，需要多专科医护人员的共同配合，医护人员之间、医护人员与患者及患者家属之间都需要沟通、协作、配合。康复护理的目标是以人为本，实施整体护理和全面康复。许多治疗和护理是同步和协同进行的，病伤残者既是被服务的对象，又是护理活动的参与者。患者的主动参与和配合，以及对康复知识的了解，都对患者的康复有重要的影响。总之，应团结协作，共同努力，使患者达到全面康复。

学 习 小 结

社区公共卫生与康复护理伦理

- 社区保健护理伦理
  - 含义，内容
  - 特点
    - 预防保健为主
    - 强调群体健康
    - 涉及领域广泛
    - 群众利益最大化
  - 规范
    - 热情服务，礼貌待人
    - 钻研业务，精益求精
    - 任劳任怨，真诚奉献
    - 恪守规章，强调慎独

- 家庭病床护理伦理
  - 含义，内容
  - 特点
    - 护理内容全面
    - 护患关系密切
    - 道德要求更高
    - 利于心理护理
  - 规范
    - 患者第一，及时准确
    - 严格自律，优质服务
    - 尊重信仰，慎言守密
    - 相互尊重，团结协作

- 预防接种护理伦理
  - 含义
  - 特点
    - 服务思想的自觉性
    - 服务对象的全民性
    - 服务工作的长期性
    - 服务效益的迟缓性
  - 规范
    - 满腔热忱，高度负责
    - 尊重科学，实事求是
    - 团结一致，通力合作

- 健康教育护理伦理
  - 健康的含义，健康教育的含义、任务、内容
  - 特点
    - 教育内容科学准确
    - 教育目标清晰明确
    - 内容形式有针对性
    - 教育对象全民性质
  - 规范
    - 科学严谨，实事求是
    - 耐心细致，积极热情
    - 努力学习，优质服务
    - 言传身教，以身作则
    - 尊重群众，发动群众

- 突发公共卫生事件应急护理伦理
  - 定义，分类，责任（职业责任、法律责任）
  - 特点：突发性，破坏性，复杂性，持续性，可控性
  - 规范：敬业奉献，团结协作，法制原则

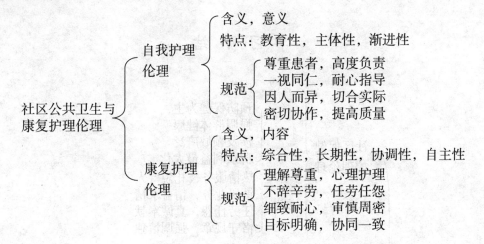

复习思考题

1. 社区卫生保健有哪些特点？在社区卫生保健护理工作中护士应该遵循哪些伦理规范？

2. 社区护士在深入患者家庭开展家庭病床护理之前，应该做好哪些方面的准备？

3. 护士为什么要激发患者的自我护理意识？

4. 做好健康教育工作的重要意义体现在哪些方面？

第七章　器官移植的伦理研究

【学习目标】

识记：能迅速说出受体、供体、器官移植的概念及分类。

理解：能正确阐释器官移植供体采集、受体选择及供体器官获取途径的伦理问题。

运用：根据器官移植的相关法律、法规及伦理原则指导器官移植过程中的护理实践。

链接

为了让生命更好地延续

2011 年 7 月 17 日晚 8 时 50 分，身在四川的向汝军接到派出所打来的电话，他的儿子向滔在开发区开创大道遭遇车祸，一直在医院 ICU 病房抢救。目前，向滔不省人事，身上、头上插满了管，仅靠呼吸机维持生命。而肇事车主一直没有下落。得知儿子存活无望，向滔的父母代他作出了一个伟大的决定——捐献器官。"如果儿子还有意识的话，他一定也会同意我们的决定。"向汝军说。儿子一向很有爱心，就在出车祸的前几天，即 7 月 11 日，向滔还去医院无偿献血，拿到了一张献血证。

这对农民夫妻开始想捐献儿子的心脏、肝脏、肾脏。当省红十字会器官捐献办公室的工作人员来到医院，拿出一张捐献表单，让他们打勾时，夫妻俩又多勾了一项眼角膜。因为时间短，一时找不到符合配型的受体，向滔的心脏无法捐献，只能忍痛割爱。省红十字会器官捐献办公室执行主任李劲东说："目前等待肾脏、肝脏、眼角膜移植手术的患者成千上万，而像向滔父母这样主动报告要求捐献的家属少之又少，他们的义举令人钦佩。"

7 月 26 日 23 时 30 分，向滔去世。医生随后准备摘取他的全身器官。他的肝脏将送到广州军区广州总医院，一个等待肝移植的患者在等候；他的一个肾脏将送到中山大学附属第一医院，另一个将送到广州医学院第三附属医院，两个肾衰竭患者同样在等候；他的眼角膜将送到中山大学眼科医院，将会让两到三位患者重见光明（摘自《广州日报》，2011－7－27）。

随着现代科学技术的迅猛发展、医学理论和医疗技术的不断创新、完善，人体器官移植已成为现实，这为无数器官功能丧失的患者创造了治疗的机会或带来了生的希望。与此同时，器官移植涉及的伦理问题应运而生，如何正确看待器官移植及解决器官移植中出现的诸多伦理问题，成为医务工作者乃至全社会关注的焦点。我国同世界上很多国家一样，器官移植技术发展迅速，但存在伦理学研究和法规建设相对滞后的问题。因此，在不断改进移植技术的同时，应同步开展器官移植的相关伦理研究，建立合理有序的管理制度，健全和完善相关法律法规，从而使这项尖端医学技术更好地为人类健康服务。

第一节　器官移植技术及其发展

器官移植技术是随着医学科学发展而逐渐成熟起来的一项高新医疗技术。它的临床应用使许多因器官功能丧失而难以恢复健康的患者得以康复，同时这项技术的应用集中反映了显微外科技术、低温生物学技术、免疫抑制剂及外科麻醉的发展水平。

一、器官移植概述

（一）相关概念

1. 移植（transplantation）是指将某一个体有活力的细胞、组织或器官用手术或其他的方法移植到自体或另一个体的体表或体内。被移植的细胞、组织或器官称为移植物；供给移植物的个体称为供体（供者）；接受移植物的个体称为受体（受者）。

2. 器官移植（organ transplant）是指通过手术等方式摘取一个人功能完好的器官，去替换自体或异体（多数是异体）由于疾病等原因损坏而无法医治的器官，以挽救垂危生命的治疗方法。

（二）器官移植的分类

1. **根据移植物的性质分类**　细胞移植、组织移植和器官移植。

2. **根据移植物的来源分类**　自体移植、异体移植。异体移植根据供体和受体在遗传基因上的差异程度，又可分为三类：①同质异体移植，即供者与受者虽非同一个体，但二者遗传基因型完全相同，受者接受来自同系（同基因）供者移植物后不发生排斥反应，如动物实验中纯种同系动物之间的移植，人类的同卵孪生患者之间的移植。②同种异体移植，即供、受者属同一种属，但遗传基因不相同的个体间的移植。如不同个体的人与人、猴与猴之间的移植。同种异体移植为临床最常见的移植类型，因供、受者遗传学上的差异，术后如不采用适当的免疫抑制措施，受者对同种移植物则不可避免地会发生排斥反应。③异种移植，即不同种属（如猪与人）之间的移植，术后如不采用强而有效的免疫抑制措施，受者对异种移植物则不可避免地会发生强烈的异种排斥反应。

3. **根据移植物植入部位分类**　①原位移植，即移植物植入到原来的解剖部位，移植前需将受者原来的器官切除，如原位心脏移植、原位肝移植。②原位旁移植，即将移植物植入到贴近受者同名器官的位置，不切除原来器官，如胰腺移植到紧贴受者胰腺的旁边。③异位移植，即移植物植入到另一个解剖位置，一般情况下，不必切除受者原来器官，如肾移植一般是异位移植。

4. 根据不同的移植技术分类　①吻合血管移植。②带蒂移植。③游离移植。④输注移植。

5. 根据移植器官的来源分类　生物器官移植、人工器官移植。

此外，根据在同种移植中以供者是活体还是尸体，是亲属还是非亲属，可分为活体亲属供体、活体非亲属供体、尸体亲属供体、尸体非亲属供体等。

二、器官移植的发展概况

（一）国外器官移植的发展

19 世纪，人们便开始了器官移植的实验研究。20 世纪以来，由于显微外科技术的不断成熟，低温生物学技术的临床应用，免疫抑制剂的产生以及外科麻醉的进展，使脏器移植这一高新医学技术成果逐渐应用于临床。1954 年，美国波士顿医院的约瑟夫·默里（Joseph Moni）医生首次在一些孪生兄弟间移植肾脏成功，开创了人类器官移植的新时代。1963 年，美国的斯塔兹尔（Starzl）第一次在临床上施行原位肝移植。1967 年，南非的巴纳德（Barnard）进行了首例临床心脏移植，将一位 24 岁女性心脏移植到 56 岁男性身上，使之存活了 19 天。从 20 世纪 80 年代以来，世界范围内掀起了器官移植热潮，并由单器官移植向多器官联合移植方向发展。截止 1999 年 2 月，全球接受过各种移植的人数已累计超过 80 多万例次，长期存活率逐年提高。目前各种类型的脏器移植已成为人类医治某些疾病的有效手段。

（二）我国器官移植的发展

我国的器官移植从 20 世纪 60 年代起步，进入 21 世纪后发展迅速。1960 年，吴阶平教授开展首例肾移植；1974 年，第一例肾移植成功；1978 年，第一例肝移植成功；同年，上海第一例心脏移植成功，患者存活 109 天。30 多年来，我国已陆续开展了肾、心、肝、肺、胰腺、胰岛、甲状旁腺、肾上腺、骨髓、脾、角膜、睾丸、胸腺、甲状腺等 30 多种脏器组织的移植。目前已成为仅次于美国的世界第二大器官移植国。据卫生部统计，截至 2008 年底，全国累计完成肾移植 86800 例，肝移植 14643 例，心脏移植和肺移植分别为 717 例和 165 例。我国器官移植每年已超万例，其中开展最早、数量最多的是肾移植，每年逾 5000 例。与此同时，国内每年有约 300 万人在接受腹膜透析或血液透析，其中约 100 万患者需要进行肾移植以挽救生命；而其中只有约 1% 的患者能够获得器官移植的机会。目前我国器官移植供需比为 1∶150。

（三）国内外器官捐献开展情况

西方国家的器官捐献开展较好，比如在荷兰，18 岁以上的荷兰男女公民都应填写《人体器官捐献普查表》，然后由各级政府将普查结果逐级汇总到中央档案库，不满 18

岁的公民不得捐献自身器官；英国于 1972 年就开始发起题为"我愿死后帮助某些人活着"的器官捐献活动，每年散发 550 万张捐献卡；美国特别鼓励器官捐献，在学生中开展器官捐献的宣传、教育活动。在公民取得驾照的时候，都要询问是否有捐献器官的意愿，然后在驾照的背后打上标志。因此，西方国家许多人都立下遗嘱，死后愿将器官无偿地捐献给需要的人；法国则规定，凡生前未表示拒绝捐献脏器者，经治医院有权在其死后将脏器取出以供移植（此称为推定同意）。1986 年，国际移植学会颁布有关活体捐赠者捐献肾脏的准则。

受传统观念的影响，我国国民捐献的器官仍十分稀少，且主要以死刑犯捐献器官为主。这种现状远远不能满足临床器官移植的需要，造成器官来源严重短缺。但卫生部副部长黄洁夫表示，我国即将建立器官移植应对系统，包括受者管理系统、等待器官列表管理系统、捐献者管理系统和器官分配、匹配系统。该系统的公正性将由卫生部进行监管。

第二节　器官移植中的伦理问题

器官移植技术的临床应用使许多本来难以治疗的疾病得以治愈，使许多生命垂危的患者获得了生的希望，但其涉及的伦理、法律与社会问题也日益凸显出来。正因为器官移植引发的一系列伦理及心理问题尚未完全解决，在很大程度上影响和制约着器官移植在我国的应用和发展。

一、器官来源的伦理问题

从医学角度看，人体器官无疑是最佳的移植供体器官，而人体器官供体可来源于三种形式，即活器官、尸体器官和胎儿器官。近年来，为了解决器官移植供不应求的现象，又发展了异种动物器官移植、人造器官，国外还出现了器官买卖的市场。由于来源不同，围绕供体器官的一系列伦理问题也应运而生。

（一）活体器官移植的伦理问题

1. 风险与受益比　围绕活体供体器官的争论来自于两个层面：一是少部分双器官（例如肾）、再生器官（例如骨髓）的器官移植，医学为了挽救一个患者而伤害一个健康人，这种伤害是否道德？二是体内生命必不可少的单一脏器的移植，如心、脑等，其供体器官能来自于活体吗？

对此，存在两种观点：一种观点认为，对于受体来说，当因器官衰竭将面临死亡，活体供体给移植受体提供了更多的生存机会；活体移植有利于受体的生存利益；对于供体来说，在不危及自己生命和降低自己生活质量的前提下，自愿把自己的器官组织捐献给一个生命垂危的患者，并能使其生命得以拯救，这本身就是一种值得赞赏的利他行为。另一种观点认为，人体的重要单一器官如心、肺、脾、肝，在任何时候出于任何理由从健康活体身上摘取都是不允许的，无论在伦理上还是法律上都是难以接受的。而成对的器官如活体肾的移植主要以亲属间的移植为主。因此，器官活体来源最大的伦理学问题是"风险受益比"。在伦理学上，不允许因为挽救一个人而牺牲另外一个人。必须依照公认的医学科学标准，进行综合的利益与风险评估。只有在利益远大于风险，并且捐献者完全自愿的情况下进行的活体器官捐献，才是符合伦理学原则的。

2. **供体的情况**　活体器官移植中另一个伦理学问题是供体在什么情况下提供。如果供体是自愿捐献器官，而且供体可以不需要这个器官而维持其生活质量，或者供体已经不再需要这些器官了，此时供体器官利用就可视为符合伦理学原则。

3. **活体器官捐献存在的误区**　有些媒体的宣传报道有错误倾向，把活体捐献这样一个理想的道德行为过度渲染，容易使人在不自觉中把这种理想的道德行为变为义务的道德行为。这就迫使人们接受这样一个观念：如果你没有把你的器官捐献出来，那你可能就是不道德的。这种压力很微妙地影响到捐献者的自愿性，这是违反伦理学原则的。

（二）尸体器官移植的伦理问题

与活体器官移植相比，利用没有生命的尸体器官，似乎不存在什么伦理问题。但恰恰相反，尸体器官的利用，存在着比活体器官更为复杂、更难解决的伦理问题。

1. **尸体器官利用的自愿和知情同意问题**　目前我国97%以上的移植器官来源于尸体器官。尸体器官来源最关键的伦理学问题是自愿和知情同意问题。例如，在供体本人生前未表示捐献器官的意愿但也未表示反对时，能否作为供体？近亲属能否代表死者捐献器官？关于这类问题，我国《人体器官移植条例》给出了明确的规定（见附录）。

2. **机体神圣论思想的限制**　我国自古就有"身体发肤，受之父母，不敢毁伤，孝之始也。""生要全肤，死要厚葬"等观念。所谓生命神圣论包括机体神圣论至今仍有较大影响，因此捐献器官者甚少，导致了器官来源的匮乏。虽然人们从道理上明白用已经死去的亲人的遗体或器官去挽救一个人的生命是高尚行为，但面对自己刚刚死去的亲人，就将其尸体捐献出去，在情感上是难以接受的，人们往往认为这是对亲人尊严的亵渎和损害。

3. **尸体器官移植与脑死亡的伦理关系问题**　在面临不同的死亡标准时，何时摘取器官才是符合伦理要求的？从科学的角度讲，为了使移植手术成功，从供体上摘除器官到实施移植手术的间隔时间越短越好，新鲜而有活力的供体器官移植不仅可以提高器官移植的成功率，而且有利于患者术后的恢复和延长存活期。但如果按照传统的呼吸、心跳停止作为死亡的判断标准，呼吸、循环停止后会很快导致体内各个器官的缺血性损害，用已经损害的器官进行心、肺和其他重要脏器的移植几乎是不可能的。而脑死亡标准的出台和实施可以为器官的来源和器官移植的开展提供可靠的保障。因为，大脑死亡后体内其他器官还可存活一段时间，或应用现代医学技术延缓其他器官的死亡时间而为移植所用。

但需要明确的是，脑死亡标准的确立客观上有利于器官移植，但一定不是因为器官移植需要而去确立的。脑死亡的伦理之争从正面意义来讲是破除陈旧的观念，排除科学发展的阻力。从相反的意义上看，是防止利用脑死亡和器官移植谋杀他人。如果脑死亡的立法问题不解决，器官移植不仅不能造福于人类，而且还会引发较大的社会问题。尽管目前还没有出现过以脑死亡为借口引起的犯罪，但为了获得器官而进行的犯罪已经出现了。

（三）胎儿器官移植的伦理问题

1. 胎儿器官利用的困惑 胎儿器官移植是指把胎儿作为器官供体进行的器官移植。胎儿因组织抗原弱，排异反应小，移植成功的可能性大，在器官移植方面有着突出的优点。医学研究者希望能将人工流产的胎儿的某些组织、器官移植到患者身上，以治疗某些疾病。近几年，这一领域取得了巨大进展，为解除人类许多疾病带来了希望。但是，胎儿供体的情况非常复杂，如果利用已发生脑死亡的无脑儿作为供体一般不存在争议，无论从胎儿的双亲、医学需要，还是从社会的心理、国家的法律及伦理学角度，都可以得到认可。但是，如果用有脑并有严重缺陷的胎儿作为供体，或是用引产、流产产生的淘汰性胎儿作为器官移植的供体，这就存在一个相当复杂的生命伦理难题。且不说"胎儿是不是人"在伦理学界尚争论不休，晚期妊娠引产本身在国际上就是普遍受到禁止的。

2. 胎儿器官商品化问题 胎儿组织器官移植的伦理问题主要在于怎样做才合乎道德。一些妇女可能出于经济原因而有意流产出卖胎儿，即怀孕的目的就畸变为卖流产胎儿；另外，如果一些妇女怀孕后对流产举棋不定时，一旦知道流产会带来经济上的好处而选择流产，这就可能造成流产泛滥，危及妇女和胎儿。因此，有必要制定专门的伦理规范和法律，保证来自选择性流产的胎儿组织器官以道德上可以接受的方式使用。

1986年，瑞典提出了使用胎儿用于移植的道德准则。1987年，北京市神经外科研究所在进行胎儿黑质组织尾状核内移植治疗帕金森病时，制定了获取胎儿脑组织的伦理原则，其中包括：不违背现行法律；得到有关部门批准；流产孕妇因特殊原因必须终止妊娠；孕妇自愿贡献胎儿；胎龄小于16周、现代技术无法保证其存活；流产胎儿胎心停跳30分钟后摘取组织。1990年，美国科学事务委员会制定的道德准则主要是尽可能使产妇决定流产与她同意胎儿死后组织供移植用分开，其中包括遵守有关临床研究和器官移植的准则；供给胎儿所得经济价值不超过合理费用；胎儿组织器官的受体不应由供者指定；流产的最后决定是在讨论将胎儿组织器官供移植用之前；根据孕妇的安全来考虑决定人工流产的技术和时间；参与终止妊娠者不参加移植，也不应收取任何利益；移植应得到受者和供者双方同意。

此外，对供体胎儿及孕妇健康状况也应该有相应的标准，以保证受体的安全。通过立法禁止买卖胎儿组织器官，杜绝胎儿组织器官黑市交易。使用胎儿组织器官应取得夫妇双方同意，避免以后的法律和道德争议。公布胎儿组织器官移植的过程、批准、实施等，以便在公开监督下防止不道德行为的产生。

（四）死刑犯捐献器官的伦理问题

利用死刑犯捐献的器官进行移植手术，在国内外均不罕见。1956年，法国首次使用死刑犯尸体的器官。有些学者反对利用死刑犯尸体提供器官，认为死刑犯处于弱势地位，很难分清他们所谓的自愿捐献是否是真实的自愿。由于死刑犯是即将被剥夺生命的人，被执行死刑后无法为自己的器官被移植进行任何抗辩。所以，死刑犯在捍卫自己的这项权力时，是典型的弱者。况且在传统的观念中，死刑犯是罪大恶极而且十分"可耻"的犯罪分子，是世人潜意识里的坏人，死刑犯和死刑犯家属在道德领域里处于十分不利的境地，在这种漠视死刑犯的基本权利的道德价值观下，在执行罪犯死刑和摘取器官的过程中，更易于发生违反死刑犯的生命权和知情同意权的行为。因此，从伦理学的角度考虑，政府和社会都不应该鼓励死刑犯捐献器官，不鼓励利用死刑犯尸体或器官，因为很难防止医法两院联手犯罪。

我国1984年10月9日联合发布的《关于利用死刑罪犯尸体或尸体器官的暂行规定》指出：无人收殓或家属拒绝收殓的、死刑罪犯自愿将尸体交医疗卫生单位利用的、经家属同意的死刑罪犯尸体或尸体器官可供利用。但国际社会却对此存在担忧，他们担心在被囚禁的环境下，很难保证死囚有真正自愿选择的自由。目前，我国政府对死刑犯尸体或者器官的态度是：利用死刑犯尸体或者器官要十分慎重，要在严格执行有关规定的前提下进行。利用时必须符合以下条件：第一，必须经过被执行死刑的罪犯本人书面正式同意。在我国被执行死刑的罪犯都是具有完全行为能力的人，应自愿提出本人被执行死刑后尸体或者器官可以被利用。这与其他公民自愿在死后捐献遗体供医学研究或者器官移植使用是一样的。死刑犯自愿同意利用其尸体或者器官，其动机有的是出于对被害人的真诚悔罪，有的是出于对社会作出贡献等。第二，必须经省级卫生行政部门和省级高级人民法院批准。第三，利用单位必须经省级以上卫生行政部门批准并具有医学科学研究或移植手术的资质。

（五）异种器官移植的伦理问题

异种器官移植是将动物的器官移植到人体上，以达到治病救人的目的。将不同物种的部分器官结合起来在中西方的古代神话中都有类似的描述。在医学科学高度发展的今天，神话已经成为现实。自1905年一位法国外科医生把兔肾脏的一块切片植入患者肾脏中，完成首例异种器官移植后的近100年的时间里，人类进行多种动物器官移植于人体内的研究。但由于异种间组织差异太大，排异反应剧烈，现有的免疫抑制药物无法有效控制排异反应，使异种器官移植举步维艰。随着基因工程的发展，异种器官移植又出现了新的转机。

然而，异种器官移植研究无论成功与否，其引起的比同种移植更为敏感和复杂的伦理道德问题同样值得伦理学界的关注和讨论。

1. 异种移植供源问题　以何种方式、在多大程度上人类把其他动物的器官和组织作为移植的供源，在伦理上是可以接受的？来自动物保护主义者的观点认为：动物作为生命也具有生存的权利，不能欺负人家不会说"人"话；宗教中的印度教和佛教没有把动物和人的界限划分得很清楚，认为动物和人均是生物界的一部分。

2. 人类物种的完整性　有一种观点认为：即使异种移植被证实为安全、有效的，它对人类个体和整体基本的完整性和内在价值还是提出了挑战。动物的器官移植给人，形成"人和动物的'嵌合体'",宿主可能受其供体物种的影响而产生心理、情感或行为等的变化,从而出现弊端。但另一种意见认为,特定的基因决定了人类物种的特征,但物种的界限并不是神圣不可侵犯的,而是通过其他许多过程一直在改变。我们与其他物种之间的同源关系、共同演化和相互依赖在生物学上是显而易见的,应该把人理解为自然属性和超越自然属性的社会、精神属性的统一整体。

3. 异种移植的安全性 人们普遍担心实施异种器官移植术后,动物携带的某些病毒在动物体内并不致病,进入人体后,因其环境的改变,或者与人类自身病毒相结合就有可能致病,甚至引起某些特殊疾病的大流行;跨物种感染引起的后果不仅涉及个人、家庭和社区,而且可殃及国家和整个人类。对于异种移植的安全性问题的伦理关注必须从个人、家庭、社区扩展到国家、人类、地球、未来世代,在全球生命系统内考虑自主性、受益性和安全问题。

4. 异种移植的高费用 一旦异种移植手术成功,高昂的费用将会使国家的卫生资源难以承受,或者异种移植只会成为富人的一种专利。

总而言之,异种器官移植将会在较长时间内被关注、被讨论、被研究。

二、器官移植受体的伦理问题

在器官移植技术日趋成熟的今天,器官作为稀有的卫生资源必然存在着如何分配的伦理难题。目前我国存在着患者与设备、器官、资金短缺的矛盾,尤其是器官供不应求。那么有限的器官应如何分配?哪些人应优先接受移植术?受体应如何选择?这些问题成为伦理学研究和探讨的热点。

一般认为,器官移植是救命的技术,而不应该是用来赚钱的技术。如果仅依据支付能力来分配器官这种稀缺资源,造成器官移植仅能为富人享有,将穷人排除在外,这是不公正的。应从医学标准、社会价值、个人及社会应付能力以及医学发展的科研需要综合判断。目前器官移植受体的选择一般可分为医学标准和非医学标准两个方面。

(一)医学标准

器官移植应首先考虑医学标准,即移植成功的概率。医学标准应由医务人员进行判断。医学标准体现了"需要决定"的最基础的公平原则。主要包括以下几个方面:

1. 年龄适宜。高年龄患者手术后恢复能力差,也容易出现并发症。所以,受者年龄一般应小于60岁。

2. 无影响移植成功的疾病。如全身严重感染、活动性结核、肝炎、消化道溃疡等。

3. 组织配型良好。否则,严重的排异反应将导致移植失败。此外,各种器官的移植,还有各自一些特殊的医学标准。

(二)非医学标准

非医学标准即社会标准。社会标准是指在有器官移植适应证的患者中选择谁先做移植。由于器官来源极其短缺,器官分配职能相对公平,因此产生了可供选择的社会标准参考项目：

1. 社会价值。
2. 在家庭中的地位和作用。
3. 经济支付能力。
4. 受者病情需要的迫切程度。
5. 受者行为方式与疾病的关系。

上述标准按何次序排列，取决于一个国家和地区通行的社会规范和价值观念，但基本的原则是先考虑医学标准，再考虑社会标准。

我国《人体器官移植条例》规定，申请人体器官移植手术患者的排序，应当符合医疗需要，遵循公平、公正和公开的原则；我国《器官移植伦理原则》中提到，受体选择的参考标准为：社会价值、在家庭的地位及作用、经济支付能力、医疗资源的公正分配等。

美国医院伦理委员会制定了合理分配卫生资源的五个原则：①回顾性原则，照顾患者过去的社会贡献。②前瞻性原则，考虑患者未来的社会作用。③家庭角色原则，考虑患者在家庭中的角色及作用。④科研价值原则，有科研价值者优于一般患者。⑤年龄寿命原则，考虑患者可生存期限及生活质量等。

三、获取供体器官途径的伦理问题

（一）自愿捐献

自愿捐献是收集人体器官的最理想的方式。自愿捐献的道德合理性在于强调了自愿和充分知情同意前提下的利他目的。任何人在任何情况下，使用强迫的手段获取他人的器官，都是不道德的。1968 年，美国制定的"统一组织捐献法"，体现了"自愿捐献"的伦理原则。该法的基本条款是：①任何超过 18 岁的个人可以提出捐献他身体的全部或一部分用于教学、研究、治疗或移植的目的。②如果个人在死前未做捐献表示，他的近亲可以如此做，除非已知死者反对。③如果个人已作出这种捐献表示，不能被亲属取消。

该法强调了"自愿"的原则。如果个人生前反对捐献尸体，死后任何人也不得捐献；同样，如果个人生前自愿捐献尸体，死后任何人也无权阻止。

我国《人体器官移植条例》同样强调了自愿捐献原则。条例规定：人体器官捐献应当遵循自愿、无偿的原则；公民享有捐献或者不捐献其人体器官的权利；任何组织或者个人不得强迫、欺骗或者利诱他人捐献人体器官；公民捐献其人体器官应当有书面形式的捐献意愿，对已经表示捐献其人体器官的意愿，有权予以撤销；公民生前表示不同意捐献其人体器官的，任何组织或者个人不得捐献、摘取该公民的人体器官；公民生前未表示不同意捐献其人体器官的，该公民死亡后，其配偶、成年子女、父母可以以书面形式共同表示同意捐献该公民人体器官的意愿。

（二）推定同意

推定同意是指如果没有事先声明死后不捐献尸体或器官，那么就认为是同意捐献。推定同意一般是由法律或政府授权给医生，允许他们在尸体身上收集所需的组织和器官。随着器官移植的普遍开展，自愿捐献的器官远不能满足临床需要，因此许多欧美国家实行了推定同意政策，以增加器官来源。

推定同意有两种形式：一种是国家和法律给予医生全权来摘除有用的组织和器官，不考虑死者或亲属的意愿；另一种是法律推定，即如果没有来自死者本人或家庭成员特殊声明或登记表示不愿意捐献时，就被认为是愿意捐献，医生可以进行器官的摘取。

在我国，为了解决器官来源问题，有关专家建议，除了鼓励自愿捐献外，也可以尝试推定同意的方式。在我国现有公费医疗范围内可采取第一种形式的推定同意；在自费医疗范围内采取第二种形式的推定同意。在采取第二种形式时，要注意方式和时机，不应该在患者将死或刚死时去询问家属是否反对，而应该提前在另外场合下进行。也有专家对推定同意持反对意见，认为推定同意使自愿同意的意识受到损伤，没表示不同意与同意不一样，表示同意基于自主性，而将没表示不同意就等于同意不是基于自主性；推定同意还会使患者对医生的不信任感增强，使临死的人感到不安全；推定同意的系统过于复杂，还将促使器官买卖的出现。

我国的器官移植立法既要符合医学伦理和道德原则，也要符合我国的国情，要遵循自愿捐献、知情同意、自主决定、非商业化、公平公正、人文关怀和技术准入的原则。基于我国人民群众长久以来形成的传统观念，目前我国还不宜实行推定同意捐献政策，应保证死者的亲属充分知情和同意，否则不宜进行尸体器官的摘取。

（三）器官商品化

关于器官是否允许商品化，有不同的观点和看法。有一种观点认为，建立器官市场，允许个人买卖器官可以增加器官供应，解决短缺。个人或委托代理人应有权使用和处置他们的身体。另外，器官市场的建立将改善移植质量，也可以缓和医务人员与供体家属之间的矛盾。反对的观点认为，以盈利为目的的器官市场发展的必然结果是两极分化，穷人只能出卖器官而享受不到器官移植的好处；穷人在绝望的情况下被迫出卖器官，不可能做到真正的自愿同意。器官的市场化最终将导致器官和移植质量的下降。

目前，买卖器官被大多数国家和地区法律所禁止，这是明智的。我国《人体器官移植条例》则明确规定，人体器官不能买卖，按照国际法通用的原则，买卖器官也是绝对不允许的。

无论在我国或其他国家，大多数人都有自愿捐献的想法，如果再有合适的政策鼓励和法律保障，自愿捐献必定成为供体器官的最大来源；同时，按照严格法律和医学程序的捐献可以最大限度地保证器官的高质量。当然，国家通过政策支持以及一定形式的补偿措施来鼓励器官捐献，如减免部分治疗费、丧葬费，家属成员有优先得到移植的器官，此种鼓励措施也会被社会和公众所接受。

案 例

一名来西安打工的 23 岁小伙吴某向陕西华商报写信说："我打工时认识了一位家境贫寒、患白血病的 19 岁花季少女。她是那么活泼天真，热爱生命，我真不忍心看到她小小年纪就走向死亡，而我唯一能做的就是卖掉自己的肾脏为她支付医疗费。"吴某的善良确实令人感动。而户县一位不愿透露姓名的人则不同，他说："我外出做生意赔了，向亲朋所借的一大笔本钱血本无归，希望你们帮我联系，把我的肝、肾、骨髓以及血液出售给需要的医院和患者。但有一个前提，那就是出售器官后不能给我的身体及以后生活带来任何影响"（摘自《中国质量万里行》，2002 - 11）。

思 考

1. 人体器官买卖究竟是否违法？
2. 出于利他目的的器官买卖是否被允许？

第三节　器官移植相关法律及伦理原则

器官移植伦理研究以器官移植的理性问题为其研究对象，以生命伦理原则为理论依据，从人类发展的自身利益出发对器官移植进行理性思考；从哲学的高度考察器官移植的道德价值，从社会公平与正义出发，讨论人体器官这种稀有资源的收集、分配问题；探讨器官移植实施过程中社会、医疗组织、医务人员的道德责任。器官移植伦理研究既可反映社会对器官移植技术进行控制的诉求，又可为这门新的医学技术发展清除障碍。

一、器官移植相关的法律法规

器官移植关乎人类的健康及安全，器官移植过程中各方利益的调整均需要立法来解决。因此，器官移植必须有相应的法律、法规作为保障。2006 年 3 月 27 日，卫生部发布我国首部《人体器官移植技术临床应用管理暂行规定》，并于同年 7 月 1 日起施行。2007 年 3 月 21 日，国务院又公布了《人体器官移植条例》（下称《条例》）。《条例》明确指出人体器官不得买卖；器官移植机构要设立伦理委员会；医疗机构临床用于移植的器官必须经捐赠者书面同意；捐赠者有权在器官移植前拒绝捐赠器官。《条例》强调，对不符合法律法规和医学伦理学原则的，不得开展器官移植。该条例填补了我国行业法规的空白，但并未对器官的来源和分配问题作出实质性的规定。因此，该条例尚无法缓解我国人体器官移植供需之间的根本矛盾。

目前，多数国家有器官移植的相关法律，如《器官移植法》、《器官摘取法》、《器官捐献法》等，力求既保障受者，也保障捐献者的基本权利。据有关专家介绍，早在1986 年，国际移植学会就发布了有关活体捐赠者捐献肾脏的准则，其中指出：只有在找不到合适的尸体捐赠者或有血缘关系的捐赠者时，才可接受无血缘关系者的捐赠。接受者本人或家属，或支持捐赠的机构，不可付钱给捐赠者，以免误导人们器官可以买卖。

我国部分大城市也根据本地情况先后颁布了器官捐献或移植的地方性法规。2001年 3 月 1 日，上海市施行《上海市遗体捐献条例》，这是我国第一部关于遗体捐献的法规。2001 年 1 月 5 日，由广州市红十字会、卫生局、民政局、公安局、司法局联合制定的《广州市志愿捐献遗体管理暂行办法》正式启动，广州市成为继北京、上海等城市之后又一个将遗体捐献纳入法规化管理的城市。2003 年 8 月，深圳市颁布了我国第一部地方性的器官移植法规，对器官移植实行严格的准入、审查与监督，对器官移植涉及的各种权利、义务进行规范。在此之前，我国台湾省于 1987 年 6 月 19 日率先出台了《人体器官移植条例》。

目前，我国的《人体器官移植条例》已进行了第一次修订，其中重要修订内容包括对从事器官移植的医护人员正式实施资质认证。以往的法规条例只是注重了对合法开展器官移植医疗机构的资质认证，注重对违法、违规机构的惩罚，却忽略了对"个人"的处置。修订后的《人体器官移植条例》将在认定"专科"医院的同时，也对从业人员实行准入认定。今后凡发生器官移植违法、违规行为的，对相关责任人同样可以"暂停"或"吊销"器官移植专科医师资格。

有专家强调，我国在制定器官移植法律的同时，应继续出台器官捐献法、脑死亡法以及器官移植伦理学指南等相关配套的法律法规，使我国器官捐献及移植"正规化、合法化、公开化、国际化"。

二、器官移植的伦理原则

器官移植在改善人类健康、挽救人类生命的同时，也带来了许多伦理问题，如器官来源中的伦理问题、器官捐献中的伦理问题、死亡标准涉及的伦理问题、器官分配中的伦理问题等等。上述问题直接影响着这项先进医疗技术的发展，迫切需要我们认真研究、探讨并提出相应的对策。在器官移植中，应当遵循以下伦理原则：

1. **自愿原则**　公民享有捐献或者不捐献其人体器官的权利；任何组织或者个人不得强迫、欺骗或者利诱他人捐献人体器官。活体器官捐献出于自愿，不得附加任何条件，从尸体上摘取器官和组织，最好有死者生前自愿捐献的书面或口头遗嘱。捐献人体器官的公民应当具有完全民事行为能力。公民捐献其人体器官应当有书面形式的捐献意愿，对已经表示捐献其人体器官的意愿，有权予以撤销。

2. **知情同意原则**　实施人体器官移植前，医疗机构应当向人体器官的受体、供体及其家属告知手术目的、手术风险、术后注意事项、可能发生的并发症及预防措施等，并签署知情同意书。医疗机构开展试验性人体器官移植前，应当履行告知义务，征得患者本人及其家属书面同意。

3. **有利原则**　必须依照公认的医学科学标准，进行综合的利益与风险评估。只有在利益远大于风险，并且捐献者完全自愿的情况下才是伦理学可以接受的。从事人体器官移植的医疗机构应当保存活体器官捐献人的医学资料，并进行随访。医疗机构摘取尸体器官的，应当对尸体进行必要的、符合社会伦理道德的处理。

4. **公平合理原则**　医学标准可以是：①适应证。②年龄适宜。③无影响移植成功的疾病。④组织配型良好。

社会标准可以是：①社会价值。②在家庭的地位及作用。③经济支付能力。④等待时间。⑤医疗资源的公正分配等。

5. **隐私保密原则**　供体与受体要双盲。需要器官的患者不能和要捐赠的供者直接接触。从事人体器官移植的医务人员应当对人体器官捐献人、接受人和申请人体器官移植手术的患者的个人资料保密。

6. **避免商业化原则**　任何组织或者个人不得以任何形式买卖人体器官，不得从事与买卖人体器官有关的活动。

7. **技术准入原则**　未取得器官移植相应专业诊疗科目登记的医疗机构不得开展人体器官移植。不具有人体器官移植技术临床应用能力的执业医师，不得开展人体器官移植。

案 例

美国加州16岁少女亚拉刚刚过完16岁生日，就被告知已患慢性白血病，唯一有效的方法是进行骨髓移植。为救女儿，孩子的父母听从医生的建议决定再生下一个孩子，希望在仅有25%可能性中能幸运的生下一个与女儿骨髓同型相容的孩子。结果如愿以偿生下了妹妹玛丽莎，骨髓与姐姐完全相同。当玛丽莎14个月时，医生用她的骨髓为亚拉实施了骨髓移植。1年后，亚拉完全恢复了健康（摘自《百度文库》）。

思 考

1. 生下玛丽莎的目的是为了救姐姐的命，这对玛丽莎是否公正？
2. 父母或医生是否能真正代表玛丽莎的利益？

学 习 小 结

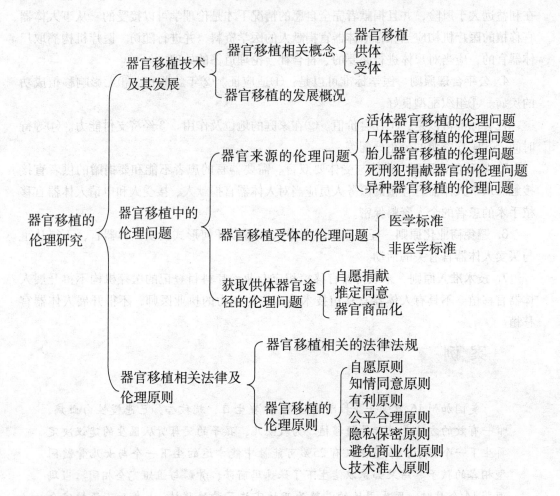

复习思考题

1. 用于器官移植的器官来源有哪些。

2. 阐述器官买卖的利与弊。

3. 试分析我国器官移植供体来源缺乏的原因。

4. 两个患者需要肝移植。患者甲，男性，50 岁，因多年酗酒患严重肝硬化。另一位患者乙，男性，23 岁，待业青年，在帮人捉拿小偷时而被刺伤，肝脏破裂，危在旦夕。不巧的是医院只有一个可供移植的肝脏。经检查两者的组织配型均符合。但是甲有钱，能承担全部费用，而乙付不起移植费用。请问肝脏应该移植给谁？为什么？

第八章　生命与生殖护理伦理

【学习目标】

识记：1. 能迅速说出避孕、人工流产、绝育、辅助生殖技术、克隆技术、基因工程的概念。

2. 能正确列举生育控制技术及辅助生殖技术的内容及缺陷新生儿的分级。

理解：1. 能用自己的语言正确表述优生技术及辅助生殖技术的伦理原则。

2. 能正确阐述人类基因治疗的伦理原则。

运用：学会应用生育控制技术中医务人员应遵循的护理伦理原则指导临床实践。

链　接

大山深处的"白衣娘子军"

在大凉山深处的美姑县，有一群身穿白大褂的妇女，人们亲切地叫她们"白衣娘子军"。她们就是美姑县计划生育服务站的姐妹们。不管是烈日炎炎的夏天，还是寒风刺骨的冬日，当地的群众都会经常在山路上看到"白衣娘子军"负重前行的身影。她们常年背着沉重的器械、药品和宣传册奔走在各个村寨之间，给村民看病送药，排忧解难。2010年12月，全国计划生育进行科技大练兵活动，这群姐妹在凉山州17个县市中脱颖而出，荣获了先进单位，职工李春敏和白晓玲同时荣获了先进个人，成为全国的学习榜样。

美姑县是一个沟壑纵横的山地县，散居又是美姑彝族的传统，大部分村寨都没有通车，没有电。要工作就要徒步进村，还得背上发电机、B超机、药品、手术器械。她们一年最少也要进村入户两次，对当地的妇女进行孕、环、病"三查"工作。常年的"三查"工作中，美姑县计划生育服务站的每个人都经历过挨饿、摔伤和被狗追咬的遭遇。刚开始开展计划生育服务工作时，部分村民对计划生育政策和知识不理解，有的将她们拒之门外，有的放狗咬人，甚至还有的村寨集体装病，工作开展得极其艰难。然而，这群"白衣娘子军"没有在困难面前退缩，她们通过集体宣传，个别交谈等方法给村民讲解计划生育和优生优育的重要性和必要性，渐渐地和村民越走越近。如今，主动走进县计划生育服务站咨询优生优育知识、领避孕药品的人络绎不绝。避孕，曾经让美姑群众难以启齿的话题，亦成了家常话题。每年的"三查"成为育龄妇女们必做的要事。2010年，美姑县计划生育服务站共检查育龄妇女11368人次，放环962人，取环183人次，人工流产1915人次，引产151人次，生殖健康保健1961人次，发放叶酸162人次。全县长期使用药具人数达21316人。

　　服务站也因为卓有成效的工作先后荣获四川省计划生育系统先进单位，凉山州文明标兵单位，第二届劳模先进单位，"巾帼"文明示范岗，县人才示范岗等荣誉。新一轮的"三查"工作又开始了，美姑县计划生育服务站的"白衣娘子军"继续背着机器、药品、知识和政策，又走进了山寨（摘自《凉山日报》，2011-5-11）。

　　自20世纪70年代以来，我国生命与生殖技术步入了一个崭新的时代。生育控制和优生技术旨在控制人口数量，提高人口质量，是一项关系家庭幸福、民族繁荣的伟大事业。辅助生殖技术的应用给不孕症患者带来了福音；人类基因治疗的研究和应用可借助医学的力量来预防和治疗疑难疾病。然而，随着高新技术在医学领域中的大量应用，越来越多前所未有的伦理问题也相伴而生。这些伦理问题对传统的医学伦理提出了严峻的考验和挑战。

第一节　生殖控制技术护理伦理

　　生育控制技术是指现代社会对人口的生育予以有计划的控制，以抑制人口快速增长，保障人类更好地生存与发展。生育控制包括对正常人群生育权利的控制和对异常特定人群生育权利的控制。前者着眼于控制人口数量，如我国实行的计划生育政策；后者更着眼于提高人口质量，对一些严重影响后代生命质量的特定人群实行生育控制技术，主要包括避孕、人工流产、绝育等。生育控制是人类对自身的生育从自然选择转向人工选择的开端，它不仅仅是一个技术问题，其中涉及的许多伦理问题历来是生命伦理学关注的焦点。

一、生育控制技术中的伦理问题

（一）避孕伦理

　　1. 概述　避孕（contraception）是指运用一定的技术和方法，防止或阻止妇女怀孕的一系列措施。避孕是一种既不影响正常性生活和身体健康，又能根据夫妇意愿随时恢复生育的科学方法。

在很长一段时期内，避孕一直未被社会广泛地使用，采取这种行为的人得不到社会舆论的认同，甚至被指责为不道德，究其原因有三个方面：首先是社会经济因素，在传统的农耕社会中，以土地为主要生产资料的农业具有较大的容纳劳动力的弹性，人口数量增加并不会给经济发展造成负面影响，相反还可以推动经济增长。其次，一些宗教文化（如基督教）也对人的生育行为给予支持，认为人们结婚必须生儿育女，没有生育意向的婚姻是一种罪行。第三是技术方面的原因，历史上反对避孕的主要原因是避孕药或避孕装置不但无效，而且可能不安全，有损人类健康。

但是随着社会经济的飞速发展和人口的迅速增长，以及安全、高效、无痛苦的避孕技术和方法的问世，人们对避孕的认识已经发生了巨大的改变。

2. 避孕引发的伦理问题

（1）避孕会增加人工流产的几率：避孕失败就要施行人工流产，鼓励避孕会不会导致更多的人工流产？尤其是现在，人们已普遍认为生育不是绝对义务，所以万一避孕失败就会求助于人工流产。事实上，无论是鼓励避孕还是禁止避孕都有可能导致人工流产，二者不存在必然关联，主要取决于当时的社会文化氛围。而仅因为避孕技术的应用就会导致人工流产增加这一说法是没有根据的。

（2）避孕会导致人们放弃生育权利：避孕在一定意义上的确是把婚姻与生育分离开来了，这种分离会不会使人们放弃生育的权利，最终影响社会的利益与人种的延续？应当承认这种潜在的可能性是存在的。但避孕与生育又存在统一性，避孕的根本目的是为了有节制的生育、更合理的生育。因此，在避孕政策实施的同时，需要社会从宏观上加以控制和调控。人口增长过快时，应对避孕加以鼓励；人口出生率过低时，应对避孕加以限制。

（3）避孕会引起性关系混乱：避孕技术的使用，改变了人们的性观念，使性关系更加自由，导致婚前及婚外性关系的滥用。尽管避孕等手段在一定程度上有可能导致性关系混乱，但这不是避孕必然导致的结果，并且这一负面效应是完全可以通过加强教育以道德和法律来约束和控制的。

（二）人工流产伦理

1. 概述　流产（abortion）可分为自然流产（natural abortion）和人工流产（artificial abortion）。人工流产是医务人员利用医学技术终止妊娠的一种手段，根据其性质分为治疗性人工流产和非治疗性人工流产。治疗性人工流产一般是为了保护母亲的健康或生命而采取的措施，也得到法律的支持和伦理的保护。而非治疗性的人工流产则常常引起伦理和道德的争论，在很长的一段时间里，由于受宗教观念和旧道德观念的影响，人为地终止生命的自然成长常常被当做是非法的，是不道德的，甚至是犯罪。

2. 人工流产引发的伦理问题

（1）胎儿的权利：胎儿是不是人，是否和成人一样具有同等的权利？此争论主要是基于人们对胎儿的法律和道德地位有着不同的看法。一种观点认为，从怀孕的瞬间开始胎儿就拥有了生命的权利及完全的道德上的权利，因此胎儿有生存的权利，实施人工流产就是杀人；另一种观点则认为，怀孕早期的胎儿还不具有完全的生存和道德权利，是可以实施人工流产的，但在怀孕后期胎儿已拥有生存权利，此时实施人工流产就属于不道德的行为。但是，非治疗性人工流产的伦理辩护是国家利益和全人类的利益所在，同样必须得到尊重。问题的关键是在孕妇的生殖权利、胎儿的生存权利与国家和全人类的利益之间找一个平衡点。人的存在不单包括生物学方面和遗传学方面，更应包括社会学方面。"人的本质是社会关系的总和"，因此认为胎儿从分娩后才开始得到社会承认，在伦理上是有理论依据的。为了计划生育、有效地控制人口，我国允许人工流产，但更提倡以避孕为主，因为反复人工流产和大月份引产会影响妇女的健康。在避孕失败或由于其他原因而造成计划外妊娠或必须终止妊娠时，作为一种补救措施，人工流产是必要的。它不仅使妇女能够主动地掌握生育的控制权，保护了孕妇的身心健康，而且有利于避免先天性缺陷儿的出生，提高了人口素质，这些对于人类的长远利益都具有重要的伦理意义。

（2）自主选择胎儿性别：人们该不该自主选择胎儿的性别，这也是生命伦理学争论的问题。现代辅助生育控制技术的发展给人为地选择性别提供了技术上的支持。临床上，人工流产有时可作为阻止性别连锁遗传性疾病的方法或手段。例如，血友病、红绿色盲等疾病，通常在下一代的男性身上体现；相反，红斑狼疮以女性发病为主。因此，只要通过产前性别鉴别，选择生育男性或女性后代，就可以避免遗传性疾病的继续遗传。然而，在现实社会中，不少人之所以要利用性别选择技术，只是想达到符合自己繁衍后代的某种目的，比如受重男轻女等传统观念的影响，为了获得男孩，不惜堕掉女胎。这种做法会导致严重的社会后果：一方面，出生性别比的失衡，客观上将使人类长期维持的男女对应的性别平衡被打破，必然会造成对人类或社会的整体利益的危害；另一方面，会导致人工流产的滥用，也可能反而会促使遗传性疾病增多。因此，违反男女性别的自然比，滥用人工流产，势必给社会、家庭带来严重的威胁与损害，这显然是有悖于伦理道德原则的。从生育伦理的角度看，为防止部分个人选择的偏差导致社会两性人口构成比的失衡，应尊重生育性别的"自然选择"，采取行政的、法制的手段，加大对非法胎儿性别鉴定及非法终止妊娠行为的打击力度。

（三）绝育伦理

1. 概述　绝育（sterilization）是指对男性输精管或女性输卵管做手术，以切断、结扎、电凝、环夹或用药等手段，阻止精子与卵子相遇，以起到长久或永久避孕作用的一种技术。

绝育的目的主要有：一是治疗目的，患有某些疾病如子宫肌瘤等，如果继续怀孕对妇女和胎儿都会带来致命的危险，通过绝育可保障母亲平安；二是避孕目的，或由于社会控制人口数量的需要，或出于夫妇个人的考虑，通过绝育可达到不再生育的目的；三是优生目的，如果夫妇一方或双方患有严重遗传病，绝育可保证遗传病不再遗传给下一代，也可改善人类基因库质量；四是社会性目的，为社会需要或某类"工作"需要而绝育；五是惩罚目的，历史上有些民族对于犯罪或反社会行为，尤其是强奸和其他性犯罪，用绝育作为惩罚手段，如中国古代刑法中就有宫刑。

2. 绝育引发的伦理问题 绝育有自愿的，即得到受绝育术者本人知情同意的；也有非自愿的或义务的，即无需得到本人同意的，如有些国家的法律规定，智力严重低下的人必须接受绝育术。一般而言，无论是出于个人动机，还是出于社会动机，只要是从合理、合法的愿望和目的出发，如个人不愿多育、为了事业不愿生育、为了疾病的治疗和预防、为了控制人口和提高人口质量等，这类绝育是符合伦理学原则的。

但绝育在具体的实施过程中依然存在伦理上的争议：能否对患有严重遗传性疾病的患者，尤其是智力严重低下者实施强制性的绝育？这需要从有利、尊重、公正和互助等原则组成的伦理框架来分析和评价。

（1）从有利原则来看，对智力严重低下者施行绝育是否符合他们的最佳利益？可以给他们本人、他们的家庭、社会带来哪些好处？众所周知，智力严重低下者生育严重缺陷子女的比例很高。这些有严重缺陷的孩子势必给父母、家庭和社会带来沉重的负担，尤其是这个负担严重影响到资源分配时，就不得不考虑当事人、家庭以及社会的利益。

（2）从尊重原则来看，对智力严重低下者施行绝育是否侵犯了他们的生育权利？生育和结婚不同，生育权利的行使也带来相应的养育子女的义务。智力严重低下者有性的生物学欲望，但他们缺乏对后代尽义务的意识和能力，这样就会造成对其自身、子女及家庭都不幸的后果。因此，采取限制智力严重低下者生育权利的绝育措施在伦理上是允许的。

（3）从公正原则来看，对智力严重低下者施行绝育是否有利于对资源的公正分配？在一个智力低下者人数较多的地区，他们所占有的生活费用、医药费用的份额很大，影响这些地区的发展，造成对资源分配的不公，这也是导致这些地区贫困落后的一个重要原因。贫困和落后反过来也影响了对智力低下者的支持和照顾。

（4）从互助原则来看，对智力严重低下者施行绝育是否有利于社会的团结互助？对智力严重低下者施行绝育，如果开展得好，能解除他们因生育带来的种种不幸，也就促进了家庭和社会利益，这样做能有利于更公正地分配资源，当然也就有利于社会的团结互助。

二、生育控制技术中的伦理原则

（一）避孕的伦理原则

1. 选择合适避孕方式 目前，在国内外常用的避孕药具多达万余种的情况下，医护人员不得强制不同对象使用同一种避孕方法，而应全面细致地了解避孕对象的具体条件，充分考虑其适应证和禁忌证，认真负责地为其选择最佳避孕方法。

2. 耐心宣传 护士有责任向广大育龄青年宣传国家计划生育政策，普及生殖生理、性知识和有关计划生育的科学知识，使其自觉自愿地实行计划生育。同时，避孕节育是男女双方的事，护士应宣传男女平等，夫妇双方具有同等义务。

3. 尊重避孕者的自主权 在不违反国家计划生育法的基础上，避孕者在避孕方式和避孕时间的选择上应享有充分的自主权。

4. 科学规范操作 护士在配合医生进行计划生育手术时，必须持有严肃认真的科学态度和高度的责任感。严格执行消毒制度和操作规程，做到稳、准、轻、快；同时，护士不能参与非法的取环、开假证明以从中谋取私利等违法乱纪活动。

（二）人工流产的伦理原则

1. 确认流产对象，降低手术风险　人工流产毕竟是对妇女健康不利的手术，医务人员应严格按照手术适应证和禁忌证确定合适的流产对象和合适的人工流产时机，尽可能减少手术给妇女健康带来的不利影响。术前还应征得受术者和家庭的同意和配合，不可强制实施人工流产。

2. 规范手术操作，妥善处理胎儿　医务人员在术前要正确诊断，及时了解患者的其他情况，手术中要严格执行操作规程和确保手术安全，努力做到稳、准、轻、快，尽量减少并发症。术后要予以安慰体贴，并交代恢复中的注意事项。要尽量避免术中粗暴操作造成受术者流产不全、子宫穿孔。同样要避免对患者不闻不问、漠不关心或态度粗暴。对流产的胎儿的处置应征得受术者同意，根据有关规定妥善处理，避免日后引起法律纠纷。

3. 诚待非婚孕妇，维护孕妇利益　人工流产还涉及非婚妊娠处理的伦理问题。非婚妊娠的妇女中虽然某些有不道德的行为，但她们仍享有平等的医疗权利。当非婚妊娠妇女来医院要求人工流产时，医护人员应像对一般患者一样对待她们，手术中应同样按常规认真操作，决不能草率从事。医护人员应主动关心和安慰她们，不能在语言上和行为上给她们增加心理压力，甚至粗暴操作对其进行惩罚。这样做只能使非婚妊娠妇女的心理创伤加重，以致消极悲观，甚至走上绝路；或使一些人不敢去医院进行人工流产，私自堕胎，造成严重的并发症和后遗症。对于非婚妊娠妇女，护士同样有保密的道德责任和义务，随便泄露她们的隐私是不道德的行为。任何护士都不能参与非法的秘密人工流产，给社会造成不良后果。

（三）绝育的伦理原则

1. 做好术前术后解释工作　受术者都是健康人，在心理上没有以手术解除痛苦的需要，故常伴有疑虑和不安，如怕手术疼痛、出血，怕有后遗症影响今后的劳动和夫妻生活，怕做手术后万一发生意外不能再生育，以及手术者能否胜任等。因此，医务人员需对受术者开展有针对性的、细致的思想工作，加大对计划生育意义的宣传力度，对手术过程中保证安全的措施进行细致讲解和分析，使受术者对手术有基本的了解，提高受术者信心，达到使其消除顾虑、稳定情绪、安心手术的目的。无论术前、术中及术后，医务人员必须态度和蔼亲切，使受术者在良好的心理环境下进行手术。

2. 掌握手术适应证和禁忌证　手术者应熟练掌握绝育手术技术，并对技术精益求精，手术中要严格按无菌要求操作，做到稳、准、轻、快，尽量减少术后并发症的发生。违反手术常规，忽视手术适应证和禁忌证，手术中粗枝大叶以致发生医疗事故的，都是不道德行为。

3. 宣传最佳节育方式　医务人员有责任宣传和选择最佳的节育方式，使手术性绝育对受术者损伤最小、引起的痛苦最少，而获得的效益最大。目前，在计划生育工作中，夫妇双方多是女方接受绝育手术，男方则很少。造成这种"女多男少"的原因是群众受传统伦理思想的影响和缺乏有关的生理知识。许多人片面地认为绝育与生育一样是妇女的责任，与男性无关。更多的人则认为男性做了绝育术后，不仅会失去生育能力，而且也可能会失去男性功能和男性特征，影响性生活和夫妻感情。根据临床实践证实，男性绝育手术具有操作简单，时间较快，手术并发症少的特点；对于不准备再生育的夫妇，男性绝育手术是最简便而适合的绝育方法。从医德要求来说，应重视和大力提倡男性绝育术，对此医务人员有义务进行宣传。

案 例

　　江苏省南通市儿童福利院的女孩兰兰和琳琳（均为化名），前者14岁，后者13岁，被送到该市城东医院做所谓的"阑尾切除手术"，实际上是切除了她们的子宫。她们是福利院捡来的遗弃孤儿，没有人知道她们的父母身在何方。她们和所有这个年龄段的女孩一样，不久以前来了月经。稍有特殊的是，她们痛经。而她们和别人最大的不同之处在于，她们是智障。福利院的阿姨说："她们除了知道疼，疼得满地打滚，其余什么也不懂，会把月经带拿出来玩，把经血涂得到处都是，连福利院的其他智障儿童都嘲笑她们了。"麻烦的事情还不止这些，这两个女孩生活不能自理，处理月经的事情怎么也教不会她们。福利院的阿姨们更加头疼起来，"不如把子宫摘了吧，这样也省得以后出事（注：指受到性侵害后怀孕）"（摘自《南京晨报》，2005 - 4 - 16）。

思 考

　　请从伦理学的角度分析一下是否该切除这两名智障女孩的子宫？

第二节　优生技术护理伦理

　　21世纪是充满竞争的时代，这种竞争归根到底取决于人口素质水平的高低。提倡优生优育、采取优生技术控制和减少有缺陷胎儿的形成和出生，可以提高人类具有优良遗传素质人群的比例，相应的改善和提高人群中的人口质量的水平。实行优生技术是一项关系到家庭幸福、民族繁荣和国家富强的伟大事业，是有益于子孙后代的行为。

一、优生技术中的伦理问题

（一）概述

　　优生学（eugenics）作为一门科学是在19世纪末由英国生物学家弗朗西斯·高尔顿（Francis Golton，1822～1911）创立的。他给优生学下的定义是：优生学是研究在社会的控制下，全面研究那些能够改善或削弱后代身体上和智力上某些种族素质的各种动因的科学。他的优生概念就是促使具有优良或健全素质人口的增加，并防止具有不良素质人口的增加。在高尔顿的大力宣传下，优生学到20世纪初有了较大的发展。20世纪50～70年代，优生运动大力兴起，主要通过遗传咨询、产前诊断来防止有遗传缺陷的个体出生，减少遗传病或改善遗传质量。

目前，优生学已发展成为一门具有广泛内容的综合性科学，其主要内容有基础优生学、社会优生学、临床优生学、环境优生学四大部分。基础优生学主要侧重于生物科学和基础医学方面的研究；社会优生学主要包括社会科学和社会运动方面对优生的研究；临床优生学主要着重于从临床医学角度对于优生医疗措施的研究，如婚前检查、产前检查、孕期保健、围产期保健、新生儿保健等；环境优生学主要研究环境与优生的关系。这四个领域的研究都是相互渗透、相互交叉的，只是各有侧重，故必须协调发展。

高尔顿的优生学思想传入中国大约在1919～1920年，但所谓的"优生学"工作开始于20世纪70年代末或80年代初期。潘光旦是我国优生学的先驱，他早年是生物学家，后来留学美国，攻读人类遗传学和优生学。回国后，他致力于研究并宣传优生学，写了不少专著。汉语的"优生"按大众简单的说法是"生一个好孩子、健康的孩子"。"提高人口素质"或"生得好"即为广义的"优生"。我们提倡优生、优育，是为了提高中华民族的素质，使我们的下一代，无论在德、智、体哪一方面都能够得到全面的发展，成为有用人才，使中华民族繁荣昌盛。

（二）优生技术引发的伦理问题

物竞天择，优胜劣汰，这本是自然界包括人类在内的所有生命体在长达数十亿年的进化过程中所遵循的永恒法则。然而，从生命进化到人类文化产生并超越发展以来，其生殖和繁衍行为便开始并日益强烈地受到人类自身创造的"文化法则"的巨大影响。为此，人们开始倡导优生运动。但由于人类生殖过程存在着长期生物进化形成的"自然属性"与人类独有的"文化属性"之间的明显冲突，优生技术引发了一系列伦理学问题，主要有以下几个方面：

1. **产前诊断的伦理问题**　产前诊断是指在孕妇妊娠4～5个月间，通过对宫内胎儿性别及健康状况的检测，以防止有遗传病、畸形等胎儿出生的一项医疗技术。随着B超的出现以及PCR技术等分子生物学手段的发展，通过产前诊断所发现的遗传病已达100多种。实行产前诊断最大的伦理争议是在实施过程中由于操作不规范和产前诊断的滥用所造成的性别比例失调。产前诊断的支持者认为：产前的早期诊断对于提高人口素质、保持社会与家庭稳定、减轻社会和家庭负担等有十分积极的作用。

2. **遗传筛查的伦理问题**　虽然遗传筛查可以筛查出许多遗传疾病，但是对于被查出有遗传病的胚胎，是选择人工流产还是继续妊娠？对那些在生命晚期发作的遗传病、非致死性遗传病又该如何决断？当人们能够阅读自己精确的遗传构成，并由此预测他们的生物婚姻中某些遗传缺陷传递给后代的统计概率时，人们应该根据基因还是爱情来选择配偶？如果是根据基因选择配偶，则最迟应该在恋爱开始时就向对方出示自己的遗传图谱，那么个人的遗传图谱还能成为隐私来保护吗？会不会导致婚姻之外的歧视，如就业或保险歧视？

3. 严重缺陷新生儿处置的伦理问题 缺陷新生儿是指与生俱来的智力低下或身体缺损的病残婴儿。这种残缺有些是静态的，即已存在的智力或身体缺损，不大可能恶化；有些是进行性的，即智力或身体缺损将进一步恶化，通常是短寿的，如无脑畸胎、脊柱裂、脑麻痹等严重缺陷的新生儿。我国学者将缺陷新生儿分为四级：

Ⅰ级缺陷：缺陷对于新生儿今后的体能、智能发展没有影响或有轻度影响。

Ⅱ级缺陷：缺陷对于新生儿今后的体能、智能发展有一定的影响，但到了一定年龄可以矫正或部分矫正，有一定劳动能力和生活自理能力，智力也可以达到一般水平。

Ⅲ级缺陷：缺陷对于新生儿未来的体能、智能发展有严重影响，将丧失劳动能力和生活自理能力，且智力低下，目前无法矫治。

Ⅳ级缺陷：缺陷特别严重，目前无法救治，在短期内必定死亡。

其中，对于Ⅰ级、Ⅱ级缺陷的新生儿应采取积极的矫治和治疗。而Ⅲ级、Ⅳ级缺陷新生儿的处置有所不同，因为他们要么在出生后不久就会死亡，要么会长期生活在极低的生命质量之下，极其痛苦，这时采取什么样的处置方式才是最人道且最符合孩子的自身最大利益呢？

国外学者提出用新生儿安乐死的方法，处理掉有严重遗传缺陷、畸形和伤残的婴儿，以便提高人口质量和生命质量。对于这个问题，目前仍然存在诸多伦理争议。有人认为，生命是神圣不可侵犯的，只要生命存在，就存在着"希望"和"可能"，轻易放弃抢救或消极处死严重缺陷新生儿都是极不道德的行为。有人从优生角度出发，认为生命的价值取决于生命本身的质量和生命对社会及他人的意义。那些生命质量极低的严重缺陷新生儿，他的生命不仅不能给自己带来应享有的幸福和尊严而痛苦终身，也会成为家庭和社会的负担。因此，妥善处置严重缺陷新生儿是合乎道德的行为。

二、优生技术中的伦理原则

（一）产前诊断的伦理原则

为了对下一代负责、对社会负责，应加强孕期保健，重视产前诊断，提倡婚检。婚前检查过程中，护士若发现患有不应婚配或不宜生育疾病的患者，要配合医生如实作出结论，并对其进行耐心地说明和劝导；产前诊断中若发现异常胎儿，要协助医生动员孕妇进行选择性流产。

孕期是胚胎及其生命形成时期，此时胎儿最易受到病毒、物理、化学等致畸物质的影响。因此，护士要指导帮助孕妇改善卫生环境，做好孕期的卫生保健工作，指导孕妇的饮食、营养，使胎儿正常发育，达到优生的目的。护士在操作过程中必须严格执行禁止使用胎儿性别产前诊断技术的有关规定，对那种以"重男轻女"、"求男弃女"为目的来做产前性别诊断的行为必须予以拒绝。对经批准做性别诊断的，要尽心尽责给予认真诊断。

（二）遗传筛查的伦理原则

患者进行遗传筛查咨询时，护士应配合医生进行详细的家族史和病史的调查，热情地进行科学解答，谨慎地提出忠告，实事求是地向询问者提出权衡的依据。遗传筛查的宣传工作要以科学的事实为依据，不能言过其实。护士可以通过多种渠道进行广泛的宣传，开展深入浅出、通俗易懂的教育，做耐心细致的解释和说服工作，在全社会树立优生优育的观念，并用优生优育的知识和技术指导群众的婚育行为。

（三）严重缺陷新生儿处置的伦理原则

严重缺陷新生儿处置的毕竟是人的生命，必须严格根据国家有关法律制定严格而缜密的伦理程序。

1. 科学原则　对严重缺陷新生儿作出的诊断必须具有严格的科学根据，应当至少有两位以上具有专业资格的义务人员分别独立作出诊断。

2. 知情同意原则　对严重缺陷新生儿的诊断、知情同意、处置过程等每一个环节都应由各级医务人员及家属签字，并由专门的机构负责核批，所有资料及证明都应有存档。

3. 保密原则　在严重缺陷新生儿的处理过程中医务人员必须严格遵循保密原则。

4. 自主原则　医务人员向患儿家长及亲属详细说明患儿病情、预后及处置方案后，应让其家人独立理智地自主决定。

第三节　人类辅助生殖技术护理伦理

人类辅助生殖技术（human assisted reproductive technology）是指运用现代医学科学技术代替人类自然生殖过程的某一步或全部步骤，在人工操纵下达到受孕目的的一种生殖技术，包括人工受精、体外受精和无性生殖三种方式。人类辅助生殖技术成功地解决了长期困扰医学界的难题，为无数家庭送去了希望和福音，同时也促进了医学基础研究和临床应用研究的开展，是一项造福人类的伟大技术。但是，作为一项与新生命诞生密切相关的新技术，人类辅助生殖技术给社会和家庭也带来了巨大的冲击和挑战，引发了一系列无法避免的伦理问题。

一、人类辅助生殖技术中的伦理问题

（一）人工受精伦理

1. 概述　人工受精（artificial insemination，AI）是指采用人工方法，把精子注入拥有正常生殖能力女性的子宫颈内以达到受孕生育目的的一种技术。按照精液来源不同可分为同源人工受精和异源人工受精。前者又叫夫精人工受精，使用的是丈夫的精子；后者又叫他精人工受精，使用的是自愿献精者的精液。目前，人工受精主要用于解决男性不育问题。

人类有文字记载的第一例人工受精于1770年发生于英国。1890年，美国医生杜莱姆（Dulemson）首先将人工受精技术应用于临床，但由于受到当时传统道德观念的束缚，直到20世纪60年代以后此项技术才得以普遍开展。1953年，美国阿肯色大学医学中心首次利用干冰冷冻精子用于人工受精并获得成功，开辟了冷冻精子在人工受精方面的广阔前景。我国人工受精技术虽起步较晚，但发展很快。1983年，我国首例冷冻精液人工受精婴儿在湖南医学院诞生，1986年青岛医学院建立我国第一座人类精子库。据WHO统计，目前全世界已有30余万个人工受精的婴儿降生。

2. 人工受精引发的伦理问题　人工受精的伦理问题主要是由异源人工受精（AID）引起的：

（1）生育与婚姻分离的伦理冲突：传统观念认为，生儿育女是维持婚姻和家庭美满幸福必不可少的因素。但异源人工受精生殖技术切断了生育与婚姻的联系，改变了生育的自然途径。因此，有人提出，人工受精把生儿育女变成"配种"，使夫妻之间的爱情结合分开，把家庭的神圣殿堂变成了一个"生物学实验室"。尤其是使用夫妻以外的第三者的精子，是对忠贞爱情的亵渎，与通奸致孕实际上没有什么区别，违背了我国传统的家庭伦理道德。但也有人提出，异源人工受精生殖技术既严肃地维护了夫妻彼此爱情的忠贞和夫妻生活的专一性，又满足了他们想生孩子的正常愿望，是家庭和睦的催化剂。目前大多数人赞成第二种观点，但前提是在实施异源人工受精生殖技术过程中必须严格遵守相应伦理原则及法规，按规定程序采取切实有效的措施，杜绝危害婚姻、家庭及社会的人工受精行为。

（2）谁是孩子父亲的困惑：辅助生殖技术的运用，使父母与子女之间的生物联系发生了分离。经夫妻双方自愿同意后使用丈夫精子进行的人工受精或体外受精，就其血缘关系来说，是毫无疑问的亲子关系。但是，异源人工受精技术的应用，把精子的来源扩大到第三者，从而使异源人工受精出生的婴儿有两个父亲：一个是提供一半遗传物质的父亲，也称生物学父亲；另一个是养育他（她）的父亲，也称社会学父亲。那么，谁是对异源人工受精婴儿具有道德上、法律上的权利和义务的父亲？这是人工受精所面临的最为突出的问题。目前，多数国家和学者主张遵循抚养－赡养原则，以法律形式确定养育父亲为孩子真正的父亲。该观点认为养育比遗传物质更为重要，同时也更有利于家庭的稳定和人类辅助生殖技术的开展。

（3）血亲通婚的隐危：所谓"血亲通婚"，是指生殖技术后代的近亲婚配。使用同一人精子所产生的后代，无疑是一大批同父异母的兄弟姐妹，有可能造成亲兄妹之间的婚配，尽管这种情况出现概率很小，但是随着生殖技术的广泛开展，自愿供精者供精次数的增多，这种情况发生的几率也会逐渐增高，因此对这个问题不能掉以轻心。目前普遍采取的措施包括：限制同一供精者供精的次数，控制同一份精液使用次数最多不超过5次，在不同地区分散转换供精者的冻精等。

（4）精子的商品化问题：在异源人工受精条件下，由供体提供精子，那么对供体是否应给予报酬？由此就引起精子能否成为商品的伦理问题。大多数人认为，提供精液是一种人道行为，应该是无偿的；精液的商品化可能使精子库为追求盈利而忽视精液的质量，供精者也可能为金钱隐瞒自己的遗传疾病或传染病，从而影响应用人工受精技术而产生的后代的身体素质；精液的商品化也可能使供精者多次供精，从而加大了血亲通婚的几率；精液的商品化也会产生连锁效应，促使其他人体器官或组织的商品化。就当前总的趋势来讲，反对精子商品化的呼声高于支持者。因此，很多国家倾向于立法以禁止精子商品化。澳大利亚政府规定"禁止出售精液"；英国政府规定"对捐赠者只能支付与医疗有关的花费"；中国政府则禁止精子商品化，但认为给捐赠者提供误工、交通和医疗补助是符合情理的。

（二）体外受精伦理

1. 概述　体外受精（in vitro fertilization，IVF）是指用人工方法使卵子与精子在体外培养皿中结合，待卵子受精后，继续培养到形成4~8细胞周期幼胎时，再植入子宫内着床、发育成胎儿直至分娩的技术，俗称"试管婴儿"。根据精子、卵子及怀孕者是否为配偶组合方式，这种生殖技术共有四种方式：即丈夫的精子与妻子的卵子；丈夫的精子与第三者的卵子；妻子的卵子与第三者男性的精子；第三者女性的卵子与第三者男性的精子。上述四种方式体外受精后均可分别植入妻子的子宫或第三者女性的子宫（代理母亲），目前体外受精主要用于解决女性因输卵管异常所引起的不育问题。

1978年7月25日，世界上首例"试管婴儿"在英国诞生。现在已有许多国家实施了这项技术。我国首例试管婴儿于1988年3月10日在北京医科大学附属第三医院诞生，近年来我国辅助生殖中心已增加到近100个。据统计，全世界通过试管婴儿技术诞生的试管婴儿已达20万。日本能做试管婴儿的医院有150家，美国有250家，在芬兰每10个孩子中就有一个是试管婴儿。

2. 体外受精引发的伦理问题

（1）谁是孩子父母的困惑：伴随着辅助生殖技术的发展，现在一个孩子最多可以有五个父母：遗传母亲、孕育母亲、养育母亲、遗传父亲、养育父亲。这就使人类原来的自然血缘以及在此基础建立起来的亲缘关系遭到了破坏，以自然血缘为依据构建的家庭和社会的传统伦理与法律关系也遭到了威胁。那么，到底谁是对体外受精婴儿担负道德上、法律上权利和义务的父母？这是体外受精所面临的棘手的伦理难题。遗传父母、孕育母亲均属"生物父母"，而养育父母属于"社会父母"。一般认为，社会父母应该是道德、法律上的合法父母，因为养育比提供遗传物质更重要，也比提供胚胎营养场所更重要。亲子关系是通过长期养育行为建立的。

（2）代孕母亲伦理问题：代孕母亲在世界各地都已经成为较为常见的现象，不少地方已经将其发展为一个地下产业，有人认为这是为了谋利而"出租子宫"，其性质相当于贩卖婴儿，是极不道德的。对于商业性代孕母亲，人们普遍认为在法律上应该禁止或视为非法行为。如果妻子可以生育但不愿妊娠，却租用代孕母亲的子宫，这更是不道德的。首先，这是对妇女基本权益的损害。把子宫商品化，把妇女当成生孩子的机器，是在贬低人的尊严与价值。其次，雇佣代孕母亲可能导致种种民事纠纷案件。譬如，在试管婴儿出生前，"雇主"夫妇离异，孩子出生后可能不愿意承担抚养义务；代孕母亲违约堕胎或代孕母亲所生的子女长大后追踪生母；代孕母亲在分娩后不愿放弃孩子，或要求追加租金等等，这些都给社会增加了不安定的因素。从伦理学的观点看，这种无益于社会的行为是不道德的；而且代孕母亲的出现，有可能导致人伦关系的混乱。

（3）胚胎地位的伦理评估：体外受精涉及对多余受精卵和胚胎的处置问题。这种处置是否合理？回答这个问题首先必须要回答受精卵和胚胎是什么的问题。他们是人吗？他们的本体地位和伦理地位如何？一种观点认为：胚胎是人，受精卵是人的开始，应该尊重他们，不应该把他们作为工具、手段来使用。另一种观念认为：胚胎不是社会的人，在伦理上和法律上不具有权利和义务。受精卵或胚胎虽然还不是人，但毕竟是"人类生物学生命"，具有发展为"社会的人"的潜力，是人发育的不可缺少的阶段，对他们应该采取一定的尊重态度，不能像对待一块石头那样对待它们，不能像摆弄一管试剂或一片树叶那样去处理和操纵胚胎。我国法律明确规定，辅助生殖技术完成后剩余的胚胎由胚胎的所有者决定如何处理。

（三）克隆技术伦理

1. 概述　克隆（clone）是将单一供体的体细胞移植到多个去核的卵子中，从而培养出有相同遗传特性后代的无性生殖技术。新的个体的产生已不是卵子与精子的结合，而是一个已经存在的基因型拷贝，因此它类似于简单生命的无性繁殖方式。但克隆与无性繁殖不同，无性繁殖是指不经过雌雄两性生殖细胞的结合，只有一个生物体产生后代的生殖方式，常见的有孢子生殖、出芽生殖和分裂生殖。而绵羊、猴子和牛等动物，没有人工操作是不能进行无性繁殖的。操作动物的无性繁殖过程叫克隆，这门生物技术叫克隆技术。

1952 年，美国科学家罗伯特·扣里格斯和托玛斯·金用一只蝌蚪的细胞制造了与原版一样的复制品，引发了关于克隆的第一场辩论。1996 年，世界第一例从成年动物细胞克隆的哺乳动物绵羊"多利"诞生，这也意味着距离"克隆人"的诞生仅一步之遥。2001 年 11 月 25 日，美国马塞诸塞州的"先进细胞科技公司"宣布，他们成功克隆出世界上第一个人类胚胎，标志着人类又朝克隆人迈进了一大步。

2. 克隆技术引发的伦理问题　如果克隆技术被应用于人类自身的繁殖，如一些亿万富翁会不会无休止地复制自己，使自己长生不老甚至遍布全世界？美国著名未来学家托夫勒就认为：一旦克隆人降临到这个世界，必将引起数不清的道德法律问题：克隆人有无法律地位？是否可分割遗产？通过克隆以备自己更换器官是否人道、合法？其实，与克隆技术相比，人们更为害怕的是克隆人可能给伦理道德等方面带来的巨大冲击。

现在全球都在关注克隆人的问题，有支持与反对两种争论的焦点。支持者认为，克隆将是人类迈出的实现人类长生梦想的实质性的第一步。支持的理由有：克隆可以用于优生，使人类保持最佳基因；可以解决不育夫妇希望养育一个与父母基因一致的后代的问题；克隆技术可能是器官移植的希望之神；可为一些重大生物医学问题提供新的和有用的知识等等。

与支持的声音相比，反对的呼声更高。反对的理由是：克隆技术还不成熟，克隆人可能有很多先天性生理缺陷；克隆人的身份难以认定，他们与被克隆者之间的关系无法纳入现有的伦理体系；人类繁殖后代的过程不再需要两性共同参与，将对现有的社会关系、家庭结构造成难以承受的巨大冲击；大量基因结构完全相同的克隆人，可能诱发新型疾病的广泛传播，对人类的生存不利；克隆人可能因自己的特殊身份而产生心理缺陷，形成新的社会问题；克隆技术可能被别有用心的人滥用等等。

二、人类辅助生殖技术中的伦理原则

人类辅助生殖技术的科学意义和现实意义是显而易见的。然而，它所涉及的伦理、法律和社会问题也不容乐观。为了解决应用现代生殖技术带来的种种伦理难题，2003年卫生部颁布了《人类辅助生殖技术和人类精子库伦理原则》。

（一）人类辅助生殖技术的伦理原则

1. 有利于患者的原则

（1）综合考虑患者病理、生理、心理及社会因素，医护人员有义务告诉患者目前可供选择的治疗手段、利弊及其所承担的风险，在患者充分知情的情况下，提出有医学指征的选择和最有利于患者的治疗方案。

（2）禁止以多胎和商业化供卵为目的的促排卵。

（3）不育夫妇对实施人类辅助生殖技术过程中获得的配子、胚胎拥有选择处理方式的权利，技术服务机构必须对此有详细的记录，并获得夫、妇或双方的书面知情同意。

（4）患者的配子和胚胎在未征得其知情同意情况下不得进行买卖。

2. 知情同意的原则

（1）人类辅助生殖技术必须在夫妇双方自愿同意并签署书面知情同意书后方可实施。

（2）对人类辅助生殖技术适应证的夫妇，医护人员必须使其了解实施该技术的必要性、实施程序、可能承受的风险以及为降低这些风险所采取的措施、成功率、每周期大致的总费用及进口、国产药物选择等与患者作出合理选择相关的实质性信息。

（3）接受人类辅助生殖技术的夫妇在任何时候都有权提出中止该技术的实施，并且不会影响对其今后的治疗。

（4）医护人员必须告知接受人类辅助生殖技术的夫妇及其已出生的孩子随访的必要性。

（5）医护人员有义务告知捐赠者对其进行健康检查的必要性，并获取书面知情同意。

3. 保护后代的原则

（1）医护人员有义务告知接受辅助生殖技术者通过人类辅助生殖技术出生的后代与自然受孕分娩的后代享有同样的法律权利和义务，包括后代的继承权、受教育权、赡养父母的义务、父母离异时对孩子监护权的裁定等。

（2）医护人员有义务告知接受人类辅助生殖技术治疗的夫妇，他们对通过该技术出生的孩子（包括对有出生缺陷的孩子）负有伦理、道德和法律上的权利和义务。

（3）如果有证据表明实施人类辅助生殖技术将会对后代产生严重的生理、心理和社会损害，医护人员有义务停止该技术的实施。

（4）医护人员不得对近亲及任何不符合伦理道德的患者实行人类辅助生殖技术。

（5）医护人员不得实施代孕技术。

（6）医护人员不得实施胚胎赠送助孕技术。

（7）在尚未解决人卵胞浆移植和人卵核移植技术安全性问题之前，医护人员不得实施以治疗不育为目的的人卵胞浆移植和人卵核移植技术。

（8）同一供者的精子、卵子最多只能使 5 名妇女受孕。

（9）医护人员不得实施以生育为目的的嵌合体胚胎技术。

4. 社会公益原则

（1）医护人员必须严格贯彻国家人口和计划生育法律法规，不得对不符合国家人口及计划生育法规、条例规定的夫妇和单身妇女实施人类辅助生殖技术。

（2）根据《母婴保健法》，医护人员不得实施非医学需要的性别选择。

（3）医护人员不得实施生殖性克隆技术。

（4）医护人员不得将异种配子和胚胎用于人类辅助生殖技术。

（5）医护人员不得进行各种违反伦理、道德原则的配子和胚胎实验研究及临床工作。

5. 保密原则

（1）互盲原则。凡使用供精或供卵的人类辅助生殖技术，供方与受方夫妇应保持互盲，供方与实施人类辅助生殖技术的医护人员应保持互盲，供方与后代保持互盲。

（2）机构和医护人员对使用人类辅助生殖技术的所有参与者（如卵子捐赠者和受者）有实行匿名和保密的义务。匿名是藏匿供体的身份；保密是藏匿受体参与配子捐赠的事实以及对受者有关信息的保密。

（3）医护人员有义务告知捐赠者不可查询受者及其后代并签署知情同意书。

6. 严防商业化的原则

（1）机构和医护人员对要求实施人类辅助生殖技术的夫妇，要严格掌握适应证，不能受经济利益驱动而滥用人类辅助生殖技术。

（2）供精、供卵只能是以捐赠助人为目的，禁止买卖，但是可以给予捐赠者必要的误工、交通和医疗补偿。

7. 伦理监督的原则

（1）为确保以上原则的实施，实施人类辅助生殖技术的机构应建立生殖医学伦理委员会，并接受其指导和监督。

（2）生殖医学伦理委员会应由医学伦理学、心理学、社会学、法学、生殖医学、护理学专家和群众代表等组成。

（3）生殖医学伦理委员会应依据上述原则对人类辅助生殖技术的全过程和有关研究进行监督，开展生殖医学伦理宣传教育，并对实施中遇到的伦理问题进行审查、咨询、论证和建议。

（二）人类精子库的伦理原则

为了保证人类精子库安全、有效、合理地采集、保存和提供精子，保障供精者和受者个人、家庭、后代的健康和权益，维护社会公益，特制定以下伦理原则：

1. 有利于供受者的原则

（1）严格对供精者进行筛查，精液必须经过检疫方可使用，以避免或减少出生缺陷，防止性传播疾病的传播和蔓延。

（2）严禁用商业广告形式募集供精者，要采取社会能够接受、文明的形式和方法，应尽可能扩大供精者群体，建立完善的供精者体貌特征表，尊重受者夫妇选择权。

（3）应配备相应的心理咨询服务，为供精者和自冻精者解决可能出现的心理障碍。

（4）应充分理解和尊重供精者和自冻精者在精液采集过程中可能遇到的困难，并给予最大可能的帮助。

2. 知情同意的原则

（1）供精者应是完全自愿地参加供精，并有权知道其精液的用途及限制供精次数的必要性（防止后代血亲通婚），应签署知情同意书。

（2）供精者在心理、生理不适或其他情况下有权终止供精，同时在适当补偿精子库筛查和冷冻费用后，有权要求终止使用已被冷冻保存的精液。

（3）需进行自精冷冻保存者也应在签署知情同意书后，方可实施自精冷冻保存。医护人员有义务告知自精冷冻保存者采用该项技术的必要性、目前的冷冻复苏率和最终可能的治疗结果。

（4）精子库不得采集、检测、保存和使用未签署知情同意书者的精液。

3. 保护后代的原则

（1）医护人员有义务告知供精者，对供精出生的后代无任何的权利和义务。

（2）建立完善的供精使用管理体系，精子库有义务在匿名的情况下为人工授精后代提供有关医学信息的婚姻咨询服务。

4. 社会公益原则

（1）坚守完善的供精者管理机制，严禁同一供精者多处供精并使 5 名以上妇女受孕。

（2）不得实施无医学指征的 X、Y 精子筛选。

5. 保密原则

（1）为保护供精者和受者夫妇及所出生后代的权益，供精者和受者夫妇应保持互盲，供精者和实施人类辅助生殖技术的医护人员应保持互盲，供精者和后代应保持互盲。

（2）精子库的医护人员有义务为供精者、受者及其后代保密，精子库应建立严格的保密制度并确保实施，包括冷冻精液被使用时应一律用代码表示，冷冻精液的受者身份对精子库隐匿等措施。

（3）受者夫妇以及实施人类辅助生殖技术机构的医护人员均无权查阅供精者真实身份的信息资料，供精者无权查阅受者及其后代的一切身份信息资料。

6. 严防商业化的原则

（1）禁止以盈利为目的的供精行为。供精是自愿的人道主义行为，精子库仅可以对供者给予必要的误工、交通和其所承担的医疗风险补偿。

（2）人类精子库只能向已经获得卫生部人类辅助生殖技术批准证书的机构提供符合国家技术规范要求的冷冻精液。

（3）禁止买卖精子，精子库的精子不得作为商品进行市场交易。

（4）人类精子库不得为追求高额回报降低供精质量。

7. 伦理监督的原则

（1）为确保以上原则的实施，精子库应接受医学伦理学、心理学、社会学、法学、生殖医学、护理学专家和群众代表等组成的生殖医学伦理委员会的指导和监督。

（2）生殖医学伦理委员会应依据上述原则对精子库进行监督，开展生殖医学伦理宣传教育，并对实施中遇到的伦理问题进行审查、咨询、论证和建议。

第四节　人类基因工程研究和应用伦理

我们面临的世纪是一个生物世纪，更准确地说，是生物技术世纪和基因世纪。基因工程技术的研究应用已是近年来生命科学界研究的热点，为科学家揭示生命的本质和运动规律提供了强有力的手段和方法。基因工程技术自诞生之日起，已不仅仅只是科学领域的事，它对整个世界的社会构造、法律体系及伦理道德的冲击也是空前的。

一、基因工程概述

基因工程（gene engineering）又称基因拼接技术和 DNA 重组技术，是以分子遗传学为理论基础，以分子生物学和微生物学的现代方法为手段，在体外构建杂种 DNA 分子，然后导入活细胞，以改变生物原有的遗传特性、获得新品种、生产新产品。

基因工程的出现不是偶然的。首先，现实社会实践的需要是基因工程产生的强大动力。当今社会，人类认识世界、改造世界的能力显著提高，各种物质财富、精神财富应有尽有。然而不可否认的是，还有许多问题仍然困扰着人们的身心健康，严重影响着人们的生活质量，诸如癌症、艾滋病、各种遗传性疾病等无情地夺走了许多人宝贵的生命，对人们的身心健康构成了极大的威胁。其次，现代科学技术是基因工程产生的推进器。由于 DNA 合成仪、DNA 测序仪、高精光学仪器、超速离心仪的使用为实施基因工程提供了先进的工具和设备，大大提高了科研工作者的认识能力和实验能力，基因工程的具体实施呼之欲出。

二、人类基因组计划和基因治疗的伦理问题

（一）人类基因组计划的伦理问题

1. 概述　人类基因组计划主要由美国、英国、法国、德国、日本、中国等国参加的世界性的伟大工程。人类基因组测序，测的是从 1 号到 22 号常染色体和 X、Y 两条性染色体上的碱基序列，然后确定染色体在基因上的位置。中国科学家作为唯一的发展中国家于 1999 年才正式参与人类基因组计划的研究，他们承担着人类第 3 号染色体上 3000 万对碱基测序的任务。2003 年 4 月，美国联邦国家人类基因组计划研究项目负责人弗朗西斯·科林斯（Francis Collins）博士宣布，人类基因组计划的所有目标全部实现，人类基因组序列图绘制成功，它的覆盖率为 99%，准确率达

99.999%。人类基因组计划与阿波罗登月计划、曼哈顿原子弹计划并列为人类历史上的三大计划。

2. 引发的伦理问题 人类基因组计划为人类认识和了解生命的起源、疾病的产生机制、种族和个体间存在差异的起因以及长寿和衰老等生命现象提供了依据和解决方法，在人类揭示生命奥秘、认识自我的征途上迈出了重要的一步。与此同时，它也对人的尊严和价值构成了极大的冲击和挑战。人类基因组计划犹如一把双刃剑，给人们带来福祉的同时又打开了一个"潘多拉盒子"，引发了诸多的伦理问题。

（1）基因隐私权及基因歧视：人类基因组研究的一个直接结果是，每个人都能利用自己的一滴血或一根头发很方便地得到自己的基因图谱。一方面，通过这张"基因身份证"，人们可了解自己的健康状况以便采取最有益的防治方法。另一方面，隐藏在基因中的秘密一旦被公开化，人就会变成透明人，那些携带有某种遗传性疾病的基因以及有缺陷基因的人，在就业、教育、婚姻、保险等方面有可能会受到不公正的待遇，遭受新的社会歧视风潮——基因歧视，即用人单位不愿意接纳他们；教育部门为了避免不必要的麻烦而拒绝录用他们；恋人会因此望而却步；保险公司为了自己的利益最大化而不愿意为他们投保。由此会给这个特殊群体造成沉重的心理负担和精神压力，一旦这种压力和负担超越了他们能承受的范围，可能会走上自我毁灭或危害社会之路。因此，人类基因的研究和应用应尽量避免对治疗者、受试者以及研究对象造成心理上的创伤。

（2）基因组多样性问题：人类基因组破译后，人们可以自主改变受精卵或生殖细胞的基因结构设计后代，其后果是人将来失去人的个性特征，像一般商品一样只有少数几个型号和规格，只存在俊男美女而没有丰富多彩的外貌特征变化。更有甚者，这个世界将失去生物学多样性和基因组多样性，人类将因此而逐步退化，这将是一件很可悲的事情。因此，保护生物多样性和基因组多样性就是保护人类自己，现代人不应该按照自己的意愿人为地去破坏和侵害这种多样性。人类社会的进步和发展需要有不同才能、不同专长、不同性格及行为特征的人群存在。

（二）人类基因治疗的伦理问题

1. 概述 随着人类基因组测序的完成和功能性基因的发现，基因筛查、基因诊断和基因治疗也将愈来愈广泛地开展起来，一方面它使医学真正成为"治本"的医学、预测性的医学和预防为主的医学，从而使遗传疾病、糖尿病、精神疾病等有获得预测、预防和治愈的可能，并使人的寿命得以延长。在这种情况下，基因治疗应运而生。基因治疗（gene therapy）是基因工程最重要的应用，也是一种现代实验医疗技术，是通过把基因植入人体来达到治疗疾病、增强体质、改善人种的目的。目前开展的基因治疗主要有遗传病、肿瘤的基因治疗，同时扩展到艾滋病、某些传染病、心血管疾病的基因治疗。此外，基因的研究和应用还有它的非医学价值，如基因美容等。人们预言：21世纪将是基因治疗的时代，基因治疗将成为人类治疗疾病的最主要方法，并会不断扩大其治疗范围，使医学发生一场根本性革命。

2. 基因治疗的分类 基因治疗分为三种类型：体细胞基因治疗、生殖细胞基因治疗和增强基因工程。体细胞基因治疗和生殖细胞基因治疗主要用于治疗遗传性疾病，增强基因工程主要用于改变个体的性状，如高矮、胖瘦、性格、智力等。从伦理角度而言，目前公众比较能接受的是体细胞基因治疗，即对体细胞基因缺陷进行矫正，因为这样仅对治疗的个体而不对其后代产生影响。特别是在目前，针对病情危重且无更好的常规疗法，如一些血液系统疾病和遗传性疾病，由于基因治疗的益处，公众大多乐于接受。

3. 引发的伦理问题

（1）基因治疗是否安全：基因治疗同样存在许多不确定因素而可能对人体带来损害，如逆转录病毒随机整合入人体染色体中，有可能激活隐性致癌基因或导致某些重要活性物质的缺乏，也可能因基因重组而产生具有感染力的野生复制型病毒而危害患者、医护人员乃至公众。因此，体细胞基因治疗在实施中还应考虑三个伦理问题：第一，不应伤害患者，如增加患者的健康风险、产生有害基因突变和治疗导致的传染病的传播等；第二，不能伤害医护人员和患者家属，伤害形式是治疗导致的致病感染、法律责任和心理伤害等；第三，不能伤害一般公众，这种可能的伤害是新病毒的产生并传播的危害、治疗费用的负担、治疗带来的进化效应（如对生殖细胞的意外感染）及其他意外事件。

（2）基因治疗是否违背自然规律：一般认为，体细胞基因治疗只涉及患者个体，而生殖细胞基因治疗尤其是增强基因工程则对人类未来存在深远影响，因此引起人们在社会伦理方面更广泛、更深刻的关注：人能否改变人？如果可以，又以什么标准来改变人？如果允许以某种标准去改变人的话，那么人的尊严何在？试想如不加以限制地任其发展，是否会发生违背自然规律、违背伦理道德的问题？法律对此应如何发挥作用？最使人无法接受的是人与动物的混合，即将人的基因植入动物或将动物的基因植入人体，这已成为目前一些研究机构的课题。荷兰科学家已成功地将人乳铁素基因植入牛胚胎中，孕育出一头名为"海尔曼"的转基因公牛。这头公牛的雌性后代具有抗乳腺炎的能力，因而可使乳牛场生产更好的牛乳供应市场。此项成果引起生物学家们的巨大震撼和激烈争论。反对者认为，人（基因）与动物（基因）杂交本身就是一种伦理上的反动。人类经过了几万乃至几十万年的进化，才成为与其他动物截然不同的高级动物，这种漫长的进化既是文明的又是艰难的，可如今却要反其道而行之，将人与动物合而为一，这就是倒退。而且人与动物基因融合可能会发生突变，产生非人、非牛、非猪、非马的动物。对这些问题应进行深入探讨，以求得科学解决，促进医学科技的健康发展。

三、人类基因治疗的伦理原则

（一）安全原则

基于基因治疗的研究现状和其固有的高风险性，目前开展基因治疗首先应该考虑其安全性。要做到这一点，就必须有严谨的科学态度，不能急功近利，更不能为经济利益所驱使而放弃科学安全伦理原则。在临床中必须具备以下条件才能进行：具备合适的靶基因，即作为替代、恢复或控制的目标基因；具有合适的靶细胞，即接受靶基因的细胞；具有高效专一的基因转移方法，以使外源靶基因导入靶细胞内；基因转移后对组织、细胞无害；在动物模型实验中具有安全、有效的治疗效果；过渡到临床实验或应用前需向国家有关审批部门报批。安全原则不仅指向患者个体，更重要的是指向人类。因此，对涉及有可能影响人类未来的基因治疗应慎之又慎，严格遵循安全原则。

（二）知情同意原则

基因治疗仍处于理论完善与技术改进阶段，目前采用的任何基因治疗技术都是实验性的。技术的不确定性及预后的不可预测性存在对患者产生潜在伤害的可能性。因此，必须坚持知情同意原则，让患者意识到即将采取的基因治疗方案对他本人有何益处，同时亦可能导致那些伤害，让患者主动地决定，自愿地接受治疗，并自觉承担治疗所产生的一切后果。

（三）公正原则

目前的基因治疗要花费大量的人力、物力来对某一不治和难治的个体进行治疗，有些虽具有一定疗效却不能彻底治愈疾病。这种高昂的投入和相对微弱的效益，将对公共卫生事业带来很大影响，尤其在医疗费用仍很短缺的我国更是一个令人关注的焦点。因此，基因治疗应当以致死性遗传病、恶性肿瘤、艾滋病等危及生命的疾病作为重点攻克的对象。对有可能选择的替代疗法，而且替代疗法的效果和费用更具预见性的疾病，应尽可能选择疗效较优、花费较少的替代疗法。以保证将有限的医疗资源进行合理的分配，使"人人享有健康保健"的权利得到公正的体现。

（四）保密原则

基因治疗的前提是必须获得患者的全部遗传信息，要求运用症状前测试、隐性基因携体筛查、产前诊断等诊疗技术提供充分的遗传信息。通过遗传信息的揭示，人们可以确定一个人的才能、智力、身体状况及其他特征。如果把患者的遗传信息尤其是遗传缺陷泄漏给外界，有可能影响患者的升学、就业和保险申请，产生社会歧视等社会问题。为了避免社会歧视，保证患者平等的人格权利，应当在基因治疗中严格保守患者的遗传秘密。

此外，应该严格区分"基因治疗"和"基因改良"。基因治疗仍处于实验阶段，存在一定的风险，但前景良好，值得继续实验，不过有关实验应在严格的管理之下进行，同时还应正确地向公众宣传基因治疗所能带来的利益和风险。而改造人体基因、使"优良的"特征遗传下去，这种做法的益处和安全性缺乏可靠的科学依据，有可能对人类后代带来危害，在伦理上是不能接受的。

学 习 小 结

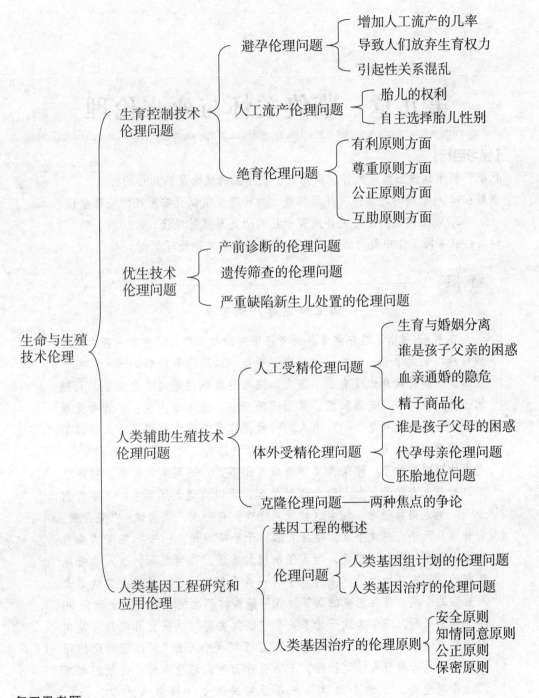

复习思考题

1. 请列举对于未婚先孕的少女实行人工流产手术的伦理原则。

2. 你是如何看待严重缺陷新生儿的处置伦理的?

3. 你如何理解人类基因工程是一把双刃剑的?

第九章　临终关怀与死亡伦理

【学习目标】

识记：能迅速说出临终关怀、脑死亡、安乐死的概念及脑死亡的标准。

理解：1. 能正确阐述临终关怀及脑死亡的伦理价值以及安乐死的伦理争议。

　　　2. 能正确说明临终关怀及安乐死的历史与发展现状。

运用：在实际工作中能灵活运用临终关怀及安乐死的伦理原则。

链　接

为生命能尊严地落幕

在第 43 届南丁格尔奖章获得者陈荣秀的抽屉里，保存着一沓白色的棉线袜，它记录着一个难忘的故事。那是一名肺癌骨转移的老人，家在苏州，来的时候身边没有一个亲人。强烈的疼痛使老人非常痛苦，长期的孤独使他对一切充满敌意。每当疼痛来临，老人都大哭："活着受罪啊……让我快点死吧……"老人的叫喊使陈荣秀的心都碎了。为了缓解老人的情绪，她买来几盘苏州评弹的磁带放给老人听。果然，听到乡音，老人的眼睛有神了。陈荣秀又学着做苏州茶点，端到老人面前，并用江南口音与老人聊天。老人脸上掠过笑容，竟以为遇到了同乡。"荣秀啊……"老人再疼痛时，便会这样轻声呼唤。有一天，老人说："荣秀啊，大爷没几天了，想洗个澡，换身衣服，干干净净地走……"陈荣秀亲自为老人洗澡、换衣。当晚，老人便病情加重了。弥留之际，老人牵着陈荣秀的手，安详地走了。他的儿子将一沓白色的袜子交给她，说这是老人最后的心愿。癌症患者的痛苦是让陈荣秀抹不去的记忆。从上世纪 90 年代初期开始，陈荣秀就开始了关于"临终关怀"的研究和实践。她向院领导申请了 6 张病床，组织护士成立了"关怀小组"，以国际化的理念对临终患者进行人性化护理，千方百计为他们解除疼痛，让他们有尊严地告别生命，让逝去的灵魂把真爱带进天堂（摘自《天津日报》，2011 - 9 - 2）。

生老病死是人类发展的自然客观规律，死亡是每个生命个体的必然归宿，是生命过程的最后阶段。生与死是人生的两个极点，如同出生一样，人的临终也需要得到精心照料。正确认识死亡，探讨临终关怀、死亡标准、安乐死等问题是当代医学伦理学和护理伦理学值得研究的重要问题。做好临终护理、死亡教育等工作，是护士应尽的伦理责任。

第一节　临终关怀伦理

临终护理是一项特殊的服务，有其特殊的伦理价值和伦理要求。护士在患者即将到达人生终点的时刻，应掌握其生理、心理反应，提供身、心两方面恰当的护理，帮助临终患者减轻痛苦，提高生存质量；同时也需要对临终患者家属给予疏导和安慰，以保持其身心健康。

一、临终关怀概述

（一）临终关怀的概念

临终关怀（hospice care）是指由社会各层面（医生、护士、社会工作者、宗教人士、志愿者以及政府和慈善团体人士等）组成的机构向濒死患者及其家属所提供的一种全面的支持和照护，包括生理、心理、社会等方面，以缓解临终患者痛苦，维护和增强家属的身心健康为主要目的，使生命得到尊重，症状得到控制，生存质量得到提高，使患者在临终时能无痛苦、安宁舒适地走完人生的最后旅程。

（二）临终关怀的特点

临终关怀与临床医疗相比有以下特点：

1. 工作方法以疾病为主的治疗转变为以关怀为主的照护，护士通过对患者全身心的照护，缓解其痛苦，消除其焦虑、恐惧心理，使其得到最后的安宁。

2. 工作目标不是以延长患者生存时间为重，而是以提高临终患者的生命质量为宗旨，让患者在有限的时间里，在可控的疼痛中，感受关爱和照护，安详舒适地度过人生最后的阶段。

3. 工作内容广泛全面，倡导以临终患者为中心的整体照护，为其提供医疗、护理、心理咨询、死亡教育等全方位的综合性服务。

4. 工作范围不仅涉及对临终患者的全面照护，还涉及为临终患者的家属提供心理、社会支持，使其能坦然面对亲人的死亡并接受现实。

总的来说，临终关怀的目标是控制疼痛及其他一些临床症状，以帮助患者及其家属解除心理负担，并解决患者家属关心的问题。强调采取缓解患者痛苦的治疗手段来提高生活质量，而不是一味地延长患者的生命。其中，尤其强调控制疼痛，不仅指躯体上的疼痛，还包括社会及精神上的"综合痛苦"。美国等西方国家强调临终关怀应遵循的原则是：有效控制症状的需要，把患者和家属看做一个整体进行治疗，采取整合方法以及连续性的服务等。

二、临终关怀的历史与发展现状

（一）临终关怀的历史

临终关怀这个词是由拉丁文"hospes"发展而来，hospes 的意思是"人们之间的相互照顾"。临终关怀的起源可以追溯到中世纪的西欧修道院和济贫院，这些宗教机构内设有 hospice，旨在为朝圣者和旅行者提供中途休息和获得休养的场所。当这些人因为病重濒临死亡而住在 Hospice 中的时候，会得到教士和修女的精心照护，死亡之后也会得到妥善的处理。后来，受到西方宗教革命的影响，许多修道院关闭了，Hospice 也随之衰败下来。新宗教的牧师们把人们遭受的痛苦和疾病，看做是对违背上帝意志罪行的惩罚，所以认为不必设 Hospice 给予人们帮助。在维多利亚女王时代，人们甚至认为，富有者濒死是由于身体虚弱；而贫穷濒死，则是因为他们平时的言行违背了上帝的旨意，所以应受到惩罚，不必怜悯。直到 17 世纪，临终关怀在欧洲重新兴起，法国牧师文森特四处募捐为穷人建立了许多慈善机构，包括临终关怀院和孤儿院。南丁格尔在凯泽斯沃思的基督教会医院工作时，关心照护了许多濒死的患者，为临终关怀作出了示范性的贡献。

我国的临终关怀可追溯到两千多年前的春秋战国时期成立的对老者和濒死者进行照顾的"庇护所"，以及后来出现的"养病房"、"安济房"、"救济院"等，都带有慈善和照顾病老者的性质。这些机构专门收留孤寡、病残、贫穷无依、不能自养的老人，并供给口粮，若老人病故也能得到殡葬服务，这就是我国早期临终关怀的雏形。

（二）临终关怀的发展现状

1. 国外临终关怀的发展现状 现代的临终关怀组织始建于 1967 年，由桑德斯（D. C. Saunders）博士在英国创办的圣克斯多福临终关怀医院，是世界上第一个现代化、专业化的临终关怀机构，被誉为"点燃了世界临终关怀运动的灯塔"。这家临终关怀机构以其优良的服务品质、完善的设施而成为整个英国乃至全世界临终关怀组织学习的典范，对世界各国开展临终关怀运动和研究死亡医学产生了重大影响。1974 年，美国也组织建立了类似的医院。现在临终关怀组织发展如雨后春笋，荷兰、丹麦、芬兰、冰岛、加拿大、日本等 60 多个国家和地区都相继建立了临终关怀组织。

2. 我国临终关怀的发展现状 我国大陆的临终关怀与国际社会相比起步较晚。1988 年 7 月，在天津建立了我国第一所临终关怀研究机构——天津医学院临终关怀研究中心，标志着我国开始了临终关怀的研究与实践。同年 10 月，上海南汇创建了我国第一家临终关怀医院——南汇护理院。据统计，目前我国这样的医院已经有几百所。另外在一般的综合性医院中有的已开辟临终关怀病区。经过二十几年的发展，我国临终关怀经历了理论引进与研究、宣传普及与专业培训、学术研究与临床实践等阶段，取得了一定的成就，并为造福社会、关爱生命、促进社会和谐作出了贡献。

三、临终关怀的伦理审视

(一) 临终关怀的伦理意义

1. 临终关怀符合人道主义精神 临终患者往往身受疾病痛苦的折磨，内心又怀着对死亡的无限恐惧，在度日如年的煎熬中走向死亡。临终关怀以对临终患者的完善照顾，最大限度地提高患者的生命质量，使他们减轻痛苦，感受温暖，获得精神上的满足，无憾地离开人世。这正是以生命价值和生命质量为服务宗旨的人道主义精神的集中体现。

2. 临终关怀是社会文明进步的标志 一方面临终关怀把医务人员与红十字会、工会及民政部门等社会工作者联合起来共同为临终者及其家庭提供全方位的服务，这种立体化、社会化的服务正是社会进步的表现。另一方面，临终关怀不仅为临终患者提供医疗照顾，而且还给予临终患者及其家属心理支持，用各种切实有效的办法帮助患者正视现实、摆脱恐惧，坦然地接受死亡，使他们始终保持人的尊严，这是社会文明进步的一种标志。

3. 临终关怀顺应社会发展的需要 我国现代社会生活模式的一个重要特点就是"四二一"的家庭越来越多，即四位老人、父母双亲和一个孩子。由于社会竞争激烈，生活节奏加快，家庭职能缩小，临终患者单靠家庭照顾有许多困难，无论是精力上，还是经济上的负担，家庭都是难以承受的，而临终关怀服务则可为其排难解忧。所以，临终关怀符合我国国情，也是顺应社会发展的需要。

(二) 临终护理的伦理原则

1. 选择告知病情的最佳方式 临终患者的心理变化是复杂多变的。瑞士精神病学家库布勒·罗斯把面临死亡的人的心理分为五个连续的阶段，即否认期、愤怒期、协议期、忧郁期和接受期。许多临终患者在否认期不愿意承认自己面临死亡这一事实，但又总想在医护人员那里得到证实，千方百计地打听自己的疾病和预后。通常情况下，医护人员可先把诊断结果告诉患者的家属和单位领导，让他们了解患者的情况，在思想上有所准备的前提下，配合医护人员共同做患者的工作。向患者说明病情时，医护人员首先要了解患者的发问形式，更重要的是了解患者的个性能否理智地接受现实，要根据患者心理发展的不同阶段，以及患者的年龄、文化层次、社会地位、经济状况和家庭背景，采取恰当的时机和方式将实情告知患者。

2. 善待患者的情感宣泄 当临终患者迫切希望向亲人、知己和医护人员倾诉自己对未完成事业的遗憾、痛苦、忧虑及对某些事情的"负罪感"时，医护人员应该主动接近他们，创造更多的机会和良好的条件让患者倾吐心声，并对他们表示理解；当临终患者因死亡恐惧或疼痛折磨而出现情绪反常、言辞过火时，医护人员应宽容谅解，并给予安抚劝慰。总之，对患者用各种形式表达的情感宣泄，医护人员都应表现出体谅理解、宽容大度的态度。

3. 满足患者的各种需求 对临终患者来说，在人生最后的阶段能满足他们的心愿是非常重要的。为了让临终患者"死而无憾"，医护人员应协助家庭、单位和社会尽量满足他们的最后心愿，使他们能无牵无挂地离开人世。

4. 认真做好家属工作　"为濒死患者的家属着想，护理工作的对象必须包括患者及家属。"这是 1972 年召开的"国际养护院指导会议"提出的口号。这表明，临终关怀的对象不仅是濒死患者，也包括其家属。死亡既是死者本人的不幸，也是死者亲属的不幸，作为护士应尽可能地减轻家属的精神痛苦，使他们早日从失去亲人的痛苦和遗憾的困境中解脱出来，回到正常的生活轨道。

第二节　死亡伦理

死亡是生命之旅的终点，也是生命的必然结果。生和死是相对的，二者构成了一个完整的生命周期。护士对人从生到死的整个生命过程负有神圣的职责。死亡质量是衡量生命质量的重要指标，如何确诊死亡和正确对待死亡都是十分重要的医学和伦理学问题。

一、死亡伦理思想及死亡标准的演变

俗话说："除却生死无大事。"生与死，是哲学和医学的古老命题，却经久不衰。人们对死亡的认识，受各个时期的政治、经济、文化条件及宗教信仰的影响，几千年来，一直在不断发展演变中。

（一）死亡伦理思想的演变

1. 中国古代的死亡概念　汉代的《白虎通》中对死字是这样解释的："死之为言澌，精气穷也。"《说文解字》中解释为："死，澌也，人所离也。"综合起来理解，古人认为死字表示的是人死后他的精魂将消散离开躯体，如冰雪澌解。"死"在中国还有许多别称，最常见的有去世、过世、逝世、长眠、安息等。最常见的"丧"字，也理解为死亡，指人体精气消散。《白虎通》解释丧字为："不直言死者何？为孝子心不忍也。"也就是说，死者的逝去会让亲人们感到伤心，要避免提到死字而再度刺激他们，所以采用丧字作为委婉的说法。

2. 死亡伦理思想的作用和影响

（1）缓解人类对死亡的恐惧：人类对死亡有着天然的恐惧，不同地理区域、不同社会环境、不同宗教信仰的人们有着不同的死亡伦理观，但都试图通过各自的方式来缓解死亡所带来的恐惧和压迫，主要有以下四种：第一，血脉延续：人们将后代的出生，视为本体生命的延续。生命得到延续的认知，相当程度上减轻了死亡恐惧所带来的冲击力，使死亡不再那么难以接受。同时，还有相当一部分人将整个家族血脉的续存置于个体生命存亡之上，降低了个体死亡的重要性，从而降低了对死亡的畏惧感。"不孝有三，无后为大"；"千棺从门出，其家好兴旺。子存父先死，孙在祖乃丧"。都是这一思想的充分体现。第二，灵魂不朽：西方人主要采取了灵魂不朽的思想，以缓解对肉体死亡的恐惧。公元前 6 世纪的著名哲学家毕达哥拉斯，第一个明确地提出"灵魂永恒不死"。后来苏格拉底对灵魂不死做了详尽的说明，他认为由于灵魂的永恒不死，人的生命便可以不断地轮回，永不死亡。灵魂不朽观自始至终被历代基督教教义哲学家所接受，而成为基督教基本教义的一个极为重要的思想来源。第三，轮回转世：佛教的死亡伦理，讲的是"因果报应，轮回转世"。人在生时，灵魂在此人的肉体之中，肉体死亡后，则通过轮回，将灵魂移居到另一个肉体中去。轮回转世，这一死亡伦理的核心和"灵魂不朽"的观点殊途同归，从而使信徒在人生死问题上得到一种解脱和放松。第四，思想传承：儒家一方面主张"死生有命，富贵在天"，顺应自然规律，提倡"莫非命也，顺受其正"，对死亡淡然视之；另一方面强调"成仁取义"，追求提高个人思想道德水准，主张"浩气长存"，以人格的力量和思想的传承来对抗肉体的消亡，达到不畏惧死亡的境界。

（2）重视生命存在，反对自我伤害：儒家认为："身体发肤，受之父母，不敢毁伤，孝之始也。"这表明了儒家在"仁"的基础上，主张人的生命贵重，神圣不可侵犯，反对人们自我伤害和彼此伤害。佛教主张"不杀生"，其"救人一命，胜造七级浮屠"的观念更是深入人心。佛教认为，自杀者将堕入"地狱"、"饿鬼"和"畜生"三恶道，不得超生。古希腊哲学家毕达哥拉斯说："生命是神圣的，因此我们不能结束自己和别人的生命。"天主教和基督教的教义中则明确提出："不论杀死自己还是谋杀，一律都是犯罪。只有上帝才能注定什么时候死，什么时候活。"宣称自杀者无法进入天堂。伊斯兰教的《古兰经》中则警告说："你们不要自杀，真主确是怜悯你们的。"《布哈里圣训集》指出，犯自杀罪的人心中没有真主，因为他没有信仰，没有对真主的敬畏和期盼；对于自杀者的惩罚是永久的火狱灾难，而绝不是所幻想的永久摆脱痛苦和推卸责任；自杀者因为自杀而获得惩罚比在今世忍受的痛苦要沉重得多。自杀有罪和放弃抢救有违孝道甚至近乎谋杀的观点，具有强大的影响力。反对自杀和放弃治疗的死亡伦理与安乐死伦理存在着巨大矛盾和冲突，直接制约安乐死的认同和发展。

（3）有助于推动社会道德进步：佛教提出的人生是苦海，尘世没有真正的快乐，只有来世进入"天国"，轮回再生，才有欢乐和幸福。如果"前世"行善，则有善报，生有荣华富贵，死能升上"天堂"；"前世"行恶，则有恶报，生时卑贱，死入"地狱"。基督教相信上帝存在和灵魂不朽，基督教告诉人们：灵魂究竟是上天堂还是下地狱，这主要取决于他们如何在人世间生活。"生以载义，生可贵；义以立生，生可舍"的儒家死亡观，主张尊重人的生命，不惧怕死亡，要舍生取义，坚持死节。这些不同的死亡伦理，能够帮助人们克服对死亡的恐惧，潜移默化地引导人们向善、行善。同时，强调人们的社会属性，逐步体现了人格的力量，对人们思想发展和社会进步起到了正面而积极的作用。

（二）死亡标准的演变

1. 死亡的概念 医学上死亡的概念为：死亡（death）是生命活动和新陈代谢的终止。死亡是一个过程，临床医学通常又把死亡分为濒死期、临床死亡期、生物学死亡期三个阶段。濒死期是指心肺等脏器已极度衰竭，濒于终止其功能。它是死亡过程的开始，随着意识和反射逐步消失，呼吸和脉搏渐次停止，临终患者即将死亡。临床死亡期指心跳、呼吸停止和整个生命活动已停止，中枢神经系统功能完全消失，即器官水平的死亡，作为一个整合功能的"人"已不复存在，死亡确实发生。生物学死亡期指临床死亡之后进入机体细胞和组织坏死，即细胞水平的死亡，直至代谢完全停止，生命现象彻底消失，也称"真正死亡期"。

2. 传统死亡标准　死亡在中国还有一个代称为"断气"，即指呼吸停止，说明在古代检验和确定患者是否死亡，往往是通过测定患者的呼吸来判断，如果呼吸停止，即可宣布死亡，这是一种典型的肺死标准。

随着医学知识的普及，人们对自身认识的逐步提高，开始形成以心脏停止跳动作为死亡判断的标准，即心死标准。又把"死"称为"心脏停止跳动"。1951年，美国再版的《Black法律词典》第四版也仍然把死亡定义为"生命之终结，人亡不存，即在医生确定血液循环全部停止以及由此导致的呼吸、脉搏等生命活动终止"。

长期以来，心肺死标准一直是人们在实践中的操作标准。但心肺死标准并不是绝对可靠的。心跳停止又"死而复生"者并不少见，尤其是创伤和意外所致的心脏骤停，经抢救恢复心跳的可能性更大。所以，临床上对心脏刚刚停止跳动者还是尽力抢救，并不立即宣布死亡。由此可见传统的心肺死标准的相对性。同时，随着器官移植技术的发展，各种维持生命的技术、仪器、药物得以应用，使得心跳停止几个小时甚至十几个小时的患者能够复苏。时至今日，心脏移植在发达国家已成为一种常规手术，使传统的心肺死亡不再构成人体整体性死亡的标准，从而打破了心肺功能丧失必导致整体死亡标准的权威性。人们逐渐认识到，对传统的心肺死标准必须进行科学的再认识，寻找更高层次的死亡标准，以更能反映死亡本质的新的死亡标准取而代之。

3. 脑死亡的标准　所谓脑死亡（brain death）是指某种病理原因引起脑组织缺血、缺氧、坏死，致使脑组织机能和呼吸中枢功能达到了不可逆转的消失阶段，最终必然导致病理死亡。

脑是人类意识和自我意识产生的生理基础和前提条件。现代医学已经证明，在脑细胞死亡之前出现心跳暂停而致的意识消失，可采取复苏抢救使人的生命本质特征得以恢复。而病理生理学证明，脑死亡是不可逆的。具体来讲，人的大脑一旦出现广泛的脑细胞坏死、脑功能出现了不可逆的丧失，即使继续使用人工心肺机等措施维持心脏的跳动，最终也无助于大脑功能的恢复、无助于人的意识的维持，即人脑死亡就是人的意识不可逆转的丧失。当人的意志、信念、态度、素质、知识等完全消失时，作为人的生命本质特征无法复原，那么这个人也就不复存在。正是基于对这一客观事实的尊重，当今世界的许多国家相继抛弃了传统的心死亡标准，重新建立了新的科学的死亡标准，即脑死亡标准。

（1）悉尼宣言（死亡的确定）：1968年8月，世界医学大会在澳大利亚悉尼市召开了第22次会议，讨论了"死亡的确定"问题，发表了著名的《悉尼宣言》。宣言的实质内容包括五个方面：①在大多数国家，死亡时间的确定将继续是医生的法律责任。②近代的医学实践使得进一步研究死亡时间成为必要。③临床的兴趣并不在于维持孤立的细胞而在于患者的命运。④死亡的确定应建立在医生的全面临床判断和必要的辅助诊断上。⑤指明了脑死亡的道德意义及立法问题。

（2）哈佛标准：1968年，美国哈佛大学医学院死亡定义特别委员会就一些棘手难办的病例中如何确定死亡是否发生，提交了一份题为《不可逆性昏迷定义》脑死亡诊断标准的报告，即著名的哈佛标准。它提出了四条诊断标准：①不可逆的深度昏迷：患者对外部的刺激和身体内部的需要均无感受和反应。②自主呼吸停止：无自发的肌肉运动和无自主呼吸，人工呼吸时间停止3分钟仍无自主呼吸恢复的迹象，即为不可逆的呼吸停止。③脑干反射消失：主要是诱导反射消失。瞳孔对光反射、角膜反射、眼运动反射（眼球 - 前庭、眼球 - 头部运动等）均消失；吞咽、喷嚏、发音、软腭反射等由脑干支配的反射均消失。④脑电图平直或等电位。以上测试要求在24小时内反复进行而结果不出现变化，并要排除患者体温过低（32.2℃以下）或大量服用中枢神经抑制药（如巴比妥类药物）这两种情况。除这两种情况外，脑电图平直可作为不可逆脑损伤的确切证据。人们称哈佛委员会提出的这一新概念为"死亡的脑干定义"或"脑死亡定义"。

（3）其他标准：英国、德国、瑞士、奥地利、日本、意大利、丹麦、加拿大等国家陆续制定了数十种脑死亡的标准。尽管各国提出的脑死亡的判定标准各具特点，但归纳起来主要有五条：①深度昏迷。②脑反射消失。③无自主呼吸。④脑电图检查呈大脑电沉默。⑤脑循环停止。由于脑死亡标准比心肺死亡标准更为科学。目前，脑死亡的概念已被世界许多国家的医学会或政府广泛接受，都把脑的死亡作为生命终结的标准。到2000年底，联合国189个成员国中，已经有80个成员国承认了脑死亡的标准。同时，大多数国家在处理死亡案例时，也通常是两个死亡标准共存，以脑死亡作为判断死亡的首要标准，同时结合心肺功能的判断而作出最终判断。1988年，我国医学界也提出脑死亡问题，引起卫生部的重视，并于2002年开始组织专家研究脑死亡诊断标准。目前，我国也采用借鉴两种标准共存的方式来确定死亡。

知识拓展

我国脑死亡立法为时尚早

全国政协委员、卫生部副部长黄洁夫表示，脑死亡是对死亡最科学的认定，全世界已有近90个国家承认脑死亡的鉴定标准。我国从上世纪80年代就开始讨论脑死亡的立法，但目前时机仍未成熟，因此仍以心死亡为标准。我国90%的医生不清楚脑死亡的鉴定标准，普通人对脑死亡认识有误区，将其与器官移植联系在一起，或者认为脑死亡就是植物人、安乐死，因此并不接受这一认定。鉴于当前医患关系紧张的现状，考虑各方面因素，我国目前不宜讨论脑死亡的立法（摘自《京华时报》，2011 - 3 - 12）。

二、死亡的伦理审视

（一）死亡标准更趋科学

1. 脑死亡的不可逆性　在脑死亡之后机体各个器官不久都会出现死亡，国内外研究表明：就现代的医学水平来说，真正脑死亡的患者是无法复生的。正是脑死亡的不可逆性决定了用脑死亡标准取代心肺死亡标准具有更准确的科学性。

2. 科学鉴别死亡，维护人类生命　由于服毒、溺水、冻死等原因，特别是服用中枢神经抑制剂自杀造成的假死者，使用心跳、呼吸停止作为死亡的概念，不容易鉴别出假死状态，往往造成放弃抢救或延误抢救时机。脑死亡标准的确立，使假死状态的患者能够得到及时的抢救和治疗，从而更好地维护人类生命的尊严。

3. 脑死亡既是临床死亡，又是社会死亡　众所周知，人与动物的根本区别在于人的社会性，即人的自我意识和社会角色。脑是人体的中枢，是思想、意识、情操、智能等人的个体特征的代表器官。脑死亡后即使是心跳、呼吸尚存，但由于意识的丧失，已经不能主动、自觉地产生人的行为，不能行使一个社会人的权利和义务。可见脑死亡标准的确立更能说明人的生命的完全终结，与心肺死亡标准相比更具科学性。

4. 大脑的不可置换性　现在器官移植技术发展很快，已能应用于心、肝、脾、肾、肺等多种脏器，但大脑目前仍是不可置换的具有主宰意义的器官。何况，即便大脑移植成功，也是从另一个角度证明了以大脑功能来判断生死比心肺功能更客观、更科学。

（二）卫生资源分配更趋合理

今天的医学技术已经能使脑死亡的患者继续维持生命，但是它所维持的仅仅是处于无意识状态下的"植物性生命"，对外界和自身毫无感觉，没有意识，也没有自主行动。从生命质量和生命价值的观点来衡量，这种在医疗仪器和技术的辅助维持下的"生命"，其生命质量是很低的。如果无节制地延长这种生存方式，会增加家庭、医学和社会的沉重负担，在没有脑死亡标准的情况下，放弃治疗会在伦理上造成巨大的压力。

我国医疗资源很有限，国民享有的预防、保健、治疗、护理环境还有待提高。在这种状态下为了维持一个脑死亡患者的心跳、呼吸，不能不说是有限资源的不合理、不公正的分配，是一种人力、物力和财力的浪费。这损害了更多、更需要医疗照顾的普通患者的利益。脑死亡标准的确立无疑会转变人们对死亡标准的传统认识，一旦被人们普遍接受，得到法律认可，那么将会有利于卫生资源的合理分配。

（三）器官移植更具发展前景

器官移植是现代医学领域中最引人注目的高新医疗技术之一，它的临床应用使许多患者恢复了人的某种功能甚至生命。器官移植要求从死者身上摘取活体器官，摘取越早，新鲜度越高，移植后的成功率就越高。但传统的心肺死亡标准影响了移植器官的新鲜度，限制了此项技术在临床上的广泛应用，很多患者在等待移植器官的过程中死亡。比如心脏移植，我国医疗技术和相关设备与西方国家基本处于同一水平，但几十年过去了，我国成功的心脏移植大约只有 80 例左右，成功率不足 40%，远远低于发达国家。主要原因之一就是没有高质量的器官来源。确立脑死亡标准可使移植器官的来源有可靠的保障，更能保证移植器官的新鲜度。医生可以在脑死亡而心跳、呼吸尚能依靠仪器维持的宝贵时间，从患者尸体上摘取活体器官，从而确保移植器官的质量，提高移植成功率，给更多的患者提供生存的机会。

脑死亡标准的提出，是现代医学发展的结果，它使死亡标准更科学。但是，我们也应该认识到，无论是传统的死亡定义还是脑死亡定义，都是在一定科学技术水平状态下的产物。传统死亡标准实行了数千年，是由于器官移植技术在医学上的成功应用，使得传统死亡标准逐渐显露出其不科学性和欠准确性的弊端，丧失了其权威性。然而这种权威性的丧失并不意味着传统的死亡标准就此退出了历史舞台，它在一定条件下仍将起着很大作用。脑死亡标准的诞生是现代生物医学发展的产物，并在现代医学模式转化的背景下步步深入，已成为对传统死亡标准的补充，使死亡标准更科学、更准确。从发展的观点看，脑死亡也未必是最终的个体死亡标准。随着医学科学的迅速发展和相关科学技术的开发利用，更多的生命规律和机制可能被揭示。人们的死亡观可能也将再一次面临挑战和更新，死亡标准同样也将随之不断更新。

第三节　安乐死伦理

随着医学科学的迅猛发展，某些疾病的死亡过程明显延长，特别是晚期肿瘤患者临终前十分痛苦，希望以某种方式无痛苦地尽快结束生命，于是安乐死问题逐渐被人们了解和关注。

一、安乐死概述

（一）安乐死的概念

安乐死（euthanasia）一词源于希腊文，eu 是"好"的意思，thanasia 是"死"的意思，合起来就是"好死"，原意是指"快乐的死亡"或"尊严的死亡"。我国原译为"无痛致死术"，现在通译为安乐死。安乐死的概念有广义和狭义之分。广义理解的安乐死，包括一切因为"健康"的原因而致死、任其死亡以及自杀。狭义的理解则把安乐死局限于不治之症的患者，即对死亡已经开始的患者，不对他们采取人工干预的办法来延长痛苦的死亡过程，或为了制止剧烈疼痛的折磨而采取积极的措施人为地加速其死亡的过程。我们现在所指的安乐死一般是指狭义的安乐死。

从以上定义可以看出，安乐死的对象仅仅是限于不治之症的患者。一般认为，安乐死的对象可以归纳为以下几类：晚期恶性肿瘤失去治愈机会者；重要器官严重衰竭并且不可逆转者；因各种疾病或意外伤害所致恢复无望的"植物性生命"；有严重缺陷的新生儿，包括严重畸形、脑瘫等。

（二）安乐死的形式

安乐死就其形式来说，可以分为主动安乐死和被动安乐死两种：

所谓主动安乐死（active euthanasia），又称"积极安乐死"，是医护人员或其他人在无法挽救患者生命的情况下，采取措施主动结束患者的生命或加速患者的死亡过程。根据患者的意愿和执行者的不同，主动安乐死可分为三类：第一类是自愿－自己执行的主动安乐死。当患者得知自己所患疾病在现有的医学技术条件下无法治愈，病情又在进一步恶化，死亡的来临已成为无法避免的事实时，为了缩短死亡过程和减少死亡过程的痛苦，患者依据自己的意愿，并由患者自己执行，选择加速死亡的方式而结束自身无法忍受的痛苦。第二类是自愿－他人执行的主动安乐死。在患者无法忍受病痛折磨，而医学又对其痛苦无可奈何的情况下，由患者自己提出，而由他人（如医护人员或家属等）执行，无痛苦地结束生命。第三类是非自愿－他人执行的主动安乐死。患者没有许诺，完全是由医护人员或家属执行的主动安乐死。采取这种主动安乐死，常常以患者的生命不再有意义为前提，或以认为患者若有表达自己意愿的能力或是对自己的行为选择有判断能力，他一定会表达出求死的愿望为前提。

被动安乐死（passive euthanasia）又称"消极安乐死"，是终止维持患者生命的一切治疗措施，任患者自行死亡，其基本指导思想是：任何医疗措施对某些晚期疾病无能为力的时候，让这些患者自然、舒适、尊严地离开人世。依据患者是否有安乐死的意愿，被动安乐死又分为两类：第一类是自愿被动安乐死，即垂死患者有安乐死的意愿，并正式向家属和医护人员提出以安乐死的方式加速其死亡过程，经医护人员认可，然后停止一切治疗和抢救措施，任其自然死亡。第二类是非自愿被动安乐死，即在垂死患者始终未表示要求以安乐死的方式加速其死亡过程，实际上也无法表示意愿的情况下，停止一切治疗和抢救措施，任其自然死亡。

二、安乐死的历史与发展现状

（一）安乐死的历史

安乐死是当今人们最为关注的焦点之一，却并非是 20 世纪才出现的新问题，它的历史几乎与人类历史一样古老。在原始社会，一些原始部落允许儿子杀死父母以防止老人临终的痛苦，并把这种行为视为是儿子应尽的义务。在古罗马时期，允许患者结束自己的生命，或请别人帮助死亡，或可以处置有缺陷的儿童。中世纪由于基督教的盛行，无论出于什么动机，人为地结束自己或他人的生命都被视为是对上帝神圣特权的侵犯，因此自杀和结束患者的生命均被禁止。但在文艺复兴之后，随着基督教的威严渐渐失去，人们对安乐死的态度有了一定的改变。17 世纪，弗兰西斯·培根主张要控制人的生命过程，或延长生命，或无痛苦地结束。他认为延长寿命是医学的崇高目的，同时也认为安乐死是医学技术的重要领域，医生们可以为解除患者的痛苦而加速其死亡过程。19 世纪，安乐死作为一种减轻死者痛苦的特殊措施受到医护界的广泛重视，产生了现代意义上的安乐死。

（二）安乐死的发展现状

1. 国外安乐死的发展现状 进入 20 世纪后，西方国家的部分学者积极倡导并以自己的行动接受了安乐死。1936 年，英国首先成立了"自愿安乐死协会"。1938 年，美国成立了"无痛苦致死协会"。1944 年，澳大利亚和南非也成立了类似组织。医学的发展使安乐死更为人们所重视，安乐死运动逐渐演变成一种新的人权运动的内容之一。

正当安乐死在欧美各国得到积极的提倡时，却被德国纳粹分子所利用，希特勒借安乐死之名，对有生理缺陷和身体畸形的儿童以及有遗传病、慢性病和精神病的患者进行残酷地杀戮，并最终成为纳粹政府实施"种族卫生"计划，屠杀犹太人、吉卜赛人和其他民族的手段。从 1936 年至 1942 年，德国纳粹用安乐死的名义惨无人道地杀死了数百万人，使安乐死声名狼藉。

20 世纪下半叶，随着医学技术的进步和人们对死亡认识的深入，安乐死又重新成为世界各国的热门话题。1976 年，首届国际安乐死会议在日本东京召开，会议宣言强调，应当尊重人"生的意义"和"死的尊严"。宣言将人的生死权利同等对待，标志着人类对生命和死亡的认识进入了崭新的境界，达到了更高层次。1980 年，国际死亡权利联合会成立。2001 年 3 月，荷兰议会通过了"安乐死法案"，成为世界上第一个使安乐死合法化的国家。至此，安乐死已不再是一个禁区，其他国家，如美国、日本、澳大利亚、瑞士、比利时、芬兰等在一定程度上也肯定了安乐死的合法性。

2. 国内安乐死的发展现状 20 世纪 80 年代以来，我国对死亡及安乐死问题也极为重视，开展了大量的研究和讨论。其焦点主要集中在安乐死的界定、立法、伦理和功利四个方面。1988 年，在上海召开了全国首届安乐死学术会，探讨了安乐死在我国实行的可能性和可行性。1994 年，召开第二届学术会，会议在总结过去理论和实践的基础上，确定将安乐死的研究深入下去，以推动我国安乐死的立法建设。

目前，在我国安乐死还没有得到公认和合法化。因此，现阶段我国临床医护人员尚不能对患者实施安乐死，否则就可能产生法律纠纷。但近年有关调查显示，我国赞成安乐死的人越来越多，安乐死立法的条件逐步成熟，安乐死的合法化将是大势所趋。

三、安乐死的伦理审视

（一）安乐死的伦理争议

安乐死观念的提出和实施，冲击了传统的伦理道德观念，使伦理学和法律面临了新的问题，引起的争论是十分激烈的。安乐死究竟应不应该或可不可行是各界讨论的焦点。

1. 赞成派的观点

（1）安乐死是对人类选择死亡方式权的尊重：死亡对每一个人都是不可避免的，但人们有权利在"痛苦的死"与"安乐的死"之间进行选择。对于那些处于极度痛苦之中的濒死者，解除痛苦比延长痛苦的死亡过程更重要。人既然有幸福生活的权利，也应该有幸福死亡的权利，这两种权利是统一的。当死亡来临而又异常痛苦时，追求舒适、平静、尊严地度过生命过程的最后阶段，应当是人人享有的、不可剥夺的权利。人的这种自主选择权，社会应该保护，医护人员和家属应该给予尊重。

（2）安乐死符合生命质量和价值原则：从生命价值原则出发，人应该尊重生命，同时也应该接受死亡。安乐死的对象仅仅限于脑死亡、不可逆昏迷或死亡不可避免，甚至连治疗、饮食都使之痛苦的人。对于这些患者来说，作为社会的人已经消失，生命价值及生命质量已经失去，有意义的生命已经不存在，延长他们的生命实际上只是延长死亡、延长痛苦，实施安乐死则可解除其肉体和精神痛苦，符合人道主义精神。

（3）安乐死是现代医学目标的取向：现代人的卫生观、生命观和医德观发生了根本性的转变，医学不再是仅仅面对个体疾病的职业，而是日益成为整个人类生存发展的保健事业。这样，医学面对的不仅是个体，更重要的是群体；面对的不仅是维持人的生命，更重要的是致力于个体和人类生命质量和生存质量的提高。在维持人的生命的基础上，提高人的生命质量和保证人的生存质量成为医学的最高目标。安乐死是一种最佳的死亡状态，它借助医学手段使人的生命在终止之前保持一种自然完好的生存状态，以安乐的心境度过生命结束的过程。无论是从动机还是从效果看，都与现代医学目的的要求一致，与现代道德进步相符合。

（4）安乐死符合家庭及社会利益：①有助于维护死者家属的利益。家属对家庭成员有照料的义务，但是为了一个无意义的生命去消耗有意义的生命，是过分的要求。对于上述种类的患者，家属已经承受了极大的感情折磨和经济压力，他们处于非常为难的处境。安乐死可以把他们从这种压力和为难处境下解脱出来。②随着医学科学的发展，这类患者将越来越多。社会有义务分配相应的资源去拯救他们，但是维持这些愈来愈多的无意义的生命，终有一天将使社会不堪负担。安乐死可使社会将有限的社会资源和医疗资源使用于急需之处，有利于社会的稳定和发展。

2. 反对派的观点

（1）安乐死有悖传统美德：一方面我国历来有尽孝道的传统观念，家属对于患者只要一息尚存，不论其疾病的预后如何总是要求医护人员尽力抢救直到死亡为止，这才算尽孝。另一方面，救死扶伤是医护人员的天职，传统的医学道德要求医护人员应给人以生，而不能促人以死。而安乐死要求医护人员对一个尚有生命特征的绝症患者实施死亡，这有悖于医学的目的、医护人员的基本义务和人道主义职责。

（2）安乐死会被滥用：如果安乐死合法化，就意味着允许医护人员用结束生命的方法解除患者的痛苦。如果医护人员开始把杀死一个请求安乐死的患者看成是自己的责任，医护人员治疗和解除痛苦的责任或许就会被一种以杀死作为治疗的观点所代替。那么，医护人员就容易对人类生命的价值抱有一种漠然态度，削弱对临终患者的同情和关怀，致使医护人员的道德滑坡。再者，一个社会如果允许或鼓励安乐死这样的仁慈杀死，那么安乐死的实施就会从有行为能力的患者开始，发展到无行为能力的患者，如昏迷患者、儿童以及有精神缺陷的人，甚至可能导致以仁慈为理由，开消灭老弱病残者之先例。1935 年，安乐死在德国还仅仅限于那些无法医治的患者，但 1938 年当希特勒收到一封父亲要求杀死畸形儿子的信之后，便决定用安乐死的名义杀掉所有有生理缺陷的儿童。随后，又把安乐死的范围扩大到精神不正常的成年人。这样，安乐死的作用范围由死亡过程扩大到整个生命过程；安乐死对象由必死者扩大到生命质量低劣者，最终扩大到所谓的"劣等人种"，使安乐死成为屠杀犹太人、吉普赛人等民族的借口。另外，安乐死的存在可能造成借安乐死之名行杀人之实，给一些不孝子孙为拒绝赡养义务或谋取遗产打开方便之门，不利于社会的安定和法制的维护。

（3）"生还无望"并非绝对：安乐死目前主要用于两种生还无望的患者：不可逆昏迷者；患不治之症，痛苦异常，濒临死亡者。由于医学的诊断率目前不可能达到100%正确，因此对某些"生还无望"的患者实施安乐死可能会使错过病情自然改善的机会、继续治疗可望恢复的机会、新技术和新方法的产生使该病得到治疗的机会。

（4）安乐死会阻碍医学对不治之症的攻克：从发展的角度来看，真正的不治之症是不存在的。今天的不治之症，一定会成为明天的可治之症。但问题在于，由不治之症向可治之症转化的基础，是医学对不治之症的长期医疗实践，而安乐死却恰恰使医学减少了这种实践的机会。安乐死使医学对不治之症的态度发生了根本的改变，即由尽力治疗患者的疾病转变为帮助患者安然地接受疾病带来的死亡。这无疑是对不治之症的妥协和投降，因而将削弱医学对攻克不治之症的努力。

（二）安乐死的伦理原则

1. 有利原则 安乐死的实施必须对患者有利，符合患者的最佳利益，这是它的最基本的原则。安乐死的对象是临终不可救治的重症患者，他们的生命价值已经丧失，帮助他们避免极度痛苦，让他们平稳、安详和无痛苦地走向人生的终点，这是符合患者的利益的。但是，有时医护人员认为的患者最佳利益与患者认为的最佳利益不一致，特别是有严重先天缺陷的新生儿，他们自己没有判断能力，这时一方面要征询患儿父母的意见，另一方面可假设患儿是符合理性的人会作出怎样的决定。这里的出发点主要是要解决患儿的痛苦，同时要保护患儿不受虐待。

2. 自主原则 个人自主权在生命伦理学中占有极其重要的地位，它强调个人具有自己决定外界对其身体做某种医疗行为的权利。因此，这样的自我决定权要求医生、护士及其他专业人员的医疗行为在道德上应作出是否适当的判定。如果医护人员违反患者的意愿，即使是为了挽救患者的生命，在伦理上仍是不当的。临终患者有选择自己死亡方式和时间的权利，应尊重他们自主作出的安乐死的决定。如果患者和新生儿没有作出自我决定的能力，可由监护人（父母、子女）作为代理人作出决定。代理人对患儿应立足于患儿最佳利益的原则和公正的原则，并与负责患儿治疗的医护人员进行充分讨论后作出决定。

3. 公正原则 当今，卫生资源分配不合理、使用不当的现象在世界各国不同程度地存在，已成为十分突出的社会问题和伦理问题。如何合理、公正、有效地分配有限的卫生资源显得十分重要。安乐死的实施有助于卫生资源的合理分配。有关资料表明：按平均值计算，一个人一半的医疗费用花在死亡前的一年里，而这一年的医疗费用有一半又是花在临终前一周的治疗和生命维持上。这就是说，花费大量医疗卫生资源仅仅是为了延长几十天或几天的生命。尤其是对于现代医学已经判定不可治愈的临终患者或有严重先天缺陷的新生儿，耗费过多的医疗资源，不惜代价地延长他们的生命，这实际上是在延长患者的死亡过程和痛苦过程。这既表现为对患者的不公正，也意味着对需要救治的可逆转患者的不公正。

如果将一些不治之症患者临终前的医疗费用、卫生资源节省下来，用于治疗可以康复的患者，无疑既符合资源的合理、公正分配的原则，又能产生良好的社会效益，也是临终患者的价值和尊严的完美体现。从这个角度看，对不治之症患者实施安乐死有利于有限医疗卫生资源合理和公正的分配，符合维护整个人类生存质量提高的利益，符合人类道德的进步。

案 例

深圳"拔管"杀妻案中，被告文裕章与死者胡菁系夫妻关系，育有一子一女。2009年2月9日，胡菁突然在家中昏倒，文裕章将胡菁送往医院抢救，治疗期间，胡菁一直昏迷不醒，有心跳、血压，但只能靠呼吸机维持。2月16日下午3时，文裕章听护士说胡菁病情没什么变化后就将胡菁身上的呼吸管、血压监测管等医疗设备拔掉了。病房内的护士、医生等人见状上前制止并欲重新插管抢救，但文裕章一直趴在胡菁身上阻止，并称要放弃治疗。当日下午4时许，胡菁死亡。当日下午7时许，文裕章自行到派出所接受调查。胡文两家对簿公堂，文裕章在法庭上不断重复着拔掉昏迷妻子身上"生命管"的原因："胡菁很怕疼，我不想让她太痛苦，想让她有尊严地离开。"然而，公诉人和胡菁母亲、姐姐却并不接受文裕章的说法。时隔22个月后，深圳市中级人民法院进行一审判决，认定文裕章故意杀人罪名成立但情节较轻判处有期徒刑3年缓刑3年（摘自《广州日报》，2010-12-10）。

思 考

1. 你认为案例中文裕章的做法是否符合伦理要求？为什么？
2. 你认为实施安乐死应具备哪些条件？

学习小结

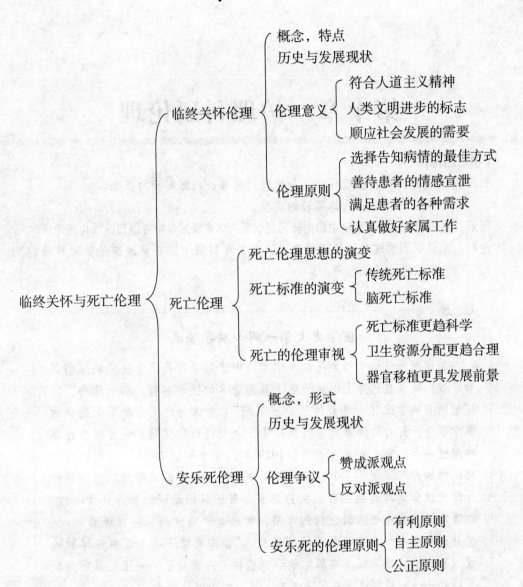

复习思考题

1. 临终护理有何伦理意义？护士在临终护理中应遵循的伦理要求有哪些？
2. 死亡标准的演变过程是什么？脑死亡标准的确立有何伦理意义？
3. 你认为实施安乐死应遵循的伦理原则有哪些？

第十章　护理科研伦理

【学习目标】

识记：1. 能迅速说出护理科研、护理科研伦理、人体实验的概念。

　　　2. 能正确列举出人体实验的类型。

理解：能正确阐述护理科研中的伦理问题以及人体实验过程中可能面临的伦理矛盾。

运用：能认识到护理科研伦理的意义，在护理科研中能自觉地遵循护理科研和人体实验中的伦理原则。

链接

医学史上第一例心脏导管术

德国医生沃纳·福斯曼在医学实验中遭到了同行们幸灾乐祸地嘲讽和非议，他在自己身上做过历史上最为著名的医学实验。后来他的上司把他所有的尝试称为愚蠢的"小丑表演"，并认为这完全配不上高尚的医学事业。好心的同事则警告他：由于他所进行的实验，他可能会在牢中度过一生。究竟发生了什么？1929 年，这个年仅 25 岁、刚刚成为助理医师的青年实现了一个梦想。他刺破自己左臂肘部的静脉，将一根由无菌橄榄油润滑过的细管插到静脉里。管子越插越深，最终到了心脏。在这期间，他没有感到任何的疼痛，相反却"感受到了一丝暖意"。实验并没有停止，他带着自己的"实验品"，跑到楼下一个配有伦琴射线仪（X 光机）的房间。在那里他给自己拍了一张片子，一张足以震惊世界的片子——福斯曼完成了医学史上第一例心脏导管术。

对于这个倔强的年轻医生，整个医学界选择了置之不理的态度。然而，福斯曼却在之后的实验中取得了进展，并且还有了一个明确的目标：优化、改善心脏的诊断方式。他曾在闻名退迩的柏林夏洛蒂医学院短暂工作过，可没有取得任何成果，后来他回到了原来的乡村医院。而谁又能想到，在进行自我人体实验 27 年之后，早已被人们遗忘的福斯曼收到了一封来自瑞典斯德哥尔摩的邮件——他获得了当年的诺贝尔医学奖（摘自《青年参考》，2010－12－28）。

　　21 世纪是生命科学的世纪，医学科研作为生物医药科技进步发展的基础，是为发展医学、防病治病、促进人类身心健康服务的。护理科研作为医学科研领域中的重要组成部分，同样承载着维护人类生命健康和尊严、保护人类生命利益的责任。护理科研在实施中不仅面临科研中的难题和未知，而且面临着伦理和良知的挑战。而护理科研伦理不仅为护理科研把握着方向，而且为护理科学研究提供了强有力的伦理支持，促进了医学科学不断地向前发展。

第一节　护理科研及其伦理意义

　　护理科研是提高护理质量，推动护理学科发展的重要手段，对于完善护理学科的理论体系具有重要的作用。护理科研的本质是探索真理，追求至善和完美境界的过程。

一、概述

（一）护理科研和护理科研伦理的概念

　　1. 护理科研　护理科研（nursing research）是人们为了反映和揭示人体的健康、疾病及其防治的本质和规律而进行的一种实践活动。其基本任务是探索维护和促进人类健康的规律和方法，提高人的生命质量和价值，促进社会的和谐和发展。

　　2. 护理科研伦理　护理科研伦理（nursing research ethics）是指护士在护理科研的实践活动中调节与他人、集体和社会之间各种关系的行为规范或准则。它贯穿于护理科研的全过程，是护理伦理的重要组成部分。

（二）护理科研的特点

　　1. 研究内容的广泛性　随着医学模式的转变和社会公众对护理需求的不断增加，赋予了护理概念、职责范围以及护理工作组织形式等方面新的理解、新的变化和新的要求。护理科研以医学理论和护理专业知识为基础，吸收社会科学、人文科学、自然科学知识进行相关性研究，使护理学的内容日益丰富。同时由于医学科学研究的不断深化，医疗护理活动和研究正逐步突破国界的限制，开始向全球化发展，为护理科研带来更广阔的视野，使得护理科研的内容更具广泛性。现代护理研究内容主要向五方面拓展：①由单纯的护理学理论研究向与相关学科理论相结合的方向发展。②由单纯的医院临床护理研究向院外社区护理、家庭护理研究方向发展。③由单纯的疾病护理研究向预防、保健护理研究方向发展。④由单纯的生物因素研究向生物、心理、社会等多因素综合护理研究方向发展。⑤由单纯的以患者护理为研究对象向以全人群为护理对象的研究方向发展。

　　2. 研究对象的特殊性　护理科研的研究对象是人，人是自然和社会属性的统一体，而且研究过程和研究成果直接关系到人的健康和生命安危。因此，在研究过程中护理科研人员应有充分的预见性和高度的责任心，需要合理运用伦理学、社会学、心理学等社会科学、人文科学的知识加以分析研究，仔细权衡患者在临床研究中的切身利益和伤害因素。如临床实验研究及应用，不仅要关注近期疗效，还要考虑远期效果；不仅要考虑对患者治疗护理的实际作用，还应考虑由此带来的不良反应，应始终将患者的利益放在首位。

3. 研究过程的复杂性 研究过程的复杂性不仅取决于研究对象的特殊性，也取决于研究自身的复杂性。首先由于人是最复杂的生命体，人的生理、心理、病理的个体差异较大，所处的社会环境、职业性质、经济状况、家庭背景等情况也不尽相同，这些差异更加重了研究对象之间的个体差异，使得大多数实验条件难以标准化，增加了护理科研的难度；其次由于人的生命的不可逆性，医学研究必须先经过仪器实验、动物模型实验，证明研究效果满意，而且确实对人体无害时，才能逐步过渡到人体实验。由此可见，实验过程复杂，耗时长，效果不易很快显现出来，也在一定程度上增加了研究过程的复杂性。

4. 测量指标的不稳定性 由于个体在生理、心理、社会和环境等方面存在差异，导致护理研究测量指标的结果变异性大、离散度高，特别是一些不能直接获得资料的指标，其误差更会显著增加。尤其是涉及人的社会属性的问题，就很难通过仪器设备来检验；当人处于不同的情绪、精神状态时，对外界刺激的反应也各不相同。此外，人的生活环境无法完全重复或全部受到人为控制，这些因素都会影响并降低研究结果的准确性，所以护理科研的设计应严谨，观察应仔细，数据处理应正确，才能最大限度地减少误差，最终通过科学地综合分析，得到较为准确和客观的结果。

5. 研究结果的两重性 护理科研成果往往具有双重性，或是造福于人类，或是给人类带来危害或灾难。这种双重性可以出现在研究过程中，也可以出现在成果运用上；可能是局部的，也可能是广泛的；可能是近期的，也可能是远期的。20 世纪 50 年代发生在西欧的"反应停"事件曾见证了药品研究检测失控的恶果，同时该事件也被列为人类近代发展史上最值得铭记的二十大教训之一。因此，护理科研成果的推广应用也必须注意到整体效应和远期影响，在成果鉴定的过程中，严格遵循以人为本的原则，规范科学言行，尊重客观规律，实事求是地作出科学评价。

二、护理科研伦理的意义

（一）护理科研伦理是激励护士奋发进取的强大精神动力

医学科学研究的对象是人，因此医学科学研究的问题是世界上最复杂的问题之一。尽管医学科学的发展使人们对人体的本质、疾病的病因和病理、保健与预防等有了较为深刻的认识，但医学中的许多难题尚未攻克，因此科学研究是一项精细的、复杂的、探索性的工作。只有那些怀着坚定的信念、精勤不倦、坚持不懈、百折不挠、勇于攀登科学高峰的人，才有希望达到光辉的顶点。科学家巴里·马歇尔和他的合作者很早就发现了幽门螺杆菌以及导致胃炎、胃溃疡与十二指肠溃疡等疾病的机理，但因与当时医学界的主流观点不符，他们的研究成果没有得到重视。面对这种困境，他们没有放弃和退缩，抱着对真理执著地的追求，把幽门螺杆菌移植到自己的胃内反复试验，虽然因此而患上胃病，但却用事实证明了自己的发现，为此他们获得了 2005 年的诺贝尔医学奖。

这不仅是对他们的医学成就的嘉奖，也是对他们坚韧不拔和崇高的奉献精神的嘉奖。因为在他们身上表现出为医学科学竭尽忠诚、披肝沥胆、鞠躬尽瘁的道德光辉。只有在高尚的护理科研伦理的引领之下，护理科研人员才能不断探索、不断发现，为人类创造一个又一个科学奇迹。

（二）护理科研伦理能保证护理科研工作的正确方向

高尚的护理科研伦理是护理科研的基础，使护理科研人员能够端正科研动机，把握科研方向，保证科研过程和成果的严谨性、科学性和实用性，避免不必要的护理差错，使科研真正为人类健康服务，推动护理事业的发展。在医学科学发展史上，无数医学专家以他们锲而不舍的钻研精神、坚韧不拔的顽强毅力、认真严谨的科学态度献身于医学科学研究工作，确保医学科研沿着造福人类、服务社会的方向发展。但也存在损害研究对象利益的问题，如第二次世界大战中法西斯把人当做豚鼠进行惨无人道的人体实验，不仅没有促进医学科学的发展，反而玷污了神圣的医学殿堂。因此，护理科研人员应具备纯洁的动机、高尚的目标和强烈的社会责任感，才能确保护理科研工作方向的正确性并为促进护理事业的发展奋斗终生。

（三）护理科研伦理能促进护理科研工作者之间的相互协作

护理科研是集体创造性劳动的产物，是众人智慧的结晶，离不开前人的成果。尤其是在当今科学飞速发展的年代，学科之间的交叉融合和相互渗透的趋势日益突出，医学科研越来越需要多学科、多专业人员的协作配合，充分发挥群体优势，协同攻关。因此，护理科研伦理的作用就显得更加突出和重要。如果护理科研人员之间不能做到相互尊重，凡是以自我为中心，各自为政，无视大局，科研合力就无法形成，科研工作就难以顺利完成。因此，高尚的护理科研伦理是维系护理科研人员之间的纽带，是创造良好的护理科研环境的重要条件，是建立有序、高效、富于生机活力的护理科研人际环境的根本保证。

（四）护理科研伦理能保证护理科研成果的真实有效

科学研究的过程是艰难曲折的，护理科研人员必须具备高尚的道德品格、坚强的意志、无私的奉献精神，才能在科学研究中真正坚持实事求是、忠于客观事实的原则，而不会轻易地被困难和挫折所击败，不会被权利、金钱和荣誉所迷惑。如美国医生拉奇尔为了研究黄热病的传染源，用自身让蚊子叮咬做实验，感染了黄热病，从而证实蚊子是黄热病的传播媒介，为此拉奇尔献出了年轻的生命。而韩国科学家黄禹锡干细胞造假事件则是以追逐名利为目的。因此，作为护理科研人员应时刻以高尚的职业素质要求自己，以严格的护理科研伦理约束自己，以科学的态度认真严谨地完成护理研究的每一个环节，为科研成果的真实性、科学性奠定坚实的基础。

第二节　护理科研中常见的伦理问题及原则

近年来，由于科研成果所带来的各种有形的和无形的实际利益，科研工作中的种种伦理问题也开始逐渐暴露出来。由于医学研究对象的特殊性，医学科研工作者的诚实和实事求是的工作作风直接关系到患者的健康和生命安全，关系到社会的和谐和稳定。护理科研伦理能够保证护理科研的正确方向，切实保护研究过程中各方面的正当利益，保证研究成果的应用真正有利于人类，对促进医学科学的发展起到巨大的推动作用。

一、护理科研中的伦理问题

（一）科研选题与立项中的伦理问题

在科研选题中，部分科研人员片面强调个人名利，对于容易获取个人名利的课题争着去做，而对于难以突破或难以从中获利的课题则退避三舍；还有部分科研人员好高骛远，虚构前期研究基础，只求科研课题的立题标新立异；甚至有个别科研人员窃取同行的申请方案，以从中谋利。这些科研选题的态度都是不道德的，违背了科研工作应该遵循的科研动机纯正、实事求是的伦理准则。

科研选题是整个科学研究过程的第一步，关系到整个研究的成败。因此，科研选题一定要严谨，符合国家、社会的利益，满足人类健康的需求；立项基础资料则要真实可靠，实事求是，切记主观臆造，更不能违背客观事实。

（二）科研课题实施过程中的伦理问题

在科研课题实施过程中，有的科研人员在实验中暗示或诱导受试对象只提供自己主观上希望的实验"效应"；有的科研人员只按自己主观愿望和需要，片面收集资料，只选择有利于证明自己观点的资料，随心所欲地取舍不满意的实验数据，擅自修改编造数据，甚至杜撰资料，伪造一些虚假的结果；有的科研人员剽窃抄袭他人数据和成果，占为己有；有的科研人员忽视前人奠定的基础和协作者、合作者的成果，将共同取得的研究成果完全归于自己；有的科研人员依靠自身的名望和权势对科学新人、新成果采取压制、阻挠等手段，形成学霸作风等，均有悖于科研伦理规范。

在科研课题实施过程中必须做到：①设计要科学：按照实验设计的合理要求，严格完成全部实验步骤和项目，不能借任何原因取消或缩减其中的任何项目、步骤，同时还必须达到实验的质量和数量方面的要求。②实验要规范：客观地观察实验，如实记录各项相关的指标和数据，真实收集和积累调查数据，不得隐瞒、随意篡改和编造。③评价要客观：对实验失败或不符合要求者必须重复实验，不能将不合要求而进行的实验结果作为分析的依据；在总结实验或撰写论文时，要尊重客观事实，通过归纳、演绎、对比、综合等方式进行科学的分析，作出真实合理的科学结论。

（三）科研论文发表中的伦理问题

在论文发表时，有的科研人员将集体科研成果完全据为己有，只署自己姓名，公开剽窃他人科研劳动成果；或剽窃他人研究数据撰写科研论文；或署名顺序随意排列，无视科研人员对课题贡献大小；或借发表论文进行人情交易，署权威专家之名，借此提高文章知名度，甚至搞利益交换；或对他人文献中的观点和理论的引用，却不列出参考文献；或一稿多投，将同一科研内容的论文在国内外不同刊物上进行发表，获取发表数量等。

护理科研论文和研究著作的撰写都要以真实的研究为基础，在联名发表著作、公布结果时，应实事求是地对待文章署名，要按贡献大小进行利益分配，切不可把物质利益当做追求目标，也不可不顾每个人的贡献搞平均主义分配。此外，应严格规范论文发表程序，杜绝剽窃现象和杜撰科研论文等不道德的行为。

（四）科研课题成果鉴定与应用中的伦理问题

在成果鉴定时可能存在以下违背伦理道德的行为，如聘请关系亲近人员评议或采用一些不正当手段贿赂参评人；参评人不客观或不切实际地进行成果鉴定，或随意贬低他人研究成果，阻碍被评审人成果的进一步研究和发表，出具虚假成果推广应用报告等。

参与成果鉴定的科研人员应本着对人类健康负责的态度，客观公正地评价科研成果。科研成果的推广和应用是护理科研活动的最终目的和价值体现。科研人员在推广和应用科研成果时应把全社会、全人类的整体利益和长远利益放在首位，否则就会背离科学研究的初衷，危害到公众的健康和安全。

二、护理科研中的伦理原则

（一）目的明确，动机端正

护理科研的根本目的是认识生命的本质，寻求增进健康，预防疾病，恢复健康，减轻痛苦的途径和方法，提高人类健康水平和生活质量。护理科研是为人服务的，应该把人的价值和利益放在首位。马克思曾经指出："科学绝不是一种自私自利的享受。有幸能够致力于科学研究的人，首先应拿自己的知识为人们服务。"德国著名哲学家费尔巴哈也认为科学家的工作不应只是为了获得荣誉和尊重，而应造福人类。因此，崇高的动机和目的是科研伦理的灵魂，更是科研伦理的首要要求，它渗透于科研工作的各个环节，并支配着科研人员的言行，为科研方向的正确把握保驾护航。

科研人员的一切思想行为都应该以着眼于维护和促进人类健康，推动社会文明进步为出发点，当个人利益与患者利益、社会利益发生冲突时，要自觉约束个人行为。因此，科研人员只有确立了明确的科研动机和崇高的目标，才能产生巨大的科研动力，发挥出最大的潜能，孜孜以求，最终获得成功。任何无视自己对社会的责任和义务，无视国家和人民的利益，从事有害社会、有害人类的研究行为都是违背护理科研伦理原则的。

（二）不断求索，献身事业

任何科学研究工作都是一项艰苦而曲折的探索活动，会遇到各种难以想象的困难和险阻，甚至是社会舆论和各种人为因素的干扰，需要科研人员付出巨大的精力和毅力，甚至鲜血乃至生命，护理科研工作也是如此。马克思曾说过："科学上没有平坦的大道，只有不畏劳苦沿着陡峭山路攀登的人，才有希望达到光辉的顶点。"我国明代杰出的中医药学家李时珍，跋山涉水，风餐露宿，徒步行程几万里采集各种中草药，并冒着中毒的危险，品尝各种野生草药；访遍名医宿儒，搜求民间药方，参阅古书 852 种，历时 27年，终于编撰出约 200 万字的药物学巨著《本草纲目》。李时珍一生不求名、不求利，献身医学，死而后已。

古今中外许多优秀的科研人员，由于他们对人类的健康怀有强烈的社会责任感，对真理和科学有着不懈的追求，使得他们在面对困难和挫折、打击和失败时，不退却、不低头，创造了一个个科学奇迹。如上个世纪 60 年代，由于疟原虫对当时的喹啉类药物已产生抗药性，使得全世界 100 多个国家和地区，2 亿多疟疾患者面临无药可救的局面，死亡率急剧上升，疟疾的防治重新成为世界各国医药界的研究课题。中国中医科学研究院研究员屠呦呦领导的研究小组从历代医籍文献记载的 2000 余种植物、动物、矿物药中整理、筛选，面对几百次的失败和挫折，她表现出百折不挠、刻苦钻研、勇于探索的科研精神，从不同角度寻找突破口，终于在 1971 年发现了青蒿素。为了保证患者的用药安全，在进入临床前，屠呦呦和她的研究小组成员勇敢地充当了首批试药者，验证青蒿素的安全性。为了取得第一手临床资料，她亲赴海南疟区，实地考察，奔走在高温酷暑之下，亲自喂患者服药。青蒿素的发明，挽救了全球数百万人的生命，为此 2011年度拉斯克奖基金会将临床医学研究奖授予屠呦呦，以表彰屠呦呦及其研究团队在青蒿素研究方面作出的杰出贡献，她是第一位获此奖的中国内地科学家。这些优秀的科学家们留给后人的不仅仅是科学的创造和发明，更重要的是献身医学的崇高精神，这种大无畏的科学献身精神鼓舞和激励着一代代科研人员为人类的健康事业不懈地追求和探索。

（三）实事求是，严谨治学

德国伟大诗人歌德曾说过："在研究自然时，我们探索的是无限永恒的真理，一个人如果在观察和处理题材时，不抱老实认真的态度，他就会被真理抛弃掉。"实事求是是科学的生命。在护理科研中，任何有意无意地歪曲事实，都可能严重损害人的健康，甚至危及人的生命。没有严谨求实的作风，永远也探求不到科学的真谛。护理科研工作的对象和性质决定了护理科研人员要有严肃的科学态度，严谨的科学作风，严格的科学方法，严密的科学思维，在科研活动中始终坚持实事求是的科学精神。因此，护理科研人员应做到：①实验设计必须合理，并全部完成各项实验步骤和程序。②在实验中必须进行客观的观察和如实的记录，不能暗示实验对象去反映科研人员所希望的情况。③对实验结果的分析和评价要客观，在与假说相对照时应尊重实验结果，如发现实验失败或不符合要求时，必须重新实验，而不能把失败或不规范的实验结果任意加工后作为依据，报告成果时严禁捏造、篡改和剽窃。④排除不利于科研的各种干扰，无论是行政的还是政治的或是权威的干预都必须排除，使科研服从实验事实。⑤坚持真理，修正错误。错误一经发现，就应立即改正，不要怕影响声誉，应敢于正视自己的错误。

护理科研人员应遵循护理科研工作本身的客观规律，正确运用各种观察手段、思维方式和实验方法，要以严肃认真的态度、严格合理的设计、严密细致的操作、严谨求实的学风，规范地开展护理科学研究。

（四）相互尊重，团结协作

医学科学研究领域的不断拓展带动了相关学科以及边缘学科的发展，协作攻关已成为现代医学科研的突出特征。特别是对于某些重大研究项目和高新技术的研究，已出现了跨学科、跨专业、跨地区、全球性的协作趋势。如世界级的医学科研项目"人类基因组计划"，是由美国、中国、英国和日本等许多国家跨国、跨洋合作的一个大课题，没有多民族、多国家的参与，没有不同地域的研究成果，就无法完成这一重大科研项目。因此，尊重他人的科学劳动成果、加强协作、互通信息和资料、正确评价个人的科学贡献是处理好科研工作中人际关系以及团结、协作搞好科研的基础。1929 年，德国一位25 岁的助理外科医生福斯曼报告了一项惊人的实验结果：他将一条长达 65cm 的导管从自己的左肘静脉插入，通过上腔静脉，最后将导管插入右心房。这个实验证明了将导管沿静脉插入心脏是可行的，并且没有危险。但这项全新的、具有开创性贡献的有助于心脏诊治的心导管术在当时并未被社会认可，还受到种种非难和打击。直到十多年后，美国的库南德和里查兹继续研究并改进了福斯曼的方法，才真正奠基了右心导管检查在心血管疾病诊断中的地位，促进了心血管技术的普及和应用。当库南德和里查兹决定申报诺贝尔奖时，他们两人完全可以独占这项世界医学最高奖，然而他们都是伟大的科学家，在申报时，他们把这项成果的先驱实验人福斯曼写在了第一位。他们认为没有福斯曼的开创性研究和贡献，就没有今天的成功。为此，他们三人共同分享了 1956 年度诺贝尔生理学及医学奖的特殊荣誉。

在护理科研协作中，护理科研人员应处理好个人与集体、自身与他人、主角与配角、奉献与名利、权威与新人等众多关系，要从科学的真实性原则出发，遵循平等尊重原则、互相支持原则和公正合理原则，充分尊重他人或前人的研究成果；相互支持、信守诺言；在确定成果归属时，应以实际所做工作的性质、贡献的大小而确定。不能把集体的科研成果据为己有，不沽名钓誉，利益分配应公平合理。面对国际化的多学科融合、中西医结合的大趋势，作为当代护理科研人员，更应以这些优秀的科学家为榜样，遵循平等、协作、公正的伦理原则，为护理科学的发展作出贡献。

（五）资源共享，合理保密

科学研究是一项开放性的事业，科研人员的协作作用是十分巨大的。公开实验相关的数据和材料，不仅方便其他人进行重复实验，而且可以促成相关领域的研究，减少不必要的浪费。

在科研协作单位之间，从事同一领域研究工作的系统和个人之间要做到互通信息、资源共享，要提倡学术情报和学术信息资料的交流；在仪器设备、图书资料、情报信息等方面要给协作单位或同行提供方便，要尽量杜绝那些对有价值的资料、资源进行完全封锁垄断、据为己有的自私自利行为。但也存在一些例外的情况，如从事国防军事研究的科研人员要保守国家秘密；与企业有合作的科研人员要保守商业秘密等。由于各单位和个人之间仍然存在着维护集体和个人经济权益的问题，所以有些科研工作和成果不仅需要在一定时间和一定范围内加以保密，还要依靠国家制定的专利法保护国家、集体和个人的合法权益。因此，合理的保密是符合道德规范的。

第三节　人体实验伦理

从医学科学的发展史来看，人体实验是生物医学研究一个必不可少的重要环节。当今社会，人类虽然攻克了一个个医学难题，但当面临新的疾病谱或为提高诊断技能、提高生命质量而采取新药物、新技术、新方法时，必须首先通过涉及人体的临床研究来验证其安全性和有效性。因此，人体实验是一项极其严肃的科学实践活动，涉及人体的医学科研必须确保研究的科学性和伦理的合理性，因为失去伦理制约的人体实验是人类所不能接受的，保护受试者和整个社会的利益是医学科研人员义不容辞的责任。

一、概述

（一）人体实验的概念和意义

1. 人体实验的概念　人体实验（human experimentation）是直接以人体作为受试对象，用科学的实验手段，有控制地对受试者进行观察和研究的科学实践。人体实验是医学研究成果从动物实验到临床应用的中间环节，由于人与动物的种属差异，动物实验的研究成果也必须经过人体实验做最后验证，以确定其在临床应用中的价值。因此，人体实验是医学实验不可缺少的环节，是现代医学领域研究的中心支柱。

2. 人体实验的意义　①人类医学发展的根本目的是促进和维护人类的生命健康。为了达到这一目标，需要不断地进行医学研究和探索。综观医学发展的全部历史可以发现，医学的发展史就是一部人体实验的历史。如中医药的发展，最初也是经历了人体实验的历史过程。《淮南子·修务训》中记载神农氏尝百草之滋味，一日而遭七十毒。从我国秦汉时期《神农本草经》记载的365种药物到李时珍《本草纲目》列出的1892种中草药，经历了1000多年的时间，其间就有很多人体实验的历史实践。同样，西方的许多医学家为了探索医学的未知领域，冒着生命危险，在自己身上进行实验。如居里夫人为研究镭对人体的影响，曾把氯化镭包在自己的前臂上，以了解其对皮肤的烧伤情况，居里夫人一生献身于放射性元素的研究，而最终却死于放射线引起的恶性贫血；1767年，英国医生亨特将性病患者的脓液接种在自己身上而感染了梅毒，获取了相关的资料，从而探索治疗方法。②人有不同于动物的心理活动和社会特征，人的某些特有的疾病不能用动物复制出疾病模型，这类研究就更离不开人体实验。比如优生学、体外受精、器官移植、基因工程，还有许多临床护理方面的实验也是如此。因此，医学实验必须进行不同程度的人体实验，才能确保安全性和有效性，进而通过促进医学科学的发展，达到提高人类的健康水平，造福人类的根本目的。

（二）人体实验的类型

根据不同的实验对象和实验目的，人体实验可分为五种类型：

1. 天然实验　天然实验是指实验的发生、发展和后果是一种自然演变的过程，不以科研人员的意志为转移的研究。如在战争、饥荒、疫病和自然灾害中对疾病进行流行病学、诊断、治疗和预后的研究。因发生、发展过程没有实验者的干预、控制，所以实验者不承担道德责任。第一次世界大战后西方发生饥荒，人们的脂肪摄入量大幅度下降，动脉粥样硬化患者亦随之大量减少，这种因果联系的揭示，就构成了一次天然实验，但这种实验因无人干预，其后果对受试者来说比较严重。在自然实验中，由于实验者没有损害受试者的任何直接行为，并且达到了医学目的，所以其伦理价值是应该被肯定的。

2. 自体实验　自体实验是指实验者为了获得某种切实可行的治疗方法或科研信息和数据，在自己身上做实验。如热带病专家钟惠澜夫妇冒着生命危险在自己身上进行犬黑热病病原体注射实验，终于首次证实了犬、人、白蛉三者的黑热病传染流行环节的关系，为消灭黑热病作出了重要的贡献。我国高原医学专家、中国工程院院士吴天一，在建设我国最高的高压氧舱时，为了确定舱体运转的安全系数，在进行第一次人体实验时，面对危险，毫不犹豫地钻进了由模拟海拔 5000 米高度下降的舱体，忍受着欲裂的头痛和耳膜被打穿的痛苦完成了实验。我国医学家汤飞凡，用自己眼睛做实验，终于成为世界上第一个分离出沙眼病毒的专家。自体实验体现的是科研人员追求真理、献身科研的牺牲精神和崇高境界。

3. 自愿实验　自愿实验是指受试者在一定的社会目的、经济目的和健康需求的支配下，自愿参加的人体实验。这是人体实验中最常见的一种类型。在自愿实验中，实验者和受试者完全处于平等的地位，双方通过协议并履行一定程序明确各自的权利和义务，双方对实验目的、过程、手段和后果均有充分的了解和认识。自愿实验因其尊重受试者意愿，有益于人类医学领域的研究，一般是道德允许的，但实验者应承担对受试者的道德责任。

4. 强迫实验　强迫实验是指在一定暴力或政治的压力下违背受试者本人意愿而不得不参加的人体实验。强迫实验侵犯了人身自由和受试者的利益，也触犯了法律，是非人道的实验。比如在第二次世界大战中，德国法西斯用战俘所做的各种医学实验，如绝育、置于压力舱中强迫忍受高压直至死亡、失重和快速下落实验、在雪和冰中的冷冻实验。日本侵略者在我国黑龙江省哈尔滨市建立的"731"细菌部队所进行的惨无人道的实验，实为道德沦丧，都是反人道的强迫实验。在这种情况下受试者的平等地位、人格尊严、合法权利均被剥夺，此类实验无论结果如何，在道德和法律上都应受到谴责和制裁。

5. 欺骗实验 欺骗实验是指为了达到某种目的，利用受试者希望解除痛苦和求生的欲望，编造谎言，诱惑、欺骗受试者所进行的实验。其结果往往使受试者承受很大的损失，甚至身心都受到严重伤害。欺骗实验违背了知情同意的伦理原则，是不道德甚至是违法的，但这种实验客观上还是存在的。1963 年，在纽约犹太人慢性病医院，科研人员没有征得受试患者或其代理人任何口头或书面的知情同意，就向 19 名患者注射了外源性肝癌细胞悬液，以研究癌症是否是由于患者免疫力低下所造成。事情被披露后，纽约教育部评议委员会对此研究展开了调查，揭露了科研人员弄虚作假、欺骗和违反专业精神的行为。

（三）人体实验的伦理矛盾

现代医学的发展，无论是基础医学研究，还是临床医学研究都离不开人体实验，人体实验是医学科研不可跨越的一个环节。由于人体实验是以人作为实验对象，在实施过程中存在复杂的伦理矛盾，处理不当则会引发医疗纠纷。

1. 社会公众利益和受试者个体利益的矛盾 任何药物的广泛应用或及时淘汰都是经过人体实验的结果，但就此项问题来说，则会产生社会公众利益和受试者利益的矛盾。虽然是在保护个体免受损害的前提下，但此类矛盾也是不可避免的。因此，在实验得失不明的情况下，实验者应在不会造成受试者严重伤害或不可逆损害的条件下，认真、谨慎地进行人体实验，力求获得最佳效果。

2. 自愿和强迫的矛盾 目前人体实验都是以自愿为前提，但这并不意味着其中完全没有强迫的成分，如未成年人的人体实验都是经监护人同意和签字而进行的，这虽然符合法律程序和国际公约，但其实质是存在伦理矛盾的。如有些实验可能产生后遗症，而其监护人不可能为其一生承担全部责任。因此，以未成年人作为受试者的人体实验必须取得其监护人的同意，而且事先必须经过动物和成年人实验证明其有益无害，这是开展的必要前提。

3. 主动与被动的矛盾 通常在人体实验中，实验者对实验的目的、途径、方法都十分清楚，对实验中可能发生的问题和后果也有充分的预测，实验者处于主动地位。而受试者虽然都是自愿的，但由于受试者大多不懂医学知识和实验程序，限制了他们对实验的理解，存在一定的被动性。如果实验者讲解不清或有意将实验情况略加隐瞒，即可轻松获得受试者的同意。因此，实验者应尊重受试者的人格和权利，在受试者完全了解实验的目的、意义、方法、危险性等详情后，由受试者自由决定。在取得受试者知情同意后，才能进行人体实验。

4. 受试者权利与义务的矛盾 受试者是否参加人体实验取决于个人，这是权利问题。但每一个受试者（包括健康人）都有支持医学科学发展的义务，但当受试者的权利和义务发生矛盾时，必须将受试者的权利置于首位。因此，实验者必须增强权利意识，一旦发生此类矛盾，要充分尊重受试者的权利，而不能违背受试者的意愿，擅自为其做决定。

5. 继续实验与终止实验的矛盾　如果在实验中出现意外情况或危险，实验者应立即使实验终止，不论受试者本身是否感到意外或危险的存在。此外，虽然受试者自愿签署了知情同意书，但是受试者在任何情况下均有权退出实验，而不管实验是否存在危险。实验者应尊重受试者的权利并对其健康和生命负责，即使实验者知道继续实验对受试者不会产生危害，也要终止实验。

知识拓展

伦理委员会

　　生物医学的迅猛发展对医学科研和人体实验提出了更高的要求，为了保证研究对象的权益、安全和健康，需要对生物医学研究项目进行科学性和伦理学方面的严格审查，即所有涉及人体实验的生物医学研究项目必须经过伦理委员会（institutional review board，IRB）的审查，并且在实施中还要接受伦理委员会的监督。2007 年，卫生部正式颁布《涉及人的生物医学研究伦理审查办法》，明确规定了有关人的生物医学研究必须经过伦理审查的规程。按照惯例，伦理委员会由医学专业人员、法律专家、非医学专业人员等组成。该委员会的一切活动不应受临床试验组织和实施者的干扰或影响。伦理委员会在保障受试者权益、推动生物医学研究健康发展、保证医学科研的正确方向等方面发挥着日益重要的作用。

二、人体实验的伦理原则

（一）医学目的原则

大多数人体实验的研究有明确的医学目的，但也有少数是出于非医学目的，科研人员进行人体实验的目的只能是为了提高诊疗水平和护理质量、维护人体健康、推动医药事业发展。《赫尔辛基宣言》指出：包括以人作为受试者的生物医学研究的目的，必须是旨在用以增进诊断、治疗和预防等方面的措施，以及为了针对疾病病因学与发病机制的了解。在进行人体研究时，任何背离这一目的的人体实验都是不道德的。

（二）实验方法科学原则

在人体实验的全过程中，都必须严格遵循医学科学研究原理。以人为受试对象的任何生物医学研究都必须有动物实验的可靠基础。实验程序、方法和技术操作必须符合科学原则，任何违反科学的人体研究都是不道德的。美国曾有一位医生为了实验肿瘤免疫疗法，欺骗患儿母亲将其女儿的黑色素瘤移植到她身上，臆想用母亲身上的免疫血清救治女儿，结果女儿死了，母亲也因患黑色素瘤死去了。因此，即使是符合医学目的的人体研究，也必须有科学鉴定和评价的基础，必须自始至终有严密的设计和计划；严谨的操作和严格的控制，以保证人体实验在科学规范的轨道上运行。当患者的利益与科学研究发生矛盾时，应以患者利益为重。

（三）受试者的选择与保护原则

人体实验必须以维护受试者的利益为根本前提，在任何时候、任何情况下，受试者的利益应始终放在优先的地位考虑。《赫尔辛基宣言》指出：在涉及人的医学研究中，对受试者利益的保护应该高于所有的科学和社会利益。不能只顾及医学研究或社会利益而牺牲受试者的根本利益。因此，受试者的选择应慎重，以保护受试者的健康和利益为前提。

1. 以患者为受试者　患者在常规治疗疗效不明显的情况下，常愿意付出一定的代价接受治疗性实验。但其不懂得实验对疾病治疗的利弊，带有一定的盲目性，对实验者具有较大的依赖性。因此，以患者为受试者的人体研究，只能限于患者所患疾病的范围内，不能因为患者自愿而忽略维护其利益，而应以对患者高度负责的精神来确定实验的价值和可行性。

2. 以健康人为受试者　健康人接受药物（中药、西药）实验、医疗和护理方式方法的实验显然或多或少是要牺牲其个人利益的。因此，这种实验首先必须考虑受试者的健康不受损害。对研究过程中受试者生理上和精神上的完整与人格所受到的影响和冲击，应减少到最低限度。

3. 以犯人为受试者　监狱中的囚犯生活在特殊环境中，对于这类人群，研究者应站在人道论的立场上，尊重其意愿，不能利诱、威胁、哄骗其参与实验，作为实验者必须明确，接受实验并非是他们的责任和义务。只有当犯人确实自愿参与实验的情况下，才可以考虑对其进行额外的安全审查，以充分保护这类特殊人群的利益，如支持特殊人群的机构或个人应加入到人体实验伦理审查委员会中，以确保受试者受到必要和适当的保护。

4. 以儿童为受试者　如果某些实验必须以儿童为受试者时，必须得到其监护人（父母等）的同意，而且必须事先经过动物和成人实验证明其有益无害，方可进行。国外以儿科医生巴索洛米（Barthlome）为代表，提出在儿童中进行实验必须遵循以下原则：实验方案需经有关部门审核批准，实验有重要价值和提供有用知识；只有在儿童身上实验才能取得有意义的结果；不会有危险性或使其家庭生活不愉快；已在成年人中进行过同样实验确实无害；父母同意；实验者和受试者各保存一份同意书；实验需在伦理审查委员会监督下进行。

（四）知情同意原则

知情同意是指受试者在参加人体实验之前，对实验的目的、方法、过程、预期的效果和损伤，以及可能出现的情况与潜在的风险等都有充分了解，实验者不得有丝毫的隐瞒，并应告知受试者有权拒绝参加实验和在实验过程中有随时退出实验的自由，使他们在知情的基础上自主、自愿地表达同意接受或拒绝接受人体实验的意愿。知情同意要用受试者能够理解的语言及文字向受试者提供充分的信息，不允许有任何诱惑、胁迫、恐吓等，并且受试者可以在任何时候拒绝或退出实验，而绝不能影响受试者原有的治疗和护理。对于无行为能力者，要获得其法定代理人的同意，同时要认真拟定详细的知情同意书。知情同意书应包括对研究项目的介绍，受试者在实验中可能承担的风险及受试者和他人可能得到的利益、意外伤害的赔偿、可以自愿中途退出等内容。

坚持知情同意原则的意义在于：①有利于保护受试者的权益，能充分体现对受试者生命、健康、人格和自主权的尊重。②有利于建立平等合作的研究关系，在充分发挥受试者的主体地位的同时，能够发挥其主观能动性，主动配合实验，从而保证实验的顺利进行。③有利于合理兼顾各方权益，避免欺骗性、强迫性的人体实验，保障受试者的生命安全和健康利益，减少或避免实验者及其单位与受试者之间的各种纠纷。

（五）实验对照、双盲及安慰剂的使用原则

人体实验不仅受机体内在状态和实验条件的制约，而且受心理、社会等因素的影响。为防止各种主观因素的干扰，设置对照组不仅符合医学科学需要，而且也符合医学伦理学要求。实验对照有空白对照、标准对照、综合对照、安慰剂对照等形式。实验对照必须注意对照组和实验结果的共同性和可比性，对照组分组要采取"随机化"。如果有意将可能治愈者分到实验组，而将很少有希望能够治愈者分到对照组，就不可能得出科学的结论，这也是弄虚作假的不道德行为。

双盲法是在使用安慰剂对照的前提下，使受试者和实验者都不知道谁使用药物还是安慰剂，以最大限度地避免各种主观因素的影响。双盲法应严格遵循的伦理规范有：①受试者经过确诊属于病情不严重者。②安慰剂应是中性的无效药、暂停传统治疗不致使病情恶化或错过治疗时机。③受试者要求中断或停用实验药物时应尊重其意见。④一旦出现病情恶化，应立即停止实验，并采取补救措施。由于实验者处于"盲"的地位，对实验组和对照组都承担着同样的道德义务，给予公正无私的医疗护理照顾，以保证实验结果的科学性。因此，双盲法是合乎医学伦理的科学方法。如果实施时遵循相关的伦理原则，双盲法和知情同意原则的矛盾是可以化解的。从根本意义上说，知情同意是保护受试者利益不受侵害，双盲法同样也是以受试者利益不受侵害为前提。

（六）资料保密原则

《赫尔辛基宣言》指出：受试者保护自己尊严的权利应该得到尊重。要采取防范措施确保他们的隐私得到尊重，个人资料得到保密，并将研究对受试者的身心健康和人格的不良影响减少到最小的地步。资料保密是指在科研过程中，不仅对所有研究资料（包括电子文件和纸质文件）要严加保管，防止泄露和丢失，而且为了不影响研究结果，实验者与受试者之间也要做到双盲，以排除来自实验者和受试者的心理因素影响，避免实验判断的主观偏向，使实验结果更具客观性，提高实验的可信度和科学性。这与尊重受试者的知情同意权并不矛盾，研究的保密与知情同意追求的目标是一致的，都是以受试

者的利益不受损害为前提。

（七）损伤赔偿原则

人体实验是带有风险性和效果不确定性的一种研究行为。它对受试者的损伤不仅是不可避免的，而且是既有身体损伤，也有心理伤害。当受试者在人体实验中因无法预见或无法掌控的因素而遭受意外损伤时，有权要求实验者予以相应的赔偿。因为受试者的参与和付出不仅会给众多人带来利益，而且为医学的发展作出了贡献。因此，给受试者以补偿是合乎伦理的。赔偿办法需要组织者、实验者和医院根据具体情况，妥善处理。但可预见且受试者已经知情同意的不良反应不在赔偿之列。公平地赔偿因参加人体实验而受到意外损伤的受试者，体现了研究关系的平等性，体现了医学人道主义，体现了对受试者的权利与尊严的维护。

科学的人体实验，以改进诊断、治疗和预防手段，了解疾病的病因与发病机制，促进医学和护理事业的发展，维护人类健康为目的，应该得到道德的肯定和支持。

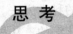

案 例

　　患儿张某，男，6岁。因上呼吸道化脓性感染收入某院儿科病房，当时测体温39.5℃，呼吸急促，咳嗽、咳痰。经过治疗后，体温逐渐下降，第3日患儿体温降至正常，咳嗽减轻，一般情况良好。因当时该病房医护人员正在进行一项关于儿童神经系统电生理无创性检查方面的研究课题，医护人员经患儿同意后，将患儿作为受试者进行了相关的测试。次日患儿父母探视时，其母发现患儿的头顶部皮肤有2个直径约3mm圆形丘疹样红斑，当了解了事情经过后，当即对医护人员的做法提出了质疑（摘自张树峰《医学伦理学要点、案例与习题》）。

思 考

　　请问该病房医护人员的做法是否妥当？为什么？

学 习 小 结

```
                              ┌─ 概念
                              │              ┌─ 内容的广泛性
                              │              │  对象的特殊性
              护理科研及其 ─────┼─ 特点 ───────┤  过程的复杂性
              伦理意义          │              │  测量指标的不稳定性
                              │              └─ 结果的两重性
                              └─ 护理科研伦理的意义

                              ┌─ 科研选题与立项中的伦理问题
              护理科研中的      │  科研课题实施过程中的伦理问题
              伦理问题 ────────┤  科研论文发表中的伦理问题
                              └─ 科研课题成果鉴定和应用中的伦理问题

                              ┌─ 目的明确，动机端正
              护理科研中的      │  不断求索，献身事业
              伦理原则 ────────┤  实事求是，严谨治学
护理科研                        │  相互尊重，团结协作
伦理                           └─ 资源共享，合理保密

                                            ┌─ 天然实验
                                            │  自体实验
                              人体实验类型 ───┤  自愿实验
                                            │  强迫实验
                                            └─ 欺骗实验

                                            ┌─ 公众利益和个体利益的矛盾
                              人体实验的      │  自愿与强迫的矛盾
              人体实验         伦理矛盾 ───────┤  主动与被动的矛盾
              伦理                           │  受试者权利与义务的矛盾
                                            └─ 继续实验与终止实验的矛盾

                                            ┌─ 医学目的原则
                                            │
                                            │  实验方法科学原则
                                            │
                                            │  受试者的选择与保护原则
                              人体实验的      │
                              伦理原则 ───────┤  知情同意原则
                                            │
                                            │  实验对照、双盲及安慰剂的使用原则
                                            │
                                            │  资料保密原则
                                            │
                                            └─ 损伤赔偿原则
```

复习思考题

1. 什么是护理科研伦理？护理科研伦理在护理科研中有哪些意义？

2. 在护理科研中使用安慰剂时不得违背哪些伦理规范？

3. 护士在进行人体实验时可能面临的伦理矛盾有哪些？应遵循哪些伦理原则？

第十一章　护理管理伦理

【学习目标】

识记：1. 能迅速说出护理管理的概念。

　　　2. 能用自己的语言准确表达护理管理的特点。

理解：能用自己的语言正确阐述护理管理中的伦理规范。

运用：综合运用本章节知识，分析护理管理中的伦理问题并能提出相应的解决
　　　对策。

链 接

　　小张是某市三级甲等医院一名护士长，在"以患者为中心"的活动中，她维护患者利益，热情为患者服务，尽力满足患者合理医疗保健需求，将医院各项工作的中心和"一切为了患者"的护理伦理要求，尽量落实到各项护理管理的措施之中。小张认为护理伦理管理是人性化管理，本质就是"以人为本"，是管理与自觉相结合的护理特色。但是在工作中，她也常常遇到问题，感到迷茫。直到有一天她在网络上拜读了第43届南丁格尔奖获得者吴欣娟的"协和精神励我前行"一文，心中好似有了一盏引路明灯。吴欣娟在文章中谈道，作为现代的护理管理者要承担责任，要给他人作出榜样，要有创新精神，能调动每一位护士的积极性。还要有奉献精神，同时不断学习新知识，业务要好。一个人只知道自己干活只是一个好劳模，作为管理者应当带动一个团队，个人能力重要，团队的能力更重要。关于我国护士的人性化管理，吴欣娟认为，应该以人为本，希望护士能够自觉地贯彻院内的一切制度。但事实上，在我国完全靠护士自觉还是不够的。我国的护理工作不能完全照搬国外的模式，应当结合国情，走自己的护理之路，将管理与自觉相结合，打造我们自己的护理特色。

　　护理管理（nursing administration）是现代医院管理的重要组成部分，贯穿整个护理过程，其成效直接影响整个医院的护理质量和工作效率。在开展以患者为中心的医疗服务中，护理管理工作人员必须以高尚的护理道德、精湛的护理技术，主动处理、协调护

际关系；提供护理服务，自觉遵守护理过程及各个基本道德环节要求。护理管理伦理是指以护理管理中的道德现象为研究对象，探讨护理管理及其道德要求，以及护理管理活动中如何应用伦理理论与规范，能动地、创造性地去开展护理管理实践，提高护理管理者的整体素质、护理质量和医院的管理水平。

第一节　护理管理与伦理

一、护理管理概述

（一）护理管理的概念

WHO 为护理管理下的定义是："护理管理是为了提高人们健康水平，系统地应用护士潜能和有关其他人员或设备、环境和社会活动的过程。"护理管理是医院管理的一个组成部分，它是在医院总系统的制约下，使护理系统（包括人力、物资、设备等）得到最优化的运转。护理管理不仅涉及分管护理副院长、护理部主任、护士长的工作和责任，更包括了每一位护士在为患者提供护理服务过程中进行计划、组织、指导、解决问题、评价等内容。

护理管理分为技术管理和组织管理两个方面，其中以技术管理为重点。技术管理主要是建立健全各项护理技术管理制度和质量标准，实施的技术手段必须安全、可靠、准确、有效。组织管理包括建立健全医院指挥系统，确定各级护理管理人员的职权范围，制定各项护理管理制度等。

（二）护理管理的特点

护理是一门应用学科，同时也是一门艺术，护理管理是科学、艺术与爱的结合，具有如下特点：

1. **系统性**　随着医学模式和健康观的转变，护理工作的范畴也由医院扩大到社会，重视以人为中心进行身心护理，强调社会生活和环境因素在疾病中的作用，护理服务理念也从单纯的救死扶伤向尊重生命、尊重患者权利、维护人的尊严、减轻痛苦等方面转变。从系统管理的观点来看，护理管理是医院总系统中的组成部分，要求把护理工作诸要素（人员、技术、设备、信息等）当做一个大系统来对待，进行优化组合、协调控制，取得最大的效率。从系统论角度来看，护士和患者的心理状态和心理活动规律也应作为一个系统看待，要处理好护际关系，充分发挥护士的主观能动性，使之在管理系统的运行中处于最佳状态。

2. **科学性**　护理工作是一项专业技术，护士在工作中必须严格遵守各项规章制度和操作规程。护理工作是从家庭、社会环境、心理、病情的多方需求出发，以解决人的需要为目的，按照科学的护理程序所实施的系统护理行为，绝非发药、打针、铺床等简单操作的概念。护士在观察病情、执行医嘱、进行各种护理技术操作、预防各种并发症等情况时，要做到及时、准确、无误。

3. **艺术性** 南丁格尔指出："人是各种各样的，由于职业、地位、民族、信仰、生活习惯、文化程度的不同，所得的疾病和病情又不同，要使千差万别的人都达到治疗和康复所需要的最好的心理和生理状态，本身就是一门精细的艺术。""护理工作是精细艺术中最精细者，其中一个重要原因就是护士必须具有同情的心和一双愿意工作的手。"护士端庄的仪表，良好的语言，美好的病房环境布置即是护理艺术的具体表现。护理管理工作要适应护理专业要求，促使护士具备专业服务要求的素质，如职业态度、工作作风、仪态仪表、言行举止、心理状态等方面。这些素质都是护理职业所需要的，也是护理管理的重要目标。

4. **理论性** 护理管理需要管理者具备较丰富的知识结构和相应的管理能力，如分析判断能力、组织指挥能力、语言表达能力、总结评价能力等，这样才能进行管理决策。护理部主任、护士长作为基层管理人员必须掌握医学、护理学、管理学、社会学等理论知识，经常了解国内外管理发展新动态，熟悉现代管理科学中计划、组织、协调、控制、指挥、决策等理论，并善于运用到护理管理中，提高工作效率。

5. **实践性** 护理管理运用管理学的理论结合护理实践，为护理对象提供健康服务，进行的计划、组织、指导、评价过程就是管理过程。护理管理可以解决护理实践中存在的问题，提高护理质量，具有很强的实践性。

6. **可比性** 护理管理中质量目标管理地位十分突出。首先制定质量标准，然后按照这个标准进行工作，并检验工作是否合乎标准，以保证和提高护理质量的管理。患者自入院至出院每个护理环节都离不开质量的标准要求，如常用护理技术操作质量标准、病房管理标准、危重患者护理质量标准等。因此，护理管理目标是有客观标准的，是可定性定量检验的，具有客观可比性。

7. **人本性** 医院的服务对象是人，管理者必须树立以人为本的思想。护士要急患者所急、痛患者所痛，尊重、关心患者，尽一切可能满足患者的需求。护理管理也要强调人本思想，重视护士的主观、客观因素，多关心、理解、帮助、团结、调动每位护士的积极因素，充分挖掘护理人力资源。

8. **预见性** 护理管理者要运用科学方法统观全局，纵横分析，全面、系统地进行预见性管理。培养护士严格执行规章制度的好习惯，做到头脑清醒，细致周到，忙而不乱，认真防范差错事故的发生。遇到自然灾害等突发事件时，有救护预案，有物质准备，做到有序应急、果断处置。

二、护理管理者的伦理素质要求

（一）忠于职守，执著追求，仁爱救人

对事业的执著追求，不仅是护理管理者心理素养的表现，更是事业成功的不竭动力。爱岗需要责任，维护岗位尊严，具备所在岗位的专业基础知识，熟悉专业范围内的工作特点、方法、程序以及技术要求等，做管理的内行，同时自觉承担责任和义务，有高度的责任感和使命感。敬业需要习业，要懂得按经济规律办事，学会对组织内的经济活动作出正确评估。决策管理人员要有管理科学知识，这是做好管理工作必须具备的专

门知识；要有管理心理学知识，以把握所属人员心理活动和行为规律，调动全体护士积极性、主动性和创造性等。

（二）刻苦钻研，精勤不倦，开拓创新

在知识经济的时代，科技发展、知识更新迅速，护理管理者自身的学习和钻研精神十分重要。不仅要熟悉护理学、临床医学、预防医学和公共卫生学等知识，还要熟悉运筹学、经济学、人文科学、公共关系学及卫生经济学等知识。只有不断学习，刻苦钻研，才不会被时代淘汰。现代的护理管理者必须有敢为人先的创新精神，有一颗永不衰竭的进取心。由于传统的体制已经不能适应社会发展的需要，包括医院护理管理工作在内的医疗卫生体制迫切需要改革与创新，老经验只能解决同类性质的问题，新时期的新问题必须有新作风、新方法。因此，护理管理者的开拓创新应放在重要位置，必须具有改革创新意识，培养创新能力，勇于决断，在困难和挫折时，遇事不乱，善于总结经验教训，实事求是，锐意改革。

（三）廉洁正直，严于律己，自强不息

情操是情感的升华，是最深厚最稳定的社会情感。高尚的情操不仅是护理管理者重事业淡名利的风貌，也是科室集体及社会形成良好风气的基础和原则。"知人者智，知己者明"，护理管理者在权力、金钱、荣誉面前，要保持清醒的头脑；要有自警、自醒、自控、自制能力；作风正派、廉洁奉公、严于律己，树立新时期护理管理者的良好形象。自强不息的护理管理者，不仅会赢得下属的尊重和依赖，也会激励下属干劲倍增。

（四）谦和端庄，宽宏民主，知人善任

谦和端庄、宽宏待人是护理管理者的美德，是心态良好的标志。护理管理者应注重培养同情、关怀、宽容他人，善于做他人的知心朋友，以人格魅力感染人、吸引人、号召人。熟悉下属的各种能力，知人善任。要有爱才之心、用才之略、护才之胆，使每个人的潜力得到最佳发挥。

（五）以人为本，公正守信，团结协作

在现代管理理念中，人是管理活动中最重要、最活跃的因素。科学、完善的护理管理需要一种集责任感和荣誉感为一体的氛围。采取人性化的管理方法，激发良好的内心信念，努力做到公正公平，尤其是在护理质量考核与人员考核过程中，要襟怀坦荡、言行一致、诚实正直、公正无私、以身作则、乐于奉献，把护理规章制度与操作规程内化为护士的自觉理念，使外在的制度制约与自我伦理调节融为一体，使广大护士在被理解和被尊重中激发工作热情和能动性。注重团队精神，营造优秀的护理文化氛围和高尚的护理服务理念，从而实现护理管理的最终目标。

第二节　护理管理中常见的伦理问题及规范

伦理是护理管理的重要基础，护理管理要遵循相关的伦理规范。护理管理的目标包括提高护理质量，保证患者的安全和利益，保证和促进社会人群的健康，发展护理教育和护理科学等。但在具体的护理管理工作中如质量管理、经济管理、人力资源管理，也不可避免地出现伦理问题。

一、护理管理中的伦理问题

（一）管理现代化

1. 管理思想现代化

（1）*护理服务范畴扩大，知识更新需求增加*：随着我国护理事业迅猛发展，人民生活水平的提高，人口老龄化日益凸显，护理工作在医疗卫生领域发挥着愈来愈重要的作用。现代医学模式和新的健康观念对护理理念产生了深刻影响，丰富了护理工作内涵。护理服务领域不断向家庭、社区延伸，家庭护理、临终关怀、老年护理等多样化的社区护理服务有所发展，成为护理工作新的发展点。随着"四维"健康观的更新，卫生服务也出现了"四维"发展要求，即从生理无病状态的"一维"；到生理、心理健康的"体、智二维"；再到生理、心理、社会适应良好的"体、智、美三维"；直到生理、心理、社会、道德完善的"体、智、美、德四维"。护理工作更加强调服务的"六性"，即全面性、综合性、协调性、可及性、连续性、社会性。要求护士做一个全面的护理者，即初级保健的提供者、心身疾病的护理者、护理服务管理者、社会服务的支持者、心理障碍的沟通者。只有这样，才能适应社会的需求，满足患者的需要。21世纪是信息技术时代，新知识、新技术激增，"人工智能"和遗传工程迅速发展，护理管理者只有更新观念、更新知识、更新管理，才能适应现代社会的发展需要。

（2）*护理服务模式转型，医药卫生改革深入*：随着医学模式的转变和健康观念的更新，护理服务理念从救死扶伤向尊重生命、尊重患者权利、维护患者尊严、减轻患者痛苦转变。由于社会文化层次的整体提高，国家法律制度的健全，患者自我保护意识的增强，人们对医疗护理的期望也越来越高，并且呈现了多样化。护理服务也呈现出个性化、精细化和多样化的发展趋势，如日间病房、夜间病房、双休日病房的出现，私立服务、宾馆式服务、上门保健服务等。所以，护理管理的思想和体制也必须紧紧围绕这些变化而发展。同时，医药卫生体制改革深入发展，医药分家，医院分类管理，分配、人事制度的改革，给护理工作带来新的机遇，也提出了新的挑战。护理管理怎样参与到改革中，适应改革、融入改革，是管理者研究和思考的问题。

（3）*新理论、新技术的运用*：目标管理是美国管理学家彼德·杜鲁克在《管理实践》一书中首先提出来的。目标管理是在一定时间内，以预期成果为主要内容的"目标"为基础，对整个组织实行全面的综合管理，以使每个人自觉地进行工作的一种管理方法。权变管理认为管理中不存在普遍适用的"最佳管理理论"，有效的管理是根据组织的内外因素灵活地应用各种管理方法解决管理问题的过程。结果管理是通过卫生保健运行程序及其影响因素的调整、评估改进医疗工作，以获得高质低耗的卫生保健效果的一种综合管理方法，包括持续质量改进、临床资料管理、科学工作程序、定量定性分析、财政报告、全程护理管理和医疗市场管理等。20 世纪 90 年代，美国医院将结果管理用于临床，降低了医疗费用，提高了患者的生命质量和满意度，效果较满意。

医院信息系统以患者原始资料为基础，从挂号开始，治疗、用药、护理、健康教育等第一手资料都由计算机汇集处理。信息化管理，既增加了护理管理的针对性、主动性、时效性，又提高了护理管理的工作效率。

2. 管理体制合理化 管理体制要适应生产力的变化，强调医院护理管理理念的创新。出发点是组织重建，创造良好的工作程序和环境，把过去在"分工制"下的管理方法，通过整合、压缩工序时间，改变原来分工过细、专业太窄的组织结构；消灭内部分工以及由分工带来的控制、制约和协调；重新安排工种并组成工作团队，相互熟悉了解，增强团队精神，实现员工的自我管理，创造同步和谐的工作环境，提高工作效率。目前医院开展整体护理中的一些分工形式如弹性排班等，也是符合"重新构建"灵活生产的方式。

3. 管理效益最优化 在新世纪的医院管理中，护理管理要顺应市场经济发展的要求，引入市场成本核算机制，进行全程成本核算，有效利用人力、物力、财力等资源，使护理技术、劳动价值与收费价格相对应，提高效率，降低成本。加快与国际接轨的步伐，拓宽护理服务的领域，突出护理服务特色，争创护理服务品牌。

（二）管理队伍专业化

现代护理管理的最新观点认为，一个合格的护理管理者，其管理技能和知识比临床经验更重要。管理人员必须懂得和掌握护理、管理、经济、法律、心理学等基本知识和技能，必须在管理思想现代化、管理组织高效化、管理方法科学化方面提出更高的要求，应选拔更多的专业管理人才充实护理管理岗位。

（三）管理行为人本化

现代管理强调人是第一要素，人才是现代管理的核心，是医院建设发展的重要资源。管理强调以人为本，把对任务的关心和对人的关心结合起来；把以"事"为中心的管理转移到以"人"为中心的管理；把原来对"纪律"的研究发展到对"行为"的研究。从事护理职业的大多是女性，他们肩负着工作、家庭两副重担，夜班辛苦，实际困难较突出。因此，护理管理中要重视人、关心人、理解人、帮助人、团结人，调动每个人的积极因素，充分挖掘人力资源。用新的管理方式和行为，着力为护士创造一个和谐、宽松、奋进、向上的工作环境，达到管理出人才、管理出效益的目的。

二、护理管理中的伦理规范

（一）护理质量管理的伦理规范

护理质量管理是护理管理的核心和永恒主题，提高护理质量是护理管理的根本任务。

1. **科学制定，严格规范** 根据实际情况，建立严格、科学的护理规划和各项护理质量标准，是进行有效护理质量管理的前提。护理质量目标本身既包含着技术指标，又蕴含着道德责任。坚持质量标准，提高护理质量是护理管理的核心，也是护士共同奋斗的目标。

2. **明确职责，实施评价** 护理管理者有组织、有计划、有步骤地实施各项护理任务，必须维护护理管理制度的严肃性和权威性，明确岗位职责，准确无误地贯彻护理程序，任何一个环节的失误都会影响到护理质量和医疗效果。要体现以患者为中心的管理伦理思想，使护理道德原则、规范贯穿在整个护理的始终，及时发现、解决存在的问题。定期、不定期或专题进行评价，既严格掌握原则，又实事求是，具体问题具体对待，强化安全意识，防范差错事故，充分应用信息反馈对规划做相应动态调整，逐步实施护理目标管理科学化，最大限度地提高护理质量。

3. **质量第一，共同协作** 医疗质量是医院赖以生存的基础，也是医院努力追求的永恒主题。无论临床治疗，预防保健，还是康复指导，都离不开护理工作。这样，护理质量管理必然会与其他部门之间发生这样或那样的联系。加强护理组织系统与行政、医疗、医技、后勤等部门间的协调，可以使护理工作顺利运作。护理管理需要全体护士的共同参与，只有当所有人的积极性都被调动起来的时候，护理质量管理的水平才能全方位地得到提高。

（二）护理人力资源管理的伦理规范

护理人力资源管理是充分发挥护理人才作用的管理活动，是护理人力资源有效开发、合理配置、充分利用和科学管理的制度、程序和方法的总和。只有拥有了一流的护理人才，才能拥有一流的护理水平。

1. **更新观念，尊重人才** 为了充分调动护士的积极性，要更新人才观念，尊重人才，一视同仁，任人唯贤，用人所长，人尽其才。反对论资排辈、学历为先，敢于把德才兼备、有能力、有培养前途的人才大胆提拔到护理领导岗位，打造一支适应形势、技术过硬、梯队合理、事业心强的护理团队。

2. **以人为本，良性竞争** 在护理人力资源的管理上强化竞争意识，适当的岗位和必要的责任能够极大地激发人的积极性和创造力，引进竞争机制，"能者上，平者让，庸者下"，建立多方位、多层次、多渠道的护理人才合理使用机制，使护士综合素质在实际工作中得到进一步提高。护理工作不分昼夜，任务繁重紧张。护士大都是女性，实际困难不少。管理也要强调人本思想。护理管理中要重视护士的主观、客观因素，注意人的不同需求，关心、帮助、团结、调动每个人的积极因素，充分挖掘护理人力资源。

3. **团结协作，精益求精** 护理管理中要正确处理好护患关系、护医关系、护际关系及护士与社会公共关系。这些关系是否协调直接影响到患者的安危和护理质量的高低，也影响到医院秩序和社会的精神文明。护理管理者要襟怀坦荡、言行一致、诚实正直、公平无私、以身作则、乐于奉献、精通业务、团结协作，通过自身的模范带头作用，持之以恒地培养护士自尊自强、精益求精的精神，树立敬业、精业、爱业的观念，提高整个护理队伍的凝聚力和向心力，从而使护士综合素质不断得到提高。

（三）经济管理的伦理规范

1. 患者利益第一　孙思邈曾说："人命至重，有贵千金。"南丁格尔指出："护理要从人道主义出发，着眼于患者。"这都说明了患者的利益高于一切。护理管理者要加强管理道德修养，对护士进行护理道德原则、规范教育，同时也要考虑提高医疗仪器设备的使用率和床位周转率，扩大服务范围和服务项目，提高治愈好转率，当患者的利益和护士的利益出现冲突时，要坚定不移地将患者的利益置于首位。

2. 社会效益优先　提供更多的优质服务，满足人们日益增长的对医疗、护理、预防、保健的需求是医疗卫生事业的出发点和最终目标。无论在什么情况下都必须将社会效益置于首位。社会效益是经济效益的前提，而经济效益是社会效益的物质基础。社会效益的提高有助于赢得医院的信誉，可促进经济效益的提高；而经济效益的提高又是医疗质量提高的物质基础，从而进一步促进社会效益的提高。

（四）护理纠纷处理的伦理规范

1. 明确责任，秉公处理　护理纠纷的发生在现代社会生活中屡见不鲜。护理纠纷很少是单一因素造成的，有可能是多个责任因素的总和或相互作用的结果，如因专业技术水平和经验不足、不负责任违反规章制度和诊疗护理制度或规章制度不完善等。在处理护理纠纷时，必须以事实为依据，明确责任，及时、正确、公正、合法地解决，对维护正常的医疗秩序，保护患者、医疗单位和护士的合法权益十分重要，切不可为了单位或个人私利文过饰非，隐匿包庇，弄虚作假。

2. 实事求是，宽容谅解　在处理护理纠纷中要坚持实事求是，站在公正的立场，对护理纠纷作出正确的判断和处理，如属于差错、并发症、意外缺陷或护理技术事故原因造成的护理纠纷，医院、科室领导及护士要实事求是、克制讲理，向患者、家属及所在单位讲清事件的性质、原因和补救办法，使对方了解事实真相，能通情达理、妥善地解决纠纷。对过激言行应当宽容、谅解，对痛苦不幸，应深感同情，并竭力挽救，尽力弥补，做好善后工作。

3. 加强教育，严格要求　当护理纠纷发生后，首先要尽一切努力救治患者，争取把事故或差错造成的损失减少到最低限度，努力使患者转危为安。其次，要认真总结教训，分析造成差错事故的原因，从思想认识、道德修养、技术水平和组织管理等方面去分析问题，找出差距，采取对策，堵塞漏洞，严格要求，防止再次发生类似事件。

案 例

　　2008 年 8 月 28 日至 9 月 16 日期间，西安交通大学医学院第一附属医院新生儿科收治的 94 名新生儿患者中，有 8 名新生儿从 9 月 5 日至 15 日先后死亡。8 名死亡新生儿全部为早产儿，7 名在医院死亡，1 名家长放弃治疗死于家中。另外，7 名新生儿均是在该院内出生，仅有 1 名出生后转入该院。9 月 5

日，新生儿科分别有两位新生儿入院 1 周后抢救无效死亡；9 月 6 日 1 位入院
3 天的新生儿死亡；9 月 7 日第 4 位新生儿死亡；8 日、11 日、13 日以及 15 日
分别又有 4 名新生儿死亡。9 月 23 日，卫生部和陕西省卫生厅得知情况后，立
即成立联合调查小组，于当晚进驻西安交通大学第一附属医院全面开展死亡原
因调查（摘自《扬子晚报》）。

思 考

1. 请从伦理学的角度分析这起重大医疗安全事故在护理管理中存在哪些问题?
2. 应怎样避免类似的悲剧重演?

学 习 小 结

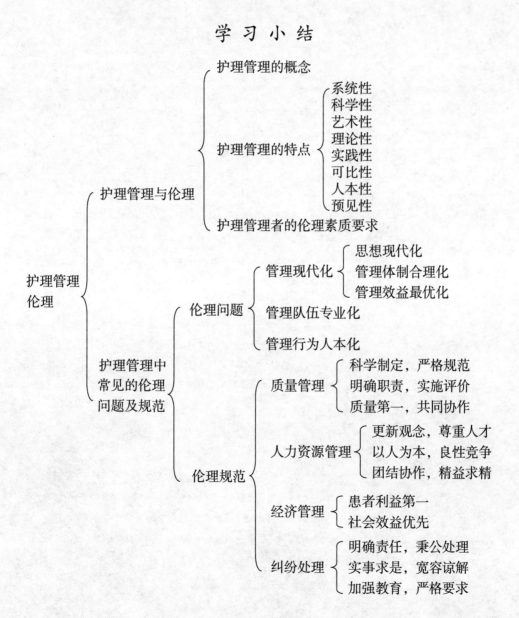

复习思考题

1. 简述护理管理的概念及特点。
2. 简述护理质量管理的伦理规范。

第十二章　护理伦理教育、修养与评价

【学习目标】

识记：能正确说出护理伦理教育、护理伦理修养、护理伦理评价的概念及其内容和特点。

理解：能用自己的语言阐述护理伦理教育的过程，护理伦理修养和护理伦理评价的方法。

运用：理论结合实际的叙述，在护理实践过程中如何更好地遵循和应用护理伦理教育、修养与评价的原则。

链 接

擅离职守，临危退缩

2003 年，抗击"非典"以来，北京市有 15 名医务工作者在防治"非典"工作中因擅离职守，临危退缩受到不同处理。北京中医医院的这名护师是 15 人中唯一一名党员。2003 年 4 月 20 日，该护士报名参加支援非典型肺炎防治定点医院任务，并参加了业务培训。4 月 24 日，医院通知其到医院出发时，这名护士拒不到医院报到。在以后的几天里，医院多次敦促其返院工作，其始终未来医院，也不作出任何解释和说明。4 月 28 日，当医院派人到其家中寻访时，家人称其已经去英国学习。北京中医医院党委根据市纪委、监察局《关于严明纪律确保非典型肺炎防治工作顺利进行的紧急通知》要求，作出决定，并上报市卫生局批准，取消其护士执业资格（摘自新华社，2003 - 5 - 7）。

护理伦理教育、修养与评价都是护理实践活动中的重要形式，也是学习护理伦理学的直接目的，贯穿于护士的日常生活中，三者互为补充，相辅相成。通过开展护理道德教育、修养和评价等活动，将护理道德的基本原则和规范，转化为护士内在的医德信念和品质，对于护士形成高尚的护理道德、庄严的履行护理道德责任具有深远的意义。

第一节　护理伦理教育

护理伦理教育（nursing ethics education）作为社会职业道德教育的一种，是护理实践活动中的重要形式，认识和掌握护理伦理教育的概念、原则和过程，对于培养护士良好的道德情操，提高护理服务质量都具有非常重要的意义。

一、护理伦理教育概述

（一）护理伦理教育的概念

护理伦理是护士思想道德的表现，不仅对护士自身意义深远，同时也影响着整个护理行业甚至社会精神文明建设水平。所以，护理伦理教育是护士进行社会职业道德教育的重要环节。所谓护理伦理教育，就是按照社会主义职业道德要求，由医学教育机构、医疗卫生机构依据护理学职业道德的原则和规范对护理学相关专业的学生和在职护士实施有目的、有组织、有计划的系统教育，培养其高尚的道德品质，提高职业道德素质。其目的就是通过教育，使护士把医德理论、原则和规范内化为医德认识、信念、意志、行为和习惯，形成良好的护理品德。

（二）护理伦理教育的特点

由于护理伦理是社会职业道德的一种，因此开展护理伦理教育活动，不仅具有社会职业道德教育的共性特征，也具有其自身的特点。

1. 实践性　护理学是一门实践性很强的特殊职业，在对护士进行护理伦理教育的同时，必须紧密结合护理实践，使护理伦理教育与护理实践相统一，避免走过场，空洞说教。只有把护理伦理教育贯穿于护理实践过程中，解决具体的护理实践问题，才能取得满意的教育效果。

2. 层次性　由于护理伦理教育对象的文化知识水平、生活阅历、工作经验等情况各不相同，对护理伦理认识和了解的程度、层次也各不相同。因此，进行护理伦理教育要从实际出发，根据受教育对象的层次不同，因人施教，分层次、有针对性地进行。

3. 长期性　护士良好的护理道德的形成，是需要在长期的护理实践过程中，反复认识、反复实践、不断熏陶、逐步强化才能达到的。这是一个日积月累、循序渐进、长期反复的教育过程，决定了护理伦理教育具有长期性。

二、护理伦理教育的原则

（一）理论联系实际原则

理论联系实际是护理伦理教育必须贯彻的基本原则。理论是实践的先导，护士高尚的护理伦理道德意识的提高、行为的养成离不开护理伦理理论的指导。因此，向护士进行护理伦理的基本理论、基本原则、基本规范的教育是必须的，但是离开了实践，再丰富的理论教育也会失去意义，进而也就失去了护理伦理教育的真正目的。在护理伦理教育过程中，必须坚持从实际出发，适应时代和社会发展的客观要求。面对临床护理中出现的新问题，根据护理伦理的基本理论和原则，在实践中不断学习和磨炼，使理论知识得以升华。晓之以理、导之以行，只有见之于行，护理伦理认识才能深化和巩固，才能进一步内化为护士的高尚品质。同时，要积极引导受教育者自觉运用护理伦理理论指导实践，在实践过程中，逐步使护理伦理的理论、原则和规范转化为良好的护理伦理行为和习惯，调动护士的积极性和自觉性，从而养成良好的护理品质，这才是护理伦理教育的真正目的。也只有在实践的过程中，才能意识到伦理的重要性，逐步去发现和弥补自己的不足之处。因此，护理伦理教育必须注重把护理伦理理论与护理工作的实际紧密结合起来，把"知"和"行"有机地统一起来。

（二）因人施教原则

因人施教原则是教育学的一个普遍原则，也是护理伦理教育所必须遵循的原则之一。由于每个护士的成长环境、受教育程度的不同，决定了他们在性格、气质、兴趣、爱好、需要层次、工作经验、工作种类等方面具有其不同的差异和特点。因此，进行护理伦理教育必须依据教育对象的不同特点，采用不同的方法，有针对性地进行。只有这样，才能取得良好的教育效果。

（三）自主性原则

在进行护理伦理教育过程中，充分发挥护士的主观能动性，使护理伦理教育成为一个自觉的过程。任何教育过程中，是否能够发挥护士的内因作用是教育成功的关键一环。同样，在护理伦理教育中，启发护士进行自我教育、自我完善、自我实现的主动性，从内心真正理解和懂得应该这样做，只有实现"有需要这样做"到"应该和乐于这样做"的转化，才能真正激发护士进行自我教育，亦才是真正的教育。

三、护理伦理教育的过程

（一）提高护理伦理认识

所谓护理伦理认识是指护士对护理伦理的理论、原则、规范、范畴和准则的感知、理解和接受。只有通过护理伦理教育，使护士懂得护理职业道德的理论原则和规范，才能依此判断自己思想和行为的善与恶、美与丑，提高自觉履行护理伦理义务的自觉性。因此，有意识地提高护士的护理伦理水平，是护理伦理教育的首要环节。

（二）培养护理伦理情感

护理伦理情感是指护士在心理上对自己道德义务的爱或憎、好或恶的态度，即护士对护理事业和患者产生的热爱或憎恨、喜好或厌恶的内心体验。护士对自己所从事的护理事业，一般怀有什么样的情感就会转化为什么样的态度。因此，通过教育逐步培养护士的护理伦理情感，激发护士热爱护理事业，关心和同情患者，尽职尽责为患者服务，具有崇高的事业心和社会责任感。可见，培养护理伦理情感是进行护理伦理教育的重要环节。

（三）坚定护理伦理意志

护理伦理义务的履行会遇到这样那样的困难，这就需要有坚定的意志。护士能够自觉地克服护理实践过程中遇到的困难和障碍的顽强精神就是护理伦理意志的体现。一个意志坚强的护士，能够面对种种困难和诱惑，依然始终不渝地去坚持自己的信念。在坚定的护理伦理意志的支配下，护士能够坚韧不拔，顽强地履行自己的义务和责任。所以，护理伦理意志是关系护理伦理水平能否得以提高的重要前提。锻炼护士的道德意志，是护理伦理教育的关键环节。

（四）养成护理伦理行为

护理伦理行为是护士在一定的护理伦理认识、情感、意志和信念的支配下的实际行动，也是护理伦理教育的根本目的。一个人职业道德品质的好坏，不是直接表现出来被人们所察觉，而是通过一系列的道德行为间接地表现出来。因此，护理伦理行为正是护理伦理教育的最终目的，也是衡量护士护理伦理水平的依据所在。

四、护理伦理教育的方法与意义

（一）护理伦理教育的方法

护理伦理教育是一个长期性的复杂系统工程，目的就是要培养有高尚护理伦理道德的护士，因此在教育过程中需要遵循一定的教育方法。

1. 理论教育与实践教学相结合　课堂理论教育是护理伦理教育的基本途径。通过组织护士或护理专业的学生，以课堂理论讲授的形式，集中学习护理伦理基本理论、基本原则和基本规范。课堂通过对经典理论的讲授和案例分析，使护士获得护理伦理方面的知识。但是对于护士而言，在护理实践过程中加强护理伦理教育是必不可缺的一个重要环节。要通过来自实践的体验和总结，使护士逐步意识到，作为一名合格的护士，不仅要有精湛扎实的护理技术，还要有高尚良好的护理伦理品质。因此，一方面要培养护士的职业情感，通过一些仪式和活动的举行，激发护士的护理道德情感，从而在实践中把护理伦理的认识转化为主动的护理伦理行为和习惯。另一方面创造良好的氛围，使其在实践过程中接受护理伦理的熏陶和感染。通过举办护士先进事迹报告会，组织开展有关的社会调查、医护服务等，把护理伦理教育与护理工作实践相结合，能够多角度、多渠道地接触患者，进一步提高自身的护理伦理认识。

2. 榜样教育与舆论力量相结合　在护理伦理教育过程中，运用榜样的力量启发、激励和诱导护士去实践道德义务，引导大家向楷模学习，向榜样学习。正如英国教育学家洛克所说："没什么事情像榜样那样能够温和而又深刻地进入人们的心里。"同时应该重视发挥社会舆论力量的作用，对于现实社会中发生的道德行为，结合社会舆论宣传，倡导或斥责，鼓励或鞭笞，充分发挥舆论宣传，弃恶扬善，为促进高尚的护理伦理创造良好、健康的舆论氛围。

3. 个别教育与氛围营造相结合　护理伦理教育应针对不同的护士，从实际出发，运用灵活多变的教育方式和方法因人施教。在教育过程中根据所表现的言行等方面的不同特点，具体问题具体分析，加强个别教育，避免简单机械的教育方法和过程。只有加强教育的针对性，才能更好地提高教育的时效性。除了加强个别教育以外，还应重视集体氛围的营造。所谓"近朱者赤，近墨者黑"，环境对于人的道德品质的形成具有非常重要的影响，营造好的集体氛围对于护理伦理教育有直接或间接的促进作用。

（二）护理伦理教育的意义

护理伦理教育是一个系统工程，对提高护士的伦理认识，培养伦理情感，养成高尚的伦理品质，促进护理学的发展有着深远的意义。

1. 有利于护士高尚品质的完善　任何优良品质的形成仅靠社会舆论和传统习俗是远远不够的，只有通过正确的教育和引导，有组织、有计划的教育实践，加上个人的努力学习和锻炼才能逐步的实现与完成。因此，护士的护理实践活动离不开护理伦理理论的指导，这些理论的掌握和认识的提高都有赖于有效的护理伦理教育。所以，护理伦理教育是把护理伦理原则和规范转化为内心信念的重要一环。

2. 有利于良好的护理作风的实现　只有通过护理伦理教育，才能使护士在护理实践过程中认清护理工作的重要性及伦理的意义，才能更好地调动护士工作的积极性和创造性，全心全意、认真负责地为患者的身心健康服务。此外，护理伦理观念的养成有利于护士主动参与医院的改革和护理队伍建设。

3. 有利于促进卫生事业改革和护理科学的发展　高尚的护理伦理是每一位护士的无形财富，也是医疗卫生单位的无形资产。对护士进行伦理教育，能够使他们系统地掌握护理伦理的一系列规范和原则，逐步树立与现代护理模式相适应的医护道德观念，并以此约束、规范和引导自身的行为，推动和促进卫生事业改革的顺利进行。通过培养护士爱岗敬业、无私奉献的精神，增强为发展护理事业奋斗的信念，从而推动护理科学的进步。

第二节　护理伦理修养

伦理修养是道德活动的一种形式，在马克思主义伦理学中非常重视人的道德修养。正如他所说："道德的基础是人类精神的自律。"加强护理伦理修养有利于促进护士的身心健康发展，护士只有不断加强和完善自身的伦理修养，才能成为一名道德高尚的白衣天使。

一、护理伦理修养的概念

伦理修养主要指个人在意识和伦理行为方面，能够自觉按照社会或阶级的伦理要求，进行的自我改造、自我提高和自我完善等行为活动，以及经过努力所形成的相应的道德情操和道德境界。

护理伦理修养（nursing ethics cultivation）特指护士在护理实践过程中，自觉地运用符合时代发展要求的护理伦理理论、原则和规范等进行自我教育、自我改造、自我锻炼，以提高和完善护理伦理品质。护理伦理教育通过教育过程使教育对象逐步产生高尚的护理伦理信念，从而启发其提高护理伦理修养的自觉性。而护理伦理修养则主要靠自己长期的积累和锻炼，达到具备高尚护理伦理道德的目的。因此，护士能否自觉地加强护理伦理修养，对于形成高尚的护理伦理品质有重要的意义。

二、护理伦理修养的原则

（一）学以致用原则

勤奋学习，获得丰富的知识是护士提高伦理修养的基础，也是加强护理伦理修养必不可少的环节。苏格拉底在《美诺》篇中指出："美德即知识。"认为没有人故意为恶，之所以有恶行是因为那些人不是真的知道什么是恶，所以才作恶。因此，通过勤奋的学习，向书本学习、向榜样学习，获取丰富的知识与经验对于每一个护士来说，都是十分重要的。护士只有把握了自我修养的一般规律，才能在正确的思想观念和信念的指导下，通过实践发现自身不足，从而身体力行，在认识到实践的不断循环中得到提高。

（二）持之以恒原则

护理伦理修养的形成不是一蹴而就，也不可能一劳永逸，而是一个不断深化，不断磨炼的过程。护士在不断提高伦理修养的过程中，要保持顽强的意志品质，持之以恒，有意识地、积极地迎接各种考验。良好的护理伦理修养的形成具有长期性，即受社会道德水平和医院医德医风环境的影响，也受个人自觉进行伦理修养程度的影响。因此，要求护士在护理伦理修养形成的长期过程中，持之以恒地通过加强学习、注重实践、经常自省等方法加强伦理修养。只有持之以恒、坚持不懈地进行伦理修养的护士，才能使自己成为有益于人民、有益于社会的具有高尚道德品质的楷模。

（三）经受考验原则

护士在加强伦理修养、不断形成良好道德品质的过程中，要经得起各种考验。每个人只有积极地面对各种考验和困难，才能更好地磨炼意志，净化心灵，提高道德境界。首先，要在日常护理工作中经受考验，也就是通过自己一贯的言行，全心全意地为患者的身心健康服务；其次，要在艰苦的环境中经受考验，能够听从组织的安排奔赴贫困地区或灾区，在最艰苦的环境下开展工作；最后，要在各种困难中经受考验，要经得起工作中遇到的各种困难、障碍，甚至矛盾，要坚持以工作大局为重，以患者的利益为重。

三、护理伦理修养的方法与途径

伦理修养是一个长期艰苦的过程，护士需要通过各种方法和途径，自觉地进行自我教育、自我改造和自我锻炼，并且长期坚持不懈，才可能形成高尚的护理伦理修养。

（一）学习

努力学习各方面的知识是护士获取护理伦理知识，提高护理伦理修养的必不可少的环节。一个人的修养是长期的、一辈子的事情，因而就需要终身不断地学习。首先是学习伦理道德知识，只有充分具备了伦理道德知识，才能懂得什么是善的，什么是恶的，什么是好的，什么坏的。进而明确自己为什么要进行护理伦理修养，要在哪些方面进行修养，最终明确自己成为具备什么修养的护士。因此，护士学习和继承中外优秀的护理伦理文化和传统对于个人修养的提升是大有益处的。其次是向榜样学习，护士应重视向古今中外，特别是向身边的模范人物学习，学习他们的好作风、好思想，用他们闪光的精神和事迹鞭策自己、激励自己，不断陶冶情操，取长补短，使自己的伦理道德品质更加高尚和完善。

（二）实践

实践是护理伦理修养的根本方法，也是培养良好的护理伦理品质和提高护理伦理境界的根本途径。护理伦理修养要求将护理理论和护理工作实践相统一，并服务于护理工作实践过程中，这也是伦理修养的最终目的。那种把伦理修养与实践严重脱节的做法是不可取的，而把伦理的规范和要求一味的只要求别人去遵守、去做，而自己不去实践的认识也是错误的。将护理伦理的理论、原则和规范转化为具体的护理伦理行为，最重要的环节就是护理工作实践。每一个护士的行为是否符合护理伦理的规范和要求，只有通过护理工作实践来检验。护士只有注重在实践中加强护理伦理修养，才能真正形成和完善护理伦理品质。因此，护理伦理修养必须要注重实践。

（三）内省

内省即对自我内心的审视，是一种自律心理，也是一种自觉地自我反省的精神。古人就有"内省"之修养方法，"吾日三省吾身，为人谋而不忠乎？与朋友交而不信乎？传不习乎？"意思是说：我每天对自己进行多次反省，检查自己替别人办事尽心竭力了吗？同朋友交往诚心相待了吗？老师传授的知识用心温习了吗？可以通过自我反省来检查或纠正自己的行为，提高护理伦理修养。护士要经常自省，不断地用护理伦理的原则和规范对自己的思想认识和言行进行检查，时刻保持高度的道德自觉，作出自己正确的伦理判断和选择，进而强化伦理信念。正如苏霍姆林斯基所说："一个人能进行自省，面对自己的良心进行自白，这是精神生活的最高境界。"因此，护士提高护理伦理修养，在实践过程中坚持"自省"是非常必要的，只有经常按照一定的道德标准和要求，对照、检查自己，护理伦理修养才能逐渐提高和完善。

（四）慎独

慎独既是一种修养方法，也是伦理修养所要达到的一种崇高境界。它强调的是内心信念的作用，是一种理性的自律。正如《中庸》中说："道也者，不可须臾离也，可离，非道也。是故君子戒慎乎其所不睹，恐惧乎其所不闻。莫见乎隐，莫显乎微。故君子慎其独也。"就是说，做人的道德原则一时一刻也不能忘记，品性高尚的人在别人看不见的时候，总是非常的谨慎，在别人听不到的情况下，总是十分的警惕。最隐蔽的东西最能看出一个人的品质，最微小的东西最能显示一个人的灵魂。所以，品性高尚的人在独处的时候，总是小心谨慎地不做任何不道德的事情。慎独作为护理伦理修养的方法及途径是指护士在个人独处的情况下，仍然自觉坚持护理伦理信念，遵守护理伦理原则和规范，这正是护理伦理修养所必需的。由于护理工作的职业特点，时常一个人单独工作，无人监督，护士能否慎独，能否有效地自我约束就显得尤为重要。因此，护士要培养慎独精神，时时刻刻审视自己的行为是否符合护理伦理规范的要求，努力达到慎独境界。

四、护理伦理修养的境界

境界是事物发展水平的高低或程度的深浅。护理道德境界，是指护士护理伦理修养水平、觉悟水平的状况，也就是以护理伦理学为基础，在护士与患者、社会的利益关系中形成的理想境界和觉悟水平，以及护理道德情感的状况。

（一）自私自利的道德境界

其根本特点就是一切行为都是以是否有利于自己的私利为出发点，一切行为活动的动机与目的，就是满足个人的私欲。寻找各种机会和借口以职业之便，获取个人名利，如果不能满足其私欲就刁难患者。这种护士虽然并不多见，但却能给护理队伍造成极坏的影响。

（二）合理利己的道德境界

这种道德境界具有一定的普遍性，在自己的个人利益得到一定满足的前提下能够考虑到患者和集体的利益，也就是在追求和获得个人利益的同时，不伤害他人和集体的利益。但当个人利益和集体或者他人利益相冲突时，往往把个人利益摆在最重要的位置。这种道德境界虽有其合理性，但处于这种境界的护士，处事的根本出发点还是为了个人利益，与自私自利仅一步之遥。因此，要不断启发和引导这部分护士提高自身的道德境界。

（三）先公后私的道德境界

这种道德境界的根本特点就是不论做什么事情，一般都以社会利益、集体利益为重，能够自觉地处理好社会、集体和个人三者之间的利益关系。他们关心社会整体利益的发展，主张通过诚实劳动获取正当的个人利益，从而提高自己的生活水平。决不去损害社会整体利益和他人利益，并且在必要的时刻，能够毫无怨言地克制甚至牺牲自己的正当利益。处于这种道德境界的护士，社会和集体应当予以肯定和鼓励。

（四）大公无私的道德境界

这是医学道德品质的最高境界，也是先公后私道德境界的直接升华。处于这种道德境界的护士能够以利于医疗卫生事业为准则，对工作高度负责，对患者极端热情，处处以患者的利益为重，关键时刻能够毫不犹豫地作出自我牺牲，敢于为患者承担一定的风险，真正践行全心全意为人民服务的宗旨，体现了护士的理想人格，从而成为众多护士学习的楷模。

护士道德境界的高低取决于护理伦理修养水平的高低，以上四种道德境界之间也是可以相互转化的。护理道德水平会受到社会条件和客观环境的影响，但关键在于个人的主观因素。因此，只有个人不断的付出努力，在护理实践中不断加强自身修养，才能在道德水平上不断提高，从而达到更好的护理道德境界。

第三节　护理伦理评价

护理伦理评价（nursing ethics assessment）是护理实践过程中的重要内容。护士在实践中通过对护理实践行为所做的善恶判断，为护理伦理修养提供正确的发展方向。广泛开展护理伦理评价活动有利于提高护士的道德水平。

一、护理伦理评价概述

（一）护理伦理评价的概念

现实生活中，人们经常对某件事物或某种行为争论不休，区分判断，这就是评价。评价活动是人固有的社会活动，包括的内容十分广泛，而护理伦理评价只是广泛的社会评价活动中的一种。

伦理评价是指人们在社会生活中，根据一定的伦理标准和准则对社会中实际存在的现象所做的善恶褒贬及价值的判定。而护理伦理评价是伦理评价在职业道德中的反映，是一般和特殊的关系。护理伦理评价是人们依据护理伦理的原则和规范，对护士或护理医疗单位的行为活动及各种医德现象进行的伦理价值判断。

（二）护理伦理评价的内容

护理伦理评价作为护理伦理的重要内容，一般包括社会评价和自我评价：

1. 社会评价　是指护士之外的组织或个人对护士的护理实践行为的评价，主要通过社会舆论、传统习俗等形式，对护士或护理医疗单位的行为与活动进行善恶判断及表明倾向性态度。

2. 自我评价　是指护士对自身的职业行为所进行的善恶评价，以此判断哪些行为是善的、道德的；哪些行为是恶的、不道德的，以达到弃恶扬善的目的。这种评价依赖于护士自身的职业操守和职业良知。

现实的护理伦理评价中，护士的自我评价较社会评价更显示出自觉性，其在行为主体的心灵深处所产生的震撼作用也是社会评价所不能及的。自我评价构成护士自我伦理修养的内在动力，能够促进护理伦理原则和规范有效地转化为护士的实际行动，进一步提高护理伦理修养。

二、护理伦理评价的原则

在护理伦理实践过程中，由于护士的行为都是由一定的动机或目的而产生的，通过相应的手段，产生一定的行为后果。因此，护士的行为应依据动机与效果、目的与手段做出评价。

（一）动机与效果

动机是人的思想道德意识过程中一个重要的方面，是指人们行为趋向一定目的的主观愿望和意向，它意味着行为的开始。效果是指人们行为所造成的客观后果，标志着一个行为过程的结束。

在伦理评价的原则问题上，自古以来就存在着动机论和效果论之争。动机论认为应该以行为的善恶为依据作为评价行为的根据，而效果论则认为应以行为的效果为判断善恶的根据。动机论的代表人物是康德，他认为：从道德评价的角度来说，除了一个"善良意志"以外，再没有什么东西可以称得上是道德的。而一个人的善良意志之所以是道德的，是因为它本身的意向是善良的。这一观点有其合理因素，但其局限就在于没有实践活动的动机，无法在实践过程中检验所谓的善良意志，只能是一种空想。由于种种原因，良好的动机有时也可能会产生不良的效果。护士在进行护理操作时，并不会因为有了好的愿望就可以保证每次都能够取得好的护理效果。而与动机论相对应的效果论，19世纪英国功利主义者穆勒是典型代表。他认为一个人的动机如何与这个人的道德与否没有关系，只要一个人行为的效果是好的，那么他的行为就是善的。按照穆勒的观点，一个人在追求自身利益的同时只要对别人能产生好的效果，他的行为就是善的，可见他在片面地强调效果而否认动机。同样，护士在护理实践过程中只要能够取得好的护理效果，不管她的动机如何，都是道德的。显然是一种片面的判断，由此就产生了一个问题，在评价护理伦理行为时究竟应根据行为动机，还是根据行为的效果进行分析。

在伦理评价的根据上，动机与效果应该是辩证统一的。马克思主义辩证唯物主义认为，动机与效果是对立统一的，既相互对立，又相互联系，相互转化。正如毛泽东同志《在延安文艺座谈会上的讲话》中指出："唯心论者是强调动机否认效果的，机械论者是强调效果否认动机的，我们和这两者相反，我们是辩证唯物主义的动机与效果的统一论者。为大众的动机和被大众欢迎的效果是分不开的，必须使二者统一起来。为个人的和狭隘集团的动机是不好的，有为大众的动机但无被大众欢迎、对大众有益的效果，也是不好的。"简单来说，动机指向效果并制约着效果，而效果由动机转化而来，反映着动机。一般来说，护士好的动机产生好的结果，坏的动机产生坏的结果。但是，也应看到动机与效果之间还有着相互矛盾的情况，好的动机有时不一定得到好的结果，不良动机也可能导致不坏甚至是好的结果。护理实践过程中，护士良好的愿望未能产生良好的效果是常有的事情。如护理危重患者的护士，在护理过程中虽竭尽全力，但往往不能挽救患者的生命，我们不能因此评价护理失败或对护士进行责难。而不良动机偶尔也会产生好的效果，因此要联系动机分析效果，只有从动机和效果辩证统一的角度去分析，才能对护士作出公正、周密的伦理评价。

所以，在对护理伦理行为进行评价时要遵循动机和效果相统一的原则。首先，应以行为在实践过程中所产生的效果对动机作出正确的评价，从而判断护理动机的善与恶；其次，在护理行为的动机与效果都已明确的情况下，把动机与效果结合起来，对行为的善恶性质作出最后的判断。最后，在动机和效果都分别确定之后，对行为总体做善恶判断，结合动机和效果而又着重于动机的善恶，应是最为合理和公正的。

（二）目的与手段

目的与手段是和动机与效果既相联系，又有区别的一个问题。目的是指一个人在经过自己努力后所期望达到的目标。手段是指达到这一目标所采取的各种措施、途径和方法。目的决定手段，手段服从目的。没有目的的手段是毫无意义的。同时，目的的实现总是通过一定的手段来进行的。在护理实践过程中，护理手段的采取一般是最能体现护理目的的。因此，从目的与手段相统一的观点出发，根据护理目的应遵循以下原则以体现护理目的与护理手段的统一。

1. 一致性原则 选用的护理手段应与治疗目的相一致。在护理过程中，时刻配合治疗的需要，竭尽全力地为患者创造适合治疗的环境和条件。并根据不同对象、患病程度的不同，采取有效的护理手段和措施，以达到治愈疾病的目的。

2. 最佳原则 选用护理手段时，必须是最佳的。对于同一疾病，护理手段会有很多种，应选择在现实条件允许情况下痛苦最小、耗费最小、安全度最高、效果最好的护理手段。

3. 社会原则 选用的护理手段必须考虑社会效果。凡可能给社会带来不良后果的护理手段，都应权衡患者个人利益和社会利益，既要对患者负责，更要对社会负责，并坚持以社会利益为重的原则。

三、护理伦理评价的方法与标准

（一）护理伦理评价的方法

护理伦理评价方法是对护士的行为善恶、品质好坏进行判断的特有形式，主要有三种：社会舆论、传统习俗和内心信念。前两者是来自社会的客观评价，后者是来自自我的主观评价。三者相互补充，相辅相成，在护理伦理评价中缺一不可。

1. 社会舆论 是指在一定和生活范围内或相当数量的众人之中，对某种社会现象、事件、行为和任务的评价性的看法和倾向性的态度。社会舆论是一种精神力量，分为自发的和有组织的两大类。一类是社会评价，即通过组织患者及家属和社会各界通过舆论机构或传播媒体等对医疗单位及护士进行的赞扬、肯定或谴责、否定的评价。另一类是同行评价，即医学界自身的评价，在医疗单位比较常见，是对护士行为直接监督的有效途径。社会舆论并非都正确，有先进与落后，正确与错误之分，因此要在具体实践中进行具体分析。一方面要根据正当的社会舆论培养和提高护士的职业素质和涵养，将伦理原则和规范转化为护士的护理伦理行为；另一方面，要懂得区分正确舆论与错误舆论，对于正确的舆论要接受批评，积极改正，对于错误的舆论要坚决抵制。护理事业的发展离不开舆论的正确引导和监督，作为护士，应该随时从舆论中反馈信息，及时调整自己的行为，推动护理伦理水平的提高。

2. 传统习俗　也叫传统习惯，是指人们在长期社会生活中逐渐形成的稳定的、习以为常的行为倾向和行为规范。传统习俗往往同民族情绪和社会心理交织在一起，对人们的行为发生影响，比起一般的社会舆论，具有稳定性、群众性和持久性的特点。常用"合乎风俗"和"不合乎风俗"来评价人们的行为，从而判断其善与恶。传统习俗有进步的和落后的之分。护理伦理传统也是社会传统习俗的一个组成部分，反映着护理职业特定的护理价值观。进步的护理伦理传统有利于护理伦理学的建设和发展，落后的护理伦理传统则会阻碍护理伦理学的顺利发展。因此，就护士而言，对于传统习俗要具体分析，支持和遵循先进的传统习俗，批判和改进落后的传统习俗，促进新的符合护理伦理的风俗习惯的形成，使良好的护理伦理传统在护理伦理评价中发挥积极的作用。

3. 内心信念　就是人们发自内心地对某种道德义务的真诚信仰和强烈的责任感，是对自己行为进行评价的内在精神力量，它是通过良心来发挥作用的。护士的内心信念是指发自内心地对护理伦理原则、规范和护理伦理理想的正确性和崇高性的笃信，以及由此而产生的强烈的道德责任感。内心信念也是护理伦理评价中最重要、最基本的一种评价方式，对护士的伦理行为有着重大影响。当护士竭尽全力护理患者，达到了预期的效果，就会对自己的行为予以肯定，引起情感上的满足，形成一种信念和力量，并能鼓励其在今后继续坚持这样的行为。当在护理工作实践过程中由于过错而导致患者的损失和痛苦，即使未受到社会舆论的谴责，也会受到自身良心的不安和恐慌，这种体验甚至比外界的批评和指责更加的强烈和长久。总之，作为一种道德的精神支柱，内心信念是通过职业良心来发挥作用的，实施自我控制和自我监督，是护士进行自我调解的关键的精神力量。

（二）护理伦理评价的标准

护理伦理评价的标准，就是进行护理伦理评价时必须依据的道德尺度和准则。主要有以下几个方面：

1. 是否利于患者身心健康的恢复　评价和衡量护士护理行为是否符合伦理要求，最主要的标志就是看其是否利于患者身心健康的恢复。对于每一位护士，护理伦理学最基本的要求就是尽自己最大的努力，使自己的护理行为有利于促进患者的身心健康，同样这也是护理学的根本目的之一。

2. 是否利于人类生存环境的保护　就是要求护士把健康与疾病放在一个更为深远的背景来进行研究，要求更为完整地去对待患者，即看成是生物的人和社会的人。医疗机构不仅是治病救人的场所，同时还担负着预防疾病，提高生命质量的重要任务。因此，护士的行为必须与预防保健、改善人类生存的环境紧密联系，使能够促进人类健康的自然和社会因素更好地统一起来。

3. 是否利于医疗护理事业的发展　随着医学技术的不断发展，高新技术和手段的应用与传统的伦理道德时常发生矛盾，如器官移植、安乐死、人体试验等，护理工作也随之不断面临挑战。如何判断这些技术的伦理价值，医学领域还有不少空白，这就需要护士积极开展护理科学研究，以实际行动来推动护理科学的发展。

案例

　　某医院婴儿室值班护士给两名出生4天的新生婴儿喂奶，其中一名男婴吃完奶后啼哭不止，再喂还哭，护士嫌婴儿啼哭吵闹，便将其翻过身来，俯卧姿势置床上。喂完其他婴儿后，又一女婴哭闹不止，护士也顺手将其同样翻过身来。此时约为凌晨2点，此后护士就去忙其他工作。直到凌晨3点左右，护士才猛然想起将两名婴儿翻身俯卧一事，便急忙回床前查看，见两名婴儿面色青紫，呼吸停止。立即给予吸氧，口对口人工呼吸，并报告值班医生。值班医生随即赶到婴儿室进行抢救，但仍无效，两名婴儿已死亡。

思考

　　结合以上案例，谈谈自己对加强护理伦理修养、提高护理道德品质的认识。

学 习 小 结

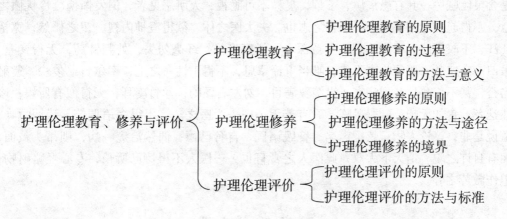

复习思考题

1. 如何理解护理伦理评价、护理教育与护理修养之间的关系？
2. 护理道德境界有哪几个层次？
3. 护理道德评价的标准是什么？

附录：国内外医学、护理伦理学资料选辑

大医精诚（节选）
（唐·孙思邈）

学者必须博极医源，精勤不倦，不得道听途说，而言医道已了。深自误哉！凡大医治病，必当安神定志，无欲无求，先发大慈恻隐之心，誓愿普救含灵之苦。若有疾厄来求救者，不得问其贵贱贫富，长幼妍媸，怨亲善友，华夷愚智，普同一等，皆如至亲之想。亦不得瞻前顾后，自虑吉凶，护惜身命。见彼苦恼，若己有之，深心凄怆，勿避险、昼夜寒暑、饥渴疲劳，一心赴救，无作功夫形迹之心，如此可为苍生大医；反此则是含灵巨贼……其有患疮痍、下痢，臭秽不可瞻视，人所恶见者，但发惭愧凄怜忧恤之意，不得起一念蒂芥之心，是吾之志也。夫大医之体，欲得澄神内视，望之俨然，宽裕汪汪，不皎不昧。省病诊疾，至意深心；详察形候，纤毫勿失，处判针药，无得参差。虽曰病宜速救，要须临事不惑，唯当审谛覃思，不得于性命之上，率尔自逞俊快，邀射名誉，甚不仁矣！又到病家，纵绮罗满目，勿左右顾眄，丝竹凑耳，无得似有所娱；珍馐迭荐，食如无味；醽醁兼陈，看有若无……夫为医之法，不得多语调笑，谈谑喧哗，道说是非，议论人物；炫耀声名，訾毁诸医，自矜己德；偶然治瘥一病，则昂头戴面，而有自许之貌，谓天下无双，此医人之膏肓也……医人不得恃己所长，专心经略财物；但作救苦之心。

医家五戒十要
（明·陈实功）

一、五戒

一戒：凡病家大小贫富人等，请观者便可往之，勿得迟延厌弃，欲往而不往，不为平易。药金毋论轻重有无，当尽力一例施与，自然阴骘日增，无伤方寸。

二戒：凡视妇女及孀尼僧人等，必候侍者在傍，然后入房诊视，倘傍无伴，不可自看。假有不便之患，更宜真诚窥睹虽对内人不可谈，此因闺阃故也。

三戒：不得出脱病家珠珀珍贵送家合药，以虚存假换，如果该用，令彼自制入之。倘服不效，自无疑谤，亦不是称赞彼家物色之好，凡此等非君子也。

四戒：凡救世者，不可行乐登山，携酒游玩，又不可非时离去家中。凡有抱病至者，必当亲视用意发药，又要依经写出药贴，必不可杜撰药方，受人驳问。

五戒：凡娼妓及私伙家请看，亦当正己视如良家子女，不可他意见戏，以取不正，视毕便回。贫穷者药金可壁，看回只可与药，不可再去，以希邪淫之报。

二、十要

一要：先知儒理，然后方如医理，或内或外，勤读先古明医确论之书，须旦夕手不释卷，一一参明融化机变，印之在心，慧之于目，凡临证时自无差谬矣。

二要：选买药品，必遵雷公炮炙，药有依方修合者，又有因病随时加减者，汤散宜近备，丸丹须预制，常药愈久愈灵，线药越陈越异，药不吝珍，终久必济。

三要：凡乡井同道之士，不可生轻侮傲慢之心，切要谦和谨慎，年尊者恭敬之，有学者师事之，骄傲者逊让之，不及者荐拔之，如此自无谤怨，信和为贵也。

四要：治家与治病同，人之不惜元气，斫丧太过，百病生焉，轻则支离身体，重则丧命。治家若不固根本而奢华，费用太过，轻则无积，重则贫窘。

五要：人之受命于天，不可负天之命。凡欲进取，当知彼心顺否，休认天道顺逆，凡顺取，人缘相庆。逆取，子孙不吉。为人何不轻利远害，以防还报之业也？

六要：里中亲友人情，除婚丧疾病庆贺外，其余家务，至于馈送往来之礼，不可求奇好胜。凡飧只可一鱼一菜，一则省费，二则惜禄，谓广求不如俭用。

七要：贫穷之家及游食僧道衙门差役人等，凡来看病，不可要他药钱，只当奉药。再遇贫难者，当量力微赠，方为仁术，不然有药而无伙食者，命亦难保也。

八要：凡有所蓄，随其大小，便当置买产业以为根本，不可收买玩器及不紧物件，浪费钱财。又不可做银会酒会，有妨生意，必当一例禁之，自绝谤怨。

九要：凡室中所用各种物具，俱精备齐整，不得临时缺少。又古今前贤书籍，及近时明公新刊医理词说，必寻参看以资学问，此诚为医家之本务也。

十要：凡奉官衙所请，必要速去，无得怠缓，要诚意恭敬，告明病源，开具方药。病愈之后，不得图求扁礼，亦不得言说民情，至生罪戾。闲不近公，自当守法。

中华人民共和国医院工作人员守则和医德规范
1981年10月18日　中华人民共和国卫生部

一、医院工作人员守则

（一）热爱祖国，热爱共产党，热爱社会主义，坚持马列主义、毛泽东思想。

（二）努力学习政治，刻苦钻研业务，做到又红又专。

（三）发扬救死扶伤实行革命的人道主义精神，同情和尊重患者，全心全意为患者服务。

（四）带头遵守国家法令，模范地执行各项卫生法规。

（五）服从组织，关心集体，团结友爱，勇于开展批评与自我批评。

（六）对工作极端负责，严格规章制度和操作常规。

（七）廉洁奉公，坚守岗位，尽职尽责，自觉抵制不正之风。

（八）讲究文明礼貌，积极参加爱国卫生运动，美化环境，保持医院整洁肃静。

二、规范

（一）遵守公德。公德是每个社会公民遵守社会主义道德。医务人员首先应该确立并遵守社会主义公德，要热爱祖国，热爱集体，热爱劳动和爱护社会主义财富，树立革命的人生观。一个有道德的人，会把祖国同自己的命运联系起来，努力工作，勤奋学习，为建设和保卫祖国而贡献自己的力量。

（二）热爱医学。医学是为人民健康服务的，医务人员是人民健康的保卫者，所以，医生的职业素来是受人民尊敬的。古话说："不为良相，则为良医。"把良医比作对国家和人民有贡献的功臣。革命人民则称医务人员为"白衣战士"。说明医生的职业是纯洁、崇高和光荣的职业。我们应该热爱自己的医生职业，热爱医学科学。

（三）救死扶伤。医生工作关系到伤病员的命运，关系到他们家庭的悲欢离合，关系到他们所从事的革命事业，所以医务人员应把毛泽东同志关于："救死扶伤，实行革命的人道主义"的号召作为自身的最基本的一条职业道德。从革命的人道主义出发，应努力做到在技术上刻苦钻研，精益求精；在工作上认真负责，一丝不苟，具有强烈的责任感和事业心；对待患者全心全意，满腔热忱，积极主动。为挽救患者生命，要有一种坚韧不拔的意志和不畏艰难，不辞辛劳的精神。就是对病势垂危的患者，哪怕只有百分之一的希望，也是付出百分之百的努力去抢救。

（四）高度同情。患者在肉体上遭受着疾病的折磨，在精神上往往思虑重重，负担较重。在这种情况下，医务人员应具有高度同情心，对患者体贴入微，尽量使人心情愉快，保持良好的精神状态；并用自己的真诚与热情，博得患者对自己的依赖，增强患者与疾病作斗争的信心。如有出言不慎，会使患者丧失战胜疾病的信心，给患者的身心健康带来严重的影响，造成心身疾病或医源性疾病的发生。

（五）尊重患者。在社会主义社会里，医生面前的患者，既不是奴隶，也不是贵族；患者面前的医生，既不是雇佣者，也不是救世主。医务人员与患者的关系，是同志关系。医生应该尊重患者的人格、意志和权利。凡对患者进行检查、治疗或研究，都应事先对患者解释清楚（包括预期效果，可能发生的危险和采取的防护措施等），征得患者或亲属同意和自愿，不能把自己的决定强加于患者。在患者或家属拒绝医生的正确意见时，要耐心说明动员。除了特殊情况外（如紧急抢救、患者神志不清、无家属到场等），一般不应由医生单方面决定采取重要的诊疗措施。医务人员在接触患者时，要讲究文明礼貌，不能语言生硬，责备、训斥患者。医务人员在医疗工作中所接触到的有关患者个人、家庭、工作中不应向别人公开的情况，必须保守秘密。

（六）讲究卫生。讲究卫生，预防疾病，移风易俗，改造社会，是建设精神文明的重要方面，医务人员应该起模范带头作用，积极参加爱国卫生运动，搞好院内、外环境卫生，严格消毒隔离制度，防止院内交叉感染。讲究个人卫生，衣着整洁，仪表端庄，勤剪指甲，勤刮胡须，不随地吐痰，不在病室吸烟。

（七）廉洁奉公。廉洁奉公是对社会主义国家工作人员的起码要求，医务人员应具备廉洁奉公的高尚情操，不为名，不为利；一切从患者利益出发，全心全意为患者服务。医生不应接受患者馈赠。反对以医生职权为资本搞交易、走后门的不正之风。更不允许乘人之危，产生任何邪恶杂念或进行违法乱纪的活动。

（八）团结互助。现代的医疗工作往往需要多种专门技术人员的密切配合，因此，要团结互助，搞好协作。反对抬高自己，贬低别人的不良作风。医生之间、医护之间、兄弟科室之间、兄弟医院之间，都应该以患者利益为重，尽力做到有求必应、主动配合、积极支援、互通有无。这样才能提高水平、高质量、高效率地完成医疗任务。

人类辅助生殖技术管理办法
2001年8月1日 中华人民共和国卫生部

第一章 总 则

第一条 为保证人类辅助生殖技术安全、有效和健康发展，规范人类辅助生殖技术的应用和管理，保障人民健康，制定本办法。

第二条 本办法适用于开展人类辅助生殖技术的各类医疗机构。

第三条 人类辅助生殖技术的应用应当在医疗机构中进行，以医疗为目的，并符合国家计划生育政策、伦理原则和有关法律规定。禁止以任何形式买卖配子、合子、胚胎。医疗机构和医务人员不得实施任何形式的代孕技术。

第四条 卫生部主管全国人类辅助生殖技术应用的监督管理工作。县级以上地方人民政府卫生行政部门负责本行政区域内人类辅助生殖技术的日常监督管理。

第二章 审 批

第五条 卫生部根据区域卫生规划、医疗需求和技术条件等实际情况，制定人类辅助生殖技术应用规划。

第六条 申请开展人类辅助生殖技术的医疗机构应当符合下列条件：

（一）具有与开展技术相适应的卫生专业技术人员和其他专业技术人员；

（二）具有与开展技术相适应的技术和设备；

（三）设有医学伦理委员会；

（四）符合卫生部制定的《人类辅助生殖技术规范》的要求。

第七条 申请开展人类辅助生殖技术的医疗机构应当向所在地省、自治区、直辖市人民政府卫生行政部门提交下列文件：

（一）可行性报告；

（二）医疗机构基本情况（包括床位数、科室设置情况、人员情况、设备和技术条件情况等）；

（三）拟开展的人类辅助生殖技术的业务项目和技术条件、设备条件、技术人员配备情况；

（四）开展人类辅助生殖技术的规章制度；

（五）省级以上卫生行政部门规定提交的其他材料。

第八条 申请开展丈夫精液人工授精技术的医疗机构，由省、自治区、直辖市人民政府卫生行政部门审查批准。省、自治区、直辖市人民政府卫生行政部门收到前条规定的材料后，可以组织有关专家进行论证，并在收到专家论证报告后 30 个工作日内进行审核，审核同意的，发给批准证书；审核不同意的，书面通知申请单位。

对申请开展供精人工授精和体外受精－胚胎移植技术及其衍生技术的医疗机构，由省、自治区、直辖市人民政府卫生行政部门提出初审意见，卫生部审批。

第九条 卫生部收到省、自治区、直辖市人民政府卫生行政部门的初审意见和材料后，聘请有关专家进行论证，并在收到专家论证报告后 45 个工作日内进行审核，审核同意的，发给批准证书；审核不同意的，书面通知申请单位。

第十条 批准开展人类辅助生殖技术的医疗机构应当按照《医疗机构管理条例》的有关规定，持省、自治区、直辖市人民政府卫生行政部门或者卫生部的批准证书到核发其医疗机构执业许可证的卫生行政部门办理变更登记手续。

第十一条 人类辅助生殖技术批准证书每 2 年校验一次，校验由原审批机关办理。校验合格的，可以继续开展人类辅助生殖技术；校验不合格的，收回其批准证书。

第三章 实 施

第十二条 人类辅助生殖技术必须在经过批准并进行登记的医疗机构中实施。未经卫生行政部门批准，任何单位和个人不得实施人类辅助生殖技术。

第十三条 实施人类辅助生殖技术应当符合卫生部制定的《人类辅助生殖技术规范》的规定。

第十四条 实施人类辅助生殖技术应当遵循知情同意原则，并签署知情同意书。涉及伦理问题的，应当提交医学伦理委员会讨论。

第十五条 实施供精人工授精和体外受精－胚胎移植技术及其各种衍生技术的医疗机构应当与卫生部批准的人类精子库签订供精协议。严禁私自采精。

医疗机构在实施人类辅助生殖技术时应当索取精子检验合格证明。

第十六条 施人类辅助生殖技术的医疗机构应当为当事人保密，不得泄漏有关信息。

第十七条 实施人类辅助生殖技术的医疗机构不得进行性别选择。法律法规另有规定的除外。

第十八条 实施人类辅助生殖技术的医疗机构应当建立健全技术档案管理制度。

供精人工授精医疗行为方面的医疗技术档案和法律文书应当永久保存。

第十九条 实施人类辅助生殖技术的医疗机构应当对实施人类辅助生殖技术的人员进行医学业务和伦理学知识的培训。

第二十条 卫生部指定卫生技术评估机构对开展人类辅助生殖技术的医疗机构进行技术质量监测和定期评估。技术评估的主要内容为人类辅助生殖技术的安全性、有效性、经济性和社会影响。监测结果和技术评估报告报医疗机构所在地的省、自治区、直辖市人民政府卫生行政部门和卫生部备案。

第四章 处 罚

第二十一条 违反本办法规定，未经批准擅自开展人类辅助生殖技术的非医疗机构，按照《医疗机构管理条例》第四十四条规定处罚；对有上述违法行为的医疗机构，按照《医疗机构管理条例》第四十七条和《医疗机构管理条例实施细则》第八十条的规定处罚。

第二十二条 开展人类辅助生殖技术的医疗机构违反本办法，有下列行为之一的，由省、自治区、直辖市人民政府卫生行政部门给予警告、3 万元以下罚款，并给予有关责任人行政处分；构成犯罪的，依法追究刑事责任：

（一）买卖配子、合子、胚胎的；

（二）实施代孕技术的；

（三）使用不具有《人类精子库批准证书》机构提供的精子的；

（四）擅自进行性别选择的；

（五）实施人类辅助生殖技术档案不健全的；

（六）经指定技术评估机构检查技术质量不合格的；

（七）其他违反本办法规定的行为。

第五章 附 则

第二十三条 本办法颁布前已经开展人类辅助生殖技术的医疗机构，在本办法颁布后 3 个月内向所在地省、自治区、直辖市人民政府卫生行政部门提出申请，省、自治区、直辖市人民政府卫生行政部门和卫生部按照本办法审查，审查同意的，发给批准证书；审查不同意的，不得再开展人类辅助生殖技术服务。

第二十四条 本办法所称人类辅助生殖技术是指运用医学技术和方法对配子、合子、胚胎进行人工操作，以达到受孕目的的技术，分为人工授精和体外受精－胚胎移植技术及其各种衍生技术。

人工授精是指用人工方式将精液注入女性体内以取代性交途径使其妊娠的一种方法。根据精液来源不同，分为丈夫精液人工授精和供精人工授精。体外受精－胚胎移植技术及其各种衍生技术是指从女性体内取出卵子，在器皿内培养后，加入经技术处理的精子，待卵子受精后，继续培养，到形成早期胚胎时，再转移到子宫内着床，发育成胎儿直至分娩的技术。

第二十五条 本办法自 2001 年 8 月 1 日起实施。

医学生誓词

健康所系，性命相托。

当我步入神圣医学学府的时刻，谨庄严宣誓：

我志愿献身医学，热爱祖国，忠于人民，恪守医德，尊师守纪，刻苦钻研，孜孜不倦，精益求精，全面发展。

我决心竭尽全力除人类之病痛，助健康之完美，维护医术的圣洁和荣誉，救死扶伤，不辞艰辛，执著追求，为祖国医药卫生事业的发展和人类身心健康奋斗终生。

中华人民共和国护士管理办法
1994 年 1 月 1 日 中华人民共和国卫生部

第一章 总 则

第一条 为加强护士管理，提高护理质量，保障医疗和护理安全，保护护士的合法权益，制定本办法。

第二条 本办法所称护士系指按本办法规定取得《中华人民共和国护士执业证书》并经过注册的护理专业技术人员。

第三条 国家发展护理事业，促进护理学科的发展，加强护士队伍建设，重视和发挥护士在医疗、预防、保健和康复工作中的作用。

第四条 护士的执业权利受法律保护。护士的劳动受全社会的尊重。

第五条 各省、自治区、直辖市卫生行政部门负责护士的监督管理。

第二章 考 试

第六条 凡申请护士执业者必须通过卫生部统一执业考试，取得《中华人民共和国护士执业证书》。

第七条 获得高等医学院校护理专业专科以上毕业文凭者，以及获得经省级以上卫生行政部门确认免考资格的普通中等卫生（护士）学校护理专业毕业文凭者，可以免于护士执业考试。

获得其他普通中等卫生（护士）学校护理专业毕业文凭者，可以申请护士执业考试。

第八条 护士执业考试每年举行一次。

第九条 护士执业考试的具体办法另行制定。

第十条 符合本办法第七条规定以及护士执业考试合格者，由省、自治区、直辖市卫生行政部门发给《中华人民共和国护士执业证书》。

第十一条 《中华人民共和国护士执业证书》由卫生部监制。

第三章 注 册

第十二条 获得《中华人民共和国护士执业证书》者，方可申请护士执业注册。

第十三条 护士注册机关为执业所在地的县级卫生行政部门。

第十四条 申请首次护士注册必须填写《护士注册申请表》，缴纳注册费，并向注册机关缴验：

（一）《中华人民共和国护士执业证书》；

（二）身份证明；

（三）健康检查证明；

（四）省级卫生行政部门规定提交的其他证明。

第十五条 注册机关在受理注册申请后，应当在 30 日内完成审核，审核合格的，予以注册；审核不合格的，应当书面通知申请者。

第十六条 护士注册的有效期为二年。

护士连续注册，在前一注册期满前六十日，对《中华人民共和国护士执业证书》进行个人或集体校验注册。

第十七条 中断注册五年以上者，必须按省、自治区、直辖市卫生行政部门的规定参加临床实践三个月，并向注册机关提交有关证明，方可办理再次注册。

第十八条 有下列情形之一的，不予注册：

（一）服刑期间；

（二）因健康原因不能或不宜执行护理业务；

（三）违反本办法被中止或取消注册；

（四）其他不宜从事护士工作的。

第四章 执 业

第十九条 未经护士执业注册者不得从事护士工作。

护理专业在校生或毕业生进行专业实习，以及按本办法第十八条规定进行临床实践的，必须按照卫生部的有关规定在护士的指导下进行。

第二十条 护理员只能在护士的指导下从事临床生活护理工作。

第二十一条 护士在执业中应当正确执行医嘱，观察患者的身心状态，对患者进行科学的护理。遇紧急情况应及时通知医生并配合抢救，医生不在场时，护士应当采取力所能及的急救措施。

第二十二条 护士有承担预防保健工作、宣传防病治病知识、进行康复指导、开展健康教育、提供卫生咨询的义务。

第二十三条 护士执业必须遵守职业道德和医疗护理工作的规章制度及技术规范。

第二十四条 护士在执业中得悉就医者的隐私，不得泄露，但法律另有规定的除外。

第二十五条 遇有自然灾害、传染病流行、突发重大伤亡事故及其他严重威胁人群生命健康的紧急情况，护士必须服从卫生行政部门的调遣，参加医疗救护和预防保健工作。

第二十六条 护士依法履行职责的权利受法律保护，任何单位和个人不得侵犯。

第五章 罚 则

第二十七条 违反本办法第十九条规定，未经护士执业注册从事护士工作的，由卫生行政部门予以取缔。

第二十八条 非法取得《中华人民共和国护士执业证书》的，由卫生行政部门予以缴销。

第二十九条 护士执业违反医疗护理规章制度及技术规范的，由卫生行政部门视情节予以警告、责令改正、中止注册直至取消其注册。

第三十条 违反本办法第二十六条规定，非法阻挠护士依法执业或侵犯护士人身权利的，由护士所在单位提请公安机关予以治安行政处罚；情节严重，触犯刑律的，提交司法机关依法追究刑事责任。

第三十一条 违反本办法其他规定的，由卫生行政部门视情节予以警告、责令改正、中止注册直至取消其注册。

第三十二条 当事人对行政处理决定不服的，可以依照国家法律、法规的规定申请行政复议或者提起行政诉讼。当事人对行政处理决定不履行又未在法定期限内申请复议或提起诉讼的，卫生行政部门可以申请人民法院强制执行。

第六章 附 则

第三十三条 本办法实施前已经取得护士以上技术职称者，经省、自治区、直辖市卫生行政部门审核合格，发给《中华人民共和国护士执业证书》，并准许按本办法的规定办理护士执业注册。

本办法实施前从事护士工作但未取得护士职称者的执业证书颁发办法，由省、自治区、直辖市卫生行政部门根据本地区的实际情况和当事人实际水平做出具体规定。

第三十四条 境外人员申请在中华人民共和国境内从事护士工作的，必须依本办法的规定通过执业考试，取得《中华人民共和国护士执业证书》并办理注册。

第三十五条 护士申请开业及成立护理服务机构，由县级以上卫生行政部门比照医疗机构管理的有关规定审批。

第三十六条 本办法的解释权在卫生部。

第三十七条 本办法的实施细则由省、自治区、直辖市制定。

第三十八条 本办法自 1994 年 1 月 1 日起施行。

希波克拉底誓言

Hippocrates: The Oath of Medicine

I swear by Apollo, the healer, Asclepius, Hygieia, and Panacea, and I take to witness all the gods, all the goddesses, to keep according to my ability and my judgment, the following Oath and agreement: To consider dear to me, as my parents, him who taught me this art; to live in common with him and, if necessary, to share my goods with him; To look upon his children as my own brothers, to teach them this art.

I will prescribe regimens for the good of my patients according to my ability and my judgment and never do harm to anyone.

I will not give a lethal drug to anyone if I am asked, nor will I advise such a plan; and similarly I will not give a woman a pessary to cause an abortion.

But I will preserve the purity of my life and my arts.

I will not cut for stone, even for patients in whom the disease is manifest; I will leave this operation to be performed by practitioners, specialists in this art.

In every house where I come I will enter only for the good of my patients, keeping myself far from all intentional ill – doing and all seduction and especially from the pleasures of love with women or with men, be they free or slaves.

All that may come to my knowledge in the exercise of my profession or in daily commerce with men, which ought not to be spread abroad, I will keep secret and will never reveal.

If I keep this oath faithfully, may I enjoy my life and practice my art, respected by all men and in all times; but if I swerve from it or violate it, may the reverse be my lot.

翻译如下：

仰赖医神阿波罗·埃斯克雷波斯及天地诸神为证，鄙人敬谨直誓，愿以自身能力及判断力所及，遵守此约。凡授我艺者，敬之如父母，作为终身同业伴侣，彼有急需，我接济之。视彼儿女，犹我兄弟。如欲受业，当免费并无条件传授之。凡我所知，无论口授书传，俱传之吾与吾师之子及发誓遵守此约之生徒，此外不传与他人。

我愿尽余之能力与判断力所及，遵守为病家谋利益之信条，并检束一切堕落和害人行为，我不得将危害药品给予他人，并不做该项之指导，虽有人请求亦必不与之。尤不为妇人施堕胎手术。我愿以此纯洁与神圣之精神，终身执行我职务。凡患结石者，我不施手术，此则有待于专家为之。

无论至于何处，遇男或女，贵人及奴婢，我之唯一目的，为病家谋幸福，并检点吾身，不做各种害人及恶劣行为，尤不做诱奸之事。凡我所见所闻，无论有无业务关系，我认为应守秘密者，我愿保守秘密。尚使我严守上述誓言时，请求神祇让我生命与医术能得无上光荣，我苟违誓，天地鬼神实共殛之。

人体器官移植条例

2007 年 3 月 31 日　中华人民共和国国务院

第一章　总　则

第一条　为了规范人体器官移植，保证医疗质量，保障人体健康，维护公民的合法权益，制定本条例。

第二条　在中华人民共和国境内从事人体器官移植，适用本条例；从事人体细胞和角膜、骨髓等人体组织移植，不适用本条例。

本条例所称人体器官移植，是指摘取人体器官捐献人具有特定功能的心脏、肺脏、肝脏、肾脏或者胰腺等器官的全部或者部分，将其植入接受人身体以代替其病损器官的过程。

第三条　任何组织或者个人不得以任何形式买卖人体器官，不得从事与买卖人体器官有关的活动。

第四条　国务院卫生主管部门负责全国人体器官移植的监督管理工作。县级以上地方人民政府卫生主管部门负责本行政区域人体器官移植的监督管理工作。

各级红十字会依法参与人体器官捐献的宣传等工作。

第五条　任何组织或者个人对违反本条例规定的行为，有权向卫生主管部门和其他有关部门举报；对卫生主管部门和其他有关部门未依法履行监督管理职责的行为，有权向本级人民政府、上级人民政府有关部门举报。接到举报的人民政府、卫生主管部门和其他有关部门对举报应当及时核实、处理，并将处理结果向举报人通报。

第六条　国家通过建立人体器官移植工作体系，开展人体器官捐献的宣传、推动工作，确定人体器官移植预约者名单，组织协调人体器官的使用。

第二章　人体器官的捐献

第七条　人体器官捐献应当遵循自愿、无偿的原则。

公民享有捐献或者不捐献其人体器官的权利；任何组织或者个人不得强迫、欺骗或者利诱他人捐献人体器官。

第八条　捐献人体器官的公民应当具有完全民事行为能力。公民捐献其人体器官应当有书面形式的捐献意愿，对已经表示捐献其人体器官的意愿，有权予以撤销。

公民生前表示不同意捐献其人体器官的，任何组织或者个人不得捐献、摘取该公民的人体器官；公民生前未表示不同意捐献其人体器官的，该公民死亡后，其配偶、成年子女、父母可以以书面形式共同表示同意捐献该公民人体器官的意愿。

第九条　任何组织或者个人不得摘取未满 18 周岁公民的活体器官用于移植。

第十条　活体器官的接受人限于活体器官捐献人的配偶、直系血亲或者三代以内旁系血亲，或者有证据证明与活体器官捐献人存在因帮扶等形成亲情关系的人员。

第三章 人体器官的移植

第十一条 医疗机构从事人体器官移植，应当依照《医疗机构管理条例》的规定，向所在地省、自治区、直辖市人民政府卫生主管部门申请办理人体器官移植诊疗科目登记。

医疗机构从事人体器官移植，应当具备下列条件：

（一）有与从事人体器官移植相适应的执业医师和其他医务人员；

（二）有满足人体器官移植所需要的设备、设施；

（三）有由医学、法学、伦理学等方面专家组成的人体器官移植技术临床应用与伦理委员会，该委员会中从事人体器官移植的医学专家不超过委员人数的1/4；

（四）有完善的人体器官移植质量监控等管理制度。

第十二条 省、自治区、直辖市人民政府卫生主管部门进行人体器官移植诊疗科目登记，除依据本条例第十一条规定的条件外，还应当考虑本行政区域人体器官移植的医疗需求和合法的人体器官来源情况。

省、自治区、直辖市人民政府卫生主管部门应当及时公布已经办理人体器官移植诊疗科目登记的医疗机构名单。

第十三条 已经办理人体器官移植诊疗科目登记的医疗机构不再具备本条例第十一条规定条件的，应当停止从事人体器官移植，并向原登记部门报告。原登记部门应当自收到报告之日起2日内注销该医疗机构的人体器官移植诊疗科目登记，并予以公布。

第十四条 省级以上人民政府卫生主管部门应当定期组织专家根据人体器官移植手术成功率、植入的人体器官和术后患者的长期存活率，对医疗机构的人体器官移植临床应用能力进行评估，并及时公布评估结果；对评估不合格的，由原登记部门撤销人体器官移植诊疗科目登记。具体办法由国务院卫生主管部门制定。

第十五条 医疗机构及其医务人员从事人体器官移植，应当遵守伦理原则和人体器官移植技术管理规范。

第十六条 实施人体器官移植手术的医疗机构及其医务人员应当对人体器官捐献人进行医学检查，对接受人因人体器官移植感染疾病的风险进行评估，并采取措施，降低风险。

第十七条 在摘取活体器官前或者尸体器官捐献人死亡前，负责人体器官移植的执业医师应当向所在医疗机构的人体器官移植技术临床应用与伦理委员会提出摘取人体器官审查申请。

人体器官移植技术临床应用与伦理委员会不同意摘取人体器官的，医疗机构不得做出摘取人体器官的决定，医务人员不得摘取人体器官。

第十八条 人体器官移植技术临床应用与伦理委员会收到摘取人体器官审查申请后，应当对下列事项进行审查，并出具同意或者不同意的书面意见：

（一）人体器官捐献人的捐献意愿是否真实；

（二）有无买卖或者变相买卖人体器官的情形；

（三）人体器官的配型和接受人的适应证是否符合伦理原则和人体器官移植技术管理规范。

经 2/3 以上委员同意，人体器官移植技术临床应用与伦理委员会方可出具同意摘取人体器官的书面意见。

第十九条　从事人体器官移植的医疗机构及其医务人员摘取活体器官前，应当履行下列义务：

（一）向活体器官捐献人说明器官摘取手术的风险、术后注意事项、可能发生的并发症及其预防措施等，并与活体器官捐献人签署知情同意书；

（二）查验活体器官捐献人同意捐献其器官的书面意愿、活体器官捐献人与接受人存在本条例第十条规定关系的证明材料；

（三）确认除摘取器官产生的直接后果外不会损害活体器官捐献人其他正常的生理功能。

从事人体器官移植的医疗机构应当保存活体器官捐献人的医学资料，并进行随访。

第二十条　摘取尸体器官，应当在依法判定尸体器官捐献人死亡后进行。从事人体器官移植的医务人员不得参与捐献人的死亡判定。

从事人体器官移植的医疗机构及其医务人员应当尊重死者的尊严；对摘取器官完毕的尸体，应当进行符合伦理原则的医学处理，除用于移植的器官以外，应当恢复尸体原貌。

第二十一条　从事人体器官移植的医疗机构实施人体器官移植手术，除向接受人收取下列费用外，不得收取或者变相收取所移植人体器官的费用：

（一）摘取和植入人体器官的手术费；

（二）保存和运送人体器官的费用；

（三）摘取、植入人体器官所发生的药费、检验费、医用耗材费。

前款规定费用的收取标准，依照有关法律、行政法规的规定确定并予以公布。

第二十二条　申请人体器官移植手术患者的排序，应当符合医疗需要，遵循公平、公正和公开的原则。具体办法由国务院卫生主管部门制定。

第二十三条　从事人体器官移植的医务人员应当对人体器官捐献人、接受人和申请人体器官移植手术的患者的个人资料保密。

第二十四条　从事人体器官移植的医疗机构应当定期将实施人体器官移植的情况向所在地省、自治区、直辖市人民政府卫生主管部门报告。具体办法由国务院卫生主管部门制订。

第四章　法律责任

第二十五条　违反本条例规定，有下列情形之一，构成犯罪的，依法追究刑事责任：

（一）未经公民本人同意摘取其活体器官的；

（二）公民生前表示不同意捐献其人体器官而摘取其尸体器官的；

（三）摘取未满 18 周岁公民的活体器官的。

第二十六条　违反本条例规定，买卖人体器官或者从事与买卖人体器官有关活动的，由设区的市级以上地方人民政府卫生主管部门依照职责分工没收违法所得，并处交易额 8 倍以上 10 倍以下的罚款；医疗机构参与上述活动的，还应当对负有责任的主管人员和其他直接责任人员依法给予处分，并由原登记部门撤销该医疗机构人体器官移植诊疗科目登记，该医疗机构 3 年内不得再申请人体器官移植诊疗科目登记；医务人员参与上述活动的，由原发证部门吊销其执业证书。

国家工作人员参与买卖人体器官或者从事与买卖人体器官有关活动的，由有关国家机关依据职权依法给予撤职、开除的处分。

第二十七条　医疗机构未办理人体器官移植诊疗科目登记，擅自从事人体器官移植的，依照《医疗机构管理条例》的规定予以处罚。

实施人体器官移植手术的医疗机构及其医务人员违反本条例规定，未对人体器官捐献人进行医学检查或者未采取措施，导致接受人因人体器官移植手术感染疾病的，依照《医疗事故处理条例》的规定予以处罚。

从事人体器官移植的医务人员违反本条例规定，泄露人体器官捐献人、接受人或者申请人体器官移植手术患者个人资料的，依照《执业医师法》或者国家有关护士管理的规定予以处罚。

违反本条例规定，给他人造成损害的，应当依法承担民事责任。

违反本条例第二十一条规定收取费用的，依照价格管理的法律、行政法规的规定予以处罚。

第二十八条　医务人员有下列情形之一的，依法给予处分；情节严重的，由县级以上地方人民政府卫生主管部门依照职责分工暂停其 6 个月以上 1 年以下执业活动；情节特别严重的，由原发证部门吊销其执业证书：

（一）未经人体器官移植技术临床应用与伦理委员会审查同意摘取人体器官的；

（二）摘取活体器官前未依照本条例第十九条的规定履行说明、查验、确认义务的；

（三）对摘取器官完毕的尸体未进行符合伦理原则的医学处理，恢复尸体原貌的。

第二十九条　医疗机构有下列情形之一的，对负有责任的主管人员和其他直接责任人员依法给予处分；情节严重的，由原登记部门撤销该医疗机构人体器官移植诊疗科目登记，该医疗机构 3 年内不得再申请人体器官移植诊疗科目登记：

（一）不再具备本条例第十一条规定条件，仍从事人体器官移植的；

（二）未经人体器官移植技术临床应用与伦理委员会审查同意，做出摘取人体器官的决定，或者胁迫医务人员违反本条例规定摘取人体器官的；

（三）有本条例第二十八条第（二）项、第（三）项列举的情形的。

医疗机构未定期将实施人体器官移植的情况向所在地省、自治区、直辖市人民政府卫生主管部门报告的，由所在地省、自治区、直辖市人民政府卫生主管部门责令限期改正；逾期不改正的，对负有责任的主管人员和其他直接责任人员依法给予处分。

第三十条　从事人体器官移植的医务人员参与尸体器官捐献人的死亡判定的，由县级以上地方人民政府卫生主管部门依照职责分工暂停其 6 个月以上 1 年以下执业活动；情节严重的，由原发证部门吊销其执业证书。

第三十一条　国家机关工作人员在人体器官移植监督管理工作中滥用职权、玩忽职守、徇私舞弊，构成犯罪的，依法追究刑事责任；尚不构成犯罪的，依法给予处分。

第五章　附　则

第三十二条　本条例自 2007 年 5 月 1 日起施行。

护 士 条 例
2008 年 1 月 31 日　中华人民共和国国务院

第一章　总　则

第一条　为了维护护士的合法权益，规范护理行为，促进护理事业发展，保障医疗安全和人体健康，制定本条例。

第二条　本条例所称护士，是指经执业注册取得护士执业证书，依照本条例规定从事护理活动，履行保护生命、减轻痛苦、增进健康职责的卫生技术人员。

第三条　护士人格尊严、人身安全不受侵犯。护士依法履行职责，受法律保护。

全社会应当尊重护士。

第四条　国务院有关部门、县级以上地方人民政府及其有关部门以及乡（镇）人民政府应当采取措施，改善护士的工作条件，保障护士待遇，加强护士队伍建设，促进护理事业健康发展。

国务院有关部门和县级以上地方人民政府应当采取措施，鼓励护士到农村、基层医疗卫生机构工作。

第五条　国务院卫生主管部门负责全国的护士监督管理工作。

县级以上地方人民政府卫生主管部门负责本行政区域的护士监督管理工作。

第六条　国务院有关部门对在护理工作中做出杰出贡献的护士，应当授予全国卫生系统先进工作者荣誉称号或者颁发白求恩奖章，受到表彰、奖励的护士享受省部级劳动模范、先进工作者待遇；对长期从事护理工作的护士应当颁发荣誉证书。具体办法由国务院有关部门制定。

县级以上地方人民政府及其有关部门对本行政区域内作出突出贡献的护士，按照省、自治区、直辖市人民政府的有关规定给予表彰、奖励。

第二章　执业注册

第七条　护士执业，应当经执业注册取得护士执业证书。

申请护士执业注册，应当具备下列条件：

（一）具有完全民事行为能力；

（二）在中等职业学校、高等学校完成国务院教育主管部门和国务院卫生主管部门规定的普通全日制 3 年以上的护理、助产专业课程学习，包括在教学、综合医院完成 8 个月以上护理临床实习，并取得相应学历证书；

（三）通过国务院卫生主管部门组织的护士执业资格考试；

（四）符合国务院卫生主管部门规定的健康标准。

护士执业注册申请，应当自通过护士执业资格考试之日起 3 年内提出；逾期提出申请的，除应当具备前款第（一）项、第（二）项和第（四）项规定条件外，还应当在符合国务院卫生主管部门规定条件的医疗卫生机构接受 3 个月临床护理培训并考核合格。

护士执业资格考试办法由国务院卫生主管部门会同国务院人事部门制定。

第八条 申请护士执业注册的，应当向拟执业地省、自治区、直辖市人民政府卫生主管部门提出申请。收到申请的卫生主管部门应当自收到申请之日起 20 个工作日内做出决定，对具备本条例规定条件的，准予注册，并发给护士执业证书；对不具备本条例规定条件的，不予注册，并书面说明理由。

护士执业注册有效期为 5 年。

第九条 护士在其执业注册有效期内变更执业地点的，应当向拟执业地省、自治区、直辖市人民政府卫生主管部门报告。收到报告的卫生主管部门应当自收到报告之日起 7 个工作日内为其办理变更手续。护士跨省、自治区、直辖市变更执业地点的，收到报告的卫生主管部门还应当向其原执业地省、自治区、直辖市人民政府卫生主管部门通报。

第十条 护士执业注册有效期届满需要继续执业的，应当在护士执业注册有效期届满前 30 日向执业地省、自治区、直辖市人民政府卫生主管部门申请延续注册。收到申请的卫生主管部门对具备本条例规定条件的，准予延续，延续执业注册有效期为 5 年；对不具备本条例规定条件的，不予延续，并书面说明理由。

护士有行政许可法规定的应当予以注销执业注册情形的，原注册部门应当依照行政许可法的规定注销其执业注册。

第十一条 县级以上地方人民政府卫生主管部门应当建立本行政区域的护士执业良好记录和不良记录，并将该记录记入护士执业信息系统。

护士执业良好记录包括护士受到的表彰、奖励以及完成政府指令性任务的情况等内容。护士执业不良记录包括护士因违反本条例以及其他卫生管理法律、法规、规章或者诊疗技术规范的规定受到行政处罚、处分的情况等内容。

第三章 权利和义务

第十二条 护士执业，有按照国家有关规定获取工资报酬、享受福利待遇、参加社会保险的权利。任何单位或者个人不得克扣护士工资，降低或者取消护士福利等待遇。

第十三条 护士执业，有获得与其所从事的护理工作相适应的卫生防护、医疗保健服务的权利。从事直接接触有毒有害物质、有感染传染病危险工作的护士，有依照有关法律、行政法规的规定接受职业健康监护的权利；患职业病的，有依照有关法律、行政法规的规定获得赔偿的权利。

第十四条 护士有按照国家有关规定获得与本人业务能力和学术水平相应的专业技术职务、职称的权利；有参加专业培训、从事学术研究和交流、参加行业协会和专业学术团体的权利。

第十五条 护士有获得疾病诊疗、护理相关信息的权利和其他与履行护理职责相关的权利，可以对医疗卫生机构和卫生主管部门的工作提出意见和建议。

第十六条 护士执业，应当遵守法律、法规、规章和诊疗技术规范的规定。

第十七条 护士在执业活动中，发现患者病情危急，应当立即通知医师；在紧急情况下为抢救垂危患者生命，应当先行实施必要的紧急救护。

护士发现医嘱违反法律、法规、规章或者诊疗技术规范规定的，应当及时向开具医嘱的医师提出；必要时，应当向该医师所在科室的负责人或者医疗卫生机构负责医疗服务管理的人员报告。

第十八条 护士应当尊重、关心、爱护患者，保护患者的隐私。

第十九条 护士有义务参与公共卫生和疾病预防控制工作。发生自然灾害、公共卫生事件等严重威胁公众生命健康的突发事件，护士应当服从县级以上人民政府卫生主管部门或者所在医疗卫生机构的安排，参加医疗救护。

第四章 医疗卫生机构的职责

第二十条 医疗卫生机构配备护士的数量不得低于国务院卫生主管部门规定的护士配备标准。

第二十一条 医疗卫生机构不得允许下列人员在本机构从事诊疗技术规范规定的护理活动：

（一）未取得护士执业证书的人员；

（二）未依照本条例第九条的规定办理执业地点变更手续的护士；

（三）护士执业注册有效期届满未延续执业注册的护士。

在教学、综合医院进行护理临床实习的人员应当在护士指导下开展有关工作。

第二十二条 医疗卫生机构应当为护士提供卫生防护用品，并采取有效的卫生防护措施和医疗保健措施。

第二十三条 医疗卫生机构应当执行国家有关工资、福利待遇等规定，按照国家有关规定为在本机构从事护理工作的护士足额缴纳社会保险费，保障护士的合法权益。

对在艰苦边远地区工作，或者从事直接接触有毒有害物质、有感染传染病危险工作的护士，所在医疗卫生机构应当按照国家有关规定给予津贴。

第二十四条 医疗卫生机构应当制定、实施本机构护士在职培训计划，并保证护士接受培训。

护士培训应当注重新知识、新技术的应用；根据临床专科护理发展和专科护理岗位的需要，开展对护士的专科护理培训。

第二十五条 医疗卫生机构应当按照国务院卫生主管部门的规定，设置专门机构或者配备专（兼）职人员负责护理管理工作。

第二十六条 医疗卫生机构应当建立护士岗位责任制并进行监督检查。

护士因不履行职责或者违反职业道德受到投诉的，其所在医疗卫生机构应当进行调查。经查证属实的，医疗卫生机构应当对护士做出处理，并将调查处理情况告知投诉人。

第五章 法律责任

第二十七条 卫生主管部门的工作人员未依照本条例规定履行职责，在护士监督管理工作中滥用职权、徇私舞弊，或者有其他失职、渎职行为的，依法给予处分；构成犯罪的，依法追究刑事责任。

第二十八条 医疗卫生机构有下列情形之一的，由县级以上地方人民政府卫生主管部门依据职责分工责令限期改正，给予警告；逾期不改正的，根据国务院卫生主管部门规定的护士配备标准和在医疗卫生机构合法执业的护士数量核减其诊疗科目，或者暂停其6个月以上1年以下执业活动；国家举办的医疗卫生机构有下列情形之一、情节严重的，还应当对负有责任的主管人员和其他直接责任人员依法给予处分：

（一）违反本条例规定，护士的配备数量低于国务院卫生主管部门规定的护士配备标准的；

（二）允许未取得护士执业证书的人员或者允许未依照本条例规定办理执业地点变更手续、延续执业注册有效期的护士在本机构从事诊疗技术规范规定的护理活动的。

第二十九条 医疗卫生机构有下列情形之一的，依照有关法律、行政法规的规定给予处罚；国家举办的医疗卫生机构有下列情形之一、情节严重的，还应当对负有责任的主管人员和其他直接责任人员依法给予处分：

（一）未执行国家有关工资、福利待遇等规定的；

（二）对在本机构从事护理工作的护士，未按照国家有关规定足额缴纳社会保险费用的；

（三）未为护士提供卫生防护用品，或者未采取有效的卫生防护措施、医疗保健措施的；

（四）对在艰苦边远地区工作，或者从事直接接触有毒有害物质、有感染传染病危险工作的护士，未按照国家有关规定给予津贴的。

第三十条 医疗卫生机构有下列情形之一的，由县级以上地方人民政府卫生主管部门依据职责分工责令限期改正，给予警告：

（一）未制定、实施本机构护士在职培训计划或者未保证护士接受培训的；

（二）未依照本条例规定履行护士管理职责的。

第三十一条 护士在执业活动中有下列情形之一的，由县级以上地方人民政府卫生主管部门依据职责分工责令改正，给予警告；情节严重的，暂停其6个月以上1年以下执业活动，直至由原发证部门吊销其护士执业证书：

（一）发现患者病情危急未立即通知医师的；

（二）发现医嘱违反法律、法规、规章或者诊疗技术规范的规定，未依照本条例第十七条的规定提出或者报告的；

（三）泄露患者隐私的；

（四）发生自然灾害、公共卫生事件等严重威胁公众生命健康的突发事件，不服从安排参加医疗救护的。

护士在执业活动中造成医疗事故的，依照医疗事故处理的有关规定承担法律责任。

第三十二条　护士被吊销执业证书的，自执业证书被吊销之日起 2 年内不得申请执业注册。

第三十三条　扰乱医疗秩序，阻碍护士依法开展执业活动，侮辱、威胁、殴打护士，或者有其他侵犯护士合法权益行为的，由公安机关依照治安管理处罚法的规定给予处罚；构成犯罪的，依法追究刑事责任。

第六章　附　则

第三十四条　本条例施行前按照国家有关规定已经取得护士执业证书或者护理专业技术职称、从事护理活动的人员，经执业地省、自治区、直辖市人民政府卫生主管部门审核合格，换领护士执业证书。

本条例施行前，尚未达到护士配备标准的医疗卫生机构，应当按照国务院卫生主管部门规定的实施步骤，自本条例施行之日起 3 年内达到护士配备标准。

第三十五条　本条例自 2008 年 5 月 12 日起施行。

护 士 守 则

2008 年 5 月 12 日　中华护理学会

第一条　护士应当奉行救死扶伤的人道主义精神，履行保护生命、减轻痛苦、增进健康的专业职责。

第二条　护士应当对患者一视同仁，尊重患者，维护患者的健康权益。

第三条　护士应当为患者提供医学照顾，协助完成诊疗计划，开展健康指导，提供心理支持。

第四条　护士应当履行岗位职责，工作严谨、慎独，对个人的护理判断及执业行为负责。

第五条　护士应当关心、爱护患者，保护患者的隐私。

第六条　护士发现患者的生命安全受到威胁时，应当积极采取保护措施。

第七条　护士应当积极参与公共卫生和健康促进活动，参与突发事件时的医疗救护。

第八条　护士应当加强学习，提高执业能力，适应医学科学和护理专业的发展。

第九条　护士应当积极加入护理专业团体，参与促进护理专业发展的活动。

第十条　护士应当与其他医务工作者建立良好关系，密切配合、团结协作。

护士守则释义

第一条 人类对护理服务的需求是普遍的，护士的工作服务于人生命的全过程。救死扶伤是医务工作者的天职，护士应当发扬人道主义精神，以增强人民群众的健康为宗旨，树立崇高的职业责任感，把关爱和尊重患者的理念付诸于行动，担负起保护生命、减轻痛苦、增进健康的专业责任。

第二条 生命面前人人平等，任何公民都应当享有同等的生命健康权。护士提供护理服务应当建立在尊重人的生命、尊严、权利的基础上。护士要树立以人为本的观念，把患者的生命与健康放在首位，维护患者的尊严与权利，尊重患者的价值观、信仰及风俗习惯，且不论其国籍、种族、肤色、年龄、性别、政治与社会经济地位等，同等对待，维护每一位患者的健康权益。

第三条 护理具有照顾的本质，护士应当为患者提供专业的医学照顾；护士应当正确执行医嘱，协助医生完成患者的诊疗计划；护士应当提供符合患者需要的健康指导和心理支持，促进患者恢复健康和减少因患病所带来的痛苦，提高患者的健康水平。

第四条 在护理工作中，护士并非简单地服从于他人的判断和决策，而是应当立足于患者的实际情况，运用护理专业知识，以岗位职责、个人的能力和专业资格为依据，严谨、慎重、科学地做出专业判断，采取正确的护理措施，为患者提供优质的护理服务，护士应当对其所确定的护理判断及执业行为负责。

第五条 护患关系建立在相互信任的基础上，护士应当关心、爱护患者，保护患者的隐私。护士的职业特点决定其可以接触到患者的隐私和健康状况，任何人都有权利维护自己的隐私不受侵害。护士应当对其所知悉的患者个人资料保密，不能出于非医疗目的公开患者的资料。未经患者同意，也不得公开和使用患者的个人资料。护士利用工作之便随意泄露患者隐私是不道德的行为。

第六条 护士是患者健康的维护者和保护者，应尽力保护患者的生命安全和健康权益。护士要为患者提供安全、有效的护理服务和有利于患者接受治疗和康复的环境，不能允许和纵容任何有可能危害患者生命安全的行为。护士还应当主动发现任何有可能威胁患者安全的情况，积极采取保护患者的措施，并向主管机构报告。

第七条 护士应当积极参与公共卫生及健康促进活动，倡导并支持各项有利于公众健康的工作，增强公众预防疾病、维护和促进健康的意识与能力。发生自然灾害、公共卫生事件等严重威胁公众生命安全和健康的突发事件时，护士应当服从政府部门和所在医疗卫生机构的安排，履行医疗救护的社会责任。

第八条 随着医学科学的发展和诊疗技术水平的不断提高，护理专业技术得到快速发展，护理工作的技术性、复杂性日益提高，护理专业的理论、知识不断更新。因此，护士有必要加强学习，注重护理实践的研究、改善及创新，以更新知识、增进学识，维持和提高其专业水平和执业能力。只有掌握了丰富的护理等专业知识、护理操作技能、相关医学知识、必要的人文科学知识，并能熟练地运用于护理实践中，才能胜任护理工作，适应护理专业的发展。

第九条 护理专业的发展，需要各有关的护理学术专业团体的参与与协作。护理专业团体是护理专业发展有力的推动者和促进者。护士应当积极加入各种学术专业团体，主动参与对护理专业发展有贡献的教育、科研、管理等活动，在促进护理专业发展的活动中体现个人的学术价值，提升专业水平与执业能力。

第十条 医疗过程关系到人的生命和健康，是护士与其他医务工作者的共同责任。护士应当与其他医务工作者密切配合、团结协作，做到行动、心理、态度、情绪上相互帮助、相互适应、相互尊重、相互扶植、相互制约、相互督促、相互交流，共同为人民群众的健康服务。

南丁格尔誓言

余谨以至诚，
于上帝及会众面前宣誓：
终身纯洁，忠贞职守。
尽力提高护理之标准，
勿为有损之事，
勿取服或故用有害之药。
慎守患者家务及秘密。
竭诚协助医生之诊治，
务谋病者之福利。
谨誓！

I solemnly pledge myself before God and in the presence of this assembly:

To pass my life in purity and to practice my profession faithfully.

I will abstain from whatever is deleterious and mischievous, and will not take or knowingly administer any harmful drug.

I will do all in my power to maintain and elevate the standard of my profession, and will hold in confidence all personal matters committed to my keeping and all family affairs coming to my knowledge in the practice of my calling.

With loyalty will I endeavor to aid the physician in his work, and devote myself to the welfare of those committed to my care.

—— The Florence Nightingale Pledge.

纽伦堡法典

1. 受试者的自愿同意绝对必要。这意味着接受试验的人有同意的合法权利；应该处于有选择自由的地位，不受任何势力的干涉、欺瞒、蒙蔽、挟持，哄骗或者其他某种隐蔽形式的压制或强迫；对于试验的项目有充分的知识和理解，足以做出肯定决定之前，必须让他知道试验的性质、期限和目的；试验方法及采取的手段；可以预料得到的不便和危险，对其健康或可能参与实验的人的影响。确保同意的质量的义务和责任，落在每个发起、指导和从事这个实验的个人身上。这只是一种个人的义务和责任，并不是代表别人，自己却可以逍遥法外。

2. 实验应该收到对社会有利的富有成效的结果，用其他研究方法或手段是无法达到的，在性质上不是轻率和不必要的。

3. 实验应该立足于动物实验取得结果，对疾病的自然历史和，别的问题有所了解的基础上，经过研究，参加实验的结果将证实原来的实验是正确的。

4. 实验进行必须力求避免在肉体上和精神上的痛苦和创伤。

5. 事先就有理由相信会发生死亡或残废的实验一律不得进行，除了实验的医生自己也成为受试者的实验不在此限。

6. 实验的危险性，不能超过实验所解决问题的人道主义的重要性。

7. 必须做好充分准备和有足够能力保护受拭者排除哪怕是微之又微的创伤、残废和死亡的可能性。

8. 实验只能由科学上合格的人进行。进行实验的人员，在实验的每一阶段都需要有极高的技术和管理。

9. 当受试者在实验过程中，已经到达这样的肉体与精神状态，即继续进行已经不可能的时候，完全有停止实验的自由。

10. 在实验过程中，主持实验的科学工作者，如果他有充分理由相信即使操作是诚心诚意的，技术也是高超的，判断是审慎的，但是实验继续进行，受试者照样还要出现创伤、残废和死亡的时候，必须随时中断实验。

日内瓦宣言
1948 年　世界医学协会日内瓦大会采用

准许我进入医业时：

我郑重地保证自己要奉献一切为人类服务。

我将要给我的师长应有的崇敬及感激。

我将要凭我的良心和尊严从事医业。

患者的健康应为我的首要的顾念。

我将要尊重所寄托给我的秘密。

我将要尽我的力量维护医业的荣誉和高尚的传统。

我的同业应视为我的手足。

我将不容许有任何宗教，国籍，种族，政见或地位的考虑介于我的职责和患者间。

我将要尽可能地维护人的生命，自从受胎时起。

即使在威胁之下，我将不运用我的医学知识去违反人道。

我郑重地，自主地并且以我的人格宣誓以上的约定。

赫尔辛基宣言

前言

1. 世界医学会（WMA）制定《赫尔辛基宣言》，是作为关于涉及人类受试者的医学研究，包括对可确定的人体材料和数据的研究，有关伦理原则的一项声明。

《宣言》应整体阅读，其每一段落应在顾及所有其他相关段落的情况下方可运用。

2. 尽管《宣言》主要针对医生，世界医学会鼓励涉及人类受试者的医学研究的其他参与者接受这些原则。

3. 促进和保护患者的健康，包括那些参与医学研究的患者，是医生的责任。医生的知识和良心奉献于实现这一责任。

4. 世界医学会的《日内瓦宣言》用下列词语约束医生，我患者的健康为我最首先要考虑的。《国际医学伦理标准》宣告："医生在提供医护时应从患者的最佳利益出发。"

5. 医学进步是以最终必须包括涉及人类受试者的研究为基础的。应为那些在医学研究没有涉及的人口提供机会，使他们参与到研究之中。

6. 在涉及人类受试者的医学研究中，个体研究受试者的福祉必须高于所有其他利益。

涉及人类受试者的医学研究的目的

7. 涉及人类受试者的医学研究的基本目的，是了解疾病起因、发展和影响，并改进预防、诊断和治疗干预措施（方法、操作和治疗）。即使对当前最佳干预措施也必须不断通过研究，对其安全、效力、功效、可及性和质量给予评估。

8. 在医学实践和医学研究中，大多干预措施具有危险，会造成负担。

9. 医学研究要符合促进尊重所有人类受试者、保护他们健康和权利的伦理标准。一些研究涉及的人口尤其脆弱，需要特别保护。这包括那些自己不能给予或拒绝同意意见的人口和那些有可能被强迫或受到不正当影响的人口。

10. 医生在开展涉及人类受试者的研究时应不仅考虑本国的伦理的、法律的和规定的规范和标准，也要考虑适用的国际规范和标准。国家的伦理的、法律的和规定的要求不应减少或排除本《宣言》制定的对研究受试者的任何保护条款。

所有医学研究的基本原则

11. 医生在医学研究中的责任是保护人体对象的生命、健康、隐私和尊严。

12. 涉及人体对象的医学研究必须遵守公认的科学原则，必须建立于十分熟悉科学文献和其他相关来源信息以及适当的实验室和动物实验的基础上。

13. 在进行可能影响环境的研究时必须相当的谨慎，必须保持用于研究的动物的安宁。

14. 涉及人体对象的每个实验步骤的设计和进行必须在实验方案中明确叙述。该方案应上报专门任命的道德审核委员会以考虑、评注、指导以及批准。该审核委员会应与科研工作者、赞助人或任何有不适当影响力的方面无关。这个独立的委员会应遵守本国的法律和规则。委员会有权利监督试验的进行。科研工作者有义务向委员会提供监督情况，尤其是严重的不良反应或事件。科研工作者还应向委员会为审核而上报有关经费、赞助方、单位之间从属关系、其他潜在的对实验对象可能造成的利益和动机冲突。

15. 研究方案应总是包含对道德上有所考虑的陈述，并表明符合该宣言所阐述的原则。

涉及人体对象的医学研究

16. 涉及人体对象的医学研究只能由科学上合格的人员来承担，并在一名临床上胜任的医务人员的监督下进行。合格的医务人员必须对人体对象负责，绝对与同意参加实验的实验对象无关。

17. 每个涉及人体对象的医学研究项目必须先对预计的风险和压力相对于预计的给实验对象或他人的好处进行仔细评估。这并不排除健康自愿者参加医学研究。所有课题的设计必须公布于众。

18. 如果医生觉得没有对潜在的风险进行恰当的评定和令人满意的处理，他们应避免参与涉及人体对象的研究项目。一旦发现潜在风险大于可能的好处或已得到有利结果的确切证据，医生应停止一切实验。

19. 只有当研究目的的重要性超过实验给对象所带来的风险和压力时，涉及人体对象的医学研究才得以进行。这对健康自愿的人体对象显得特别重要。

20. 医学研究只有当研究结果有可能造益于参与研究的人们时才是合理的。

参加研究的对象

21. 必须是自愿的，了解研究项目情况的。

22. 必须尊重实验对象捍卫正直诚实的权利。应尽可能地尊重对象的隐私和患者的机密，尽量减少课题给对象带来的体力和精神以及个性上的影响。

23. 对任何涉及人的研究来说，必须使每个潜在的对象充分了解研究的目的、方法、经费来源、任何可能的利益冲突、科研工作者与其他单位之间的从属关系、课题预计的好处以及潜在的风险和可能造成的痛苦。应让对象知道他们拒绝参加研究或无条件随时收回同意书的权利。在确信对象已了解研究情况后，医生才能获取对象自愿给予的尽可能是书面的同意。如果不能取得书面的同意，必须记载和（旁人）证实非书面同意。

24. 在为研究项目获取知情同意时，医生应特别谨慎对待是否对象与医生有依赖关系或被迫同意的问题。在这种情况下应由一位了解情况的不参与研究的完全独立的医生来获取对象所给的知情同意。

25. 对于一个法律不承认的、体力或精神上无能力同意的或未成年的法律不承认的研究对象来说，科研工作者必须按法律从合法代理人处获取知情同意。除非研究对于促进这些人的健康是必须的且只能在他们身上进行，不然的话研究不能使用这些团体。

26. 如果一个法律不承认的对象，比如未成年的儿童有能力决定是否参加研究，那么科研工作者除了应得到合法代理人的同意外必须获取对象自己的同意。

27. 如果得不到实验对象的包括委托书或预先的同意，那么只有当这些对象的妨碍他人获取知情同意的体力、精神情况是研究所需对象的必要条件时有关研究才能进行。使用不能给予知情同意的实验对象时应在上报审核委员会有待批准的实验方案中说明具体的理由。实验方案里应说明将尽快从对象本人或合法代理人处获取他们的同意。

28. 作者和出版商都负有道德上的责任。发表研究结果时，保持研究结果的精确性是科研工作者的职责。否定的以及肯定（阳性）的结果都应发表或公之于众。经费来源、单位之间的从属关系和任何可能的利益冲突应在出版物中声明。不应发表违反此宣言中提出的原则的实验报告。

对与医疗保健相结合的医学研究的附加原则

29. 当研究带有潜在的预防、诊断或治疗价值时，医生可将医学研究与医疗保健相结合。当医学研究与医疗保健结合时就涉及附加的标准以保护作为研究对象的患者。

30. 应在同目前最好的预防、诊断和治疗方法比较的基础上测试新方法的好处、风险、压力和有效性。这对于没有现存有效的预防、诊断和治疗方法的课题来说并不排除使用无效（对照）剂或不给予治疗。

31. 课题结束时应确保每个参加实验的患者能够利用课题所证实的最好的预防、诊断和治疗方法。

32. 医生应该完全告诉患者哪些医疗保健方面与科研有关。绝不能因为患者拒绝参与某一课题的研究而影响患者-医生的关系。

33. 当无现存有效的预防、诊断和治疗方法治疗患者时，若医生觉得有挽救生命、重新恢复健康或减轻痛苦的希望，那么在取得患者知情同意的情况下医生应该不受限制地使用尚未经证实的或是新的预防、诊断和治疗措施。若有可能这些措施应作为有关评价它们的安全性和功效的科研的目标。在所有情况下，应记录且合适的话发表新的信息。该宣言其他的准则也应遵守。

东 京 宣 言
1975 年 10 月 第 29 届世界医学大会采纳

关于对拘留犯和囚犯给予折磨、虐待、非人道的对待和惩罚时，医师的行为准则。

序言

实行人道主义而行医，一视同仁地保护和恢复人体和精神的健康。去除他的患者的痛苦是医师的特有权利。即使在受到威胁的情况下也对人的生命给予最大的尊重，而决不应用医学知识做相反于人道法律的事。

本宣言认为，折磨应定义为精心策划的、有系统的肆意的给以躯体的精神的刑罚。无论是个人或多人施行的，或根据任何权势而施行强迫他人供出情报，坦白供认等行为。

宣言

1. 不论受害者受什么嫌疑、指控，或认什么罪，也不论受害者的信仰或动机如何，医师在任何情况下（包括引起军事冲突和内战）决不赞助、容忍或参与折磨、虐待或非人道的行为。

2. 医师决不提供允诺、器械、物资或知识帮助折磨行为或其他虐待，非人道地对受害者或降低受害者的抵抗能力。

3. 医师决不参与任何折磨、虐待、非人道的对待的应用或威胁。

4. 医师对其医疗的患者有医疗责任。在做治疗时是完全自主的。医师的基本任务是减轻他的患者的痛苦并不得有任何个人的、集体的或政治的动机反对这一崇高的目的。

5. 当囚犯绝食时，医生认为可能形成伤害和做出后果的合理判断时，不得给予人工饲喂。囚犯有无做出决定的能力，至少需有两位医师做出独立的证实性的判断。医师应向囚犯解释绝食的后果。

6. 世界医学会将支持、鼓励国际组织、各国医学会和医师，当这些医师和其家属在面临威胁，或因拒绝容忍折磨或其他形式的虐待，非人道的对待而面临报复时，世界医学会将支持他们。

悉尼宣言
1968 年 8 月　世界医学大会第 22 次会议采纳于澳大利亚悉尼

死亡的确定

1. 在大多数国家，死亡时间的确定将继续是医师的法律责任。通常，他可以用所有医师均知晓的经典的标准无需特别帮助地确定患者的死亡。

2. 然而近代的医学实践使得进一步研究死亡时间成为必要：①有能力人工地维持含氧血液循环通过不可恢复性损伤的组织。②尸体器官的应用，如做移植用的心或肾等。

3. 问题的复杂性在于：死亡是在细胞水平上逐渐进行的过程。组织对于氧供断绝的耐受能力是不同的。但是临床的兴趣并不在于维持孤立的细胞而在于患者的命运。这里，不同细胞或组织的死亡时刻不是那么重要的。因为不管采用什么复苏技术总归是确定无疑的不可恢复了。

4. 死亡的确定应建立在临床判断和必要时的辅助诊断上。近来最有帮助的是脑电图。然而还没有一种技术性的标准能完全满足目前医学的状况，也没有一种技术操作能取代医师的全面临床判断。若涉及器官移植，应由两名以上的医师做出死亡诊断，而且医生对死亡的决定不能与移植手术有直接的联系。

5. 人的死亡时刻的确定使得停止抢救在伦理上被许可，以及在法律允许的国家内从尸体中取出器官被许可，并得以满足法律同意的需要。

护士伦理学国际法
1965 年 6 月　国际护士协会在德国福兰克福大议会修订并采纳

护士护理患者，担负着建立有助于康复的、物理的、社会的和精神的环境，并着重用教授和示范的方法预防疾病，促进健康。他们为个人、家庭和居民提供保健服务，并与其他保健行业协作。

为人类服务是护士的首要职能，也是护士职业存在的理由。护理服务的需要是全人类性的。职业性护理服务以人类的需要为基础，所以不受对国籍、种族、信仰、肤色政治和社会状况的考虑的限制。

本法典固有的基本概念是：护士相信人类的本质的自由和人类生命的保存。全体护士均应明了红十字原则及 1949 年日内瓦决议条款中的权利和义务。

本行业认为国际法规并不能包括护士活动和关系中的一切细节。有些人将受到个人哲学观和信仰的影响。

1. 护士的基本职责包括三方面：保存生命、减轻病痛和促进健康。

2. 护士应始终保持高标准的护理和职业实践。

3. 护士不仅应该有良好的操作，而且应把知识和技巧维持在恒定的高水平。

4. 患者的宗教信仰应受到尊重。

5. 护士应对信托给他们的个人情况保守保密。

6. 护士不仅要认识到职责而且要认识到他们职业功能的限制。若无医嘱，不予推荐或给予医疗处理，护士在紧急情况下可给予医疗处理，但应将这些行动尽快地报告给医生。

7. 护士有理智地、忠实地执行医嘱的义务，并应拒绝参与非道德的行动。

8. 护士受到保健小组中的医生和其他成员的信任，对同事中的不适当的和道德的行为应该向主管当局揭发。

9. 护士接受正当的薪金和接受例如契约中实际的或包含的供应补贴。

10. 护士不允许将他们的名字用于商品广告中或做其他形式的自我广告。

11. 护士与其他职业的成员和同行合作并维持和睦的关系。

12. 护士坚持个人道德标准，因这反映了对职业的信誉。

13. 在个人行为方面，护士不应有意识地轻视在她所居住的工作地区居民风俗习惯和所做的行为方式。

14. 护士应参与并与其他公民和其他卫生行业所分担的责任，以促进满足公共卫生要求的努力，无论是地区的、州的、国家的、国际的。

夏威夷宣言

1977 年　第六届世界精神病学大会上通过

人类社会自有文化以来，道德一直是医疗技术的重要组成部分。在现实社会中，医生持有不同的观念，医生与患者之间的关系很复杂。由于可能用精神病学知识、技术做出违反人道原则的事情，所以今天比以往更有必要为精神病科医生订出一套高尚的道德标准。

精神病科医生作为一个医务工作者和社会的成员，应探讨精神病学的特殊道德含义，提出对自己的道德要求，明确自己的社会责任。

为了确立本专业的道德内容，以指导和帮助各个精神病科医生树立应有的道德准则，兹做如下规定：

1. 精神病学的宗旨是促进精神健康，恢复患者自理生活的能力。

精神病科医生应遵循公认的科学、道德和社会公益原则，尽最大努力为患者的切身利益服务。

为此目的，也需要对保健人员、患者及广大的公众进行不断的宣传教育工作。

2. 每个患者应得到尽可能好的治疗，治疗中要尊重患者的人格，维持其对生命和健康的自主权利。

精神病科医生应对患者的医疗负责，并有责任对患者进行合乎标准的管理和教育。必要时，或患者提出的合理要求难以满足，精神病科医生即应向更有经验的医生征求意见或请会诊，以免贻误病情。

3. 患者与精神病科医生的治疗关系建立在彼此同意的基础上。这就要求做到互相信任，开诚布公，合作及彼此负责。病重者若不能建立这种关系，也应像给儿童进行治疗那样，同患者的亲属或为患者所能接受的人进行联系。

如果医生和患者关系的建立，并非出于治疗目的，例如在司法精神病业务中所遇到的，则应向所涉及的人员如实说明此种关系的性质。

4. 精神病科医生应把病情的性质，拟做出的诊断，治疗措施，包括可能的变化以及预后告知患者。告知时应全面考虑，使患者有机会做出适当的选择。

5. 不能对患者进行违反其本人意愿的治疗，除非患者因病重不能表达自己的意愿，或对旁人构成严重威胁。在此情况下，可以也应该施以强迫治疗，但必须考虑患者的切身利益。且在一段适当的时间后，再取得其同意；只要可能，就应取得患者或亲属的同意。

6. 当上述促使强迫治疗势在必行的情况不再存在时，就应释放患者，除非患者自愿继续治疗。

在执行强迫治疗和隔离期间，应由独立或中立的法律团体对患者经常过问，应将实行强迫和隔离的患者情况告知上述团体，并允许患者通过代理人向该团体提出申斥，不受医院工作人员或其他任何人的阻挠。

7. 精神病科医生绝不能利用职权对任何个人或集体滥施治疗，也绝不允许以不适当的私人欲望、感情或偏见来影响治疗。精神病科医生不应对没有精神病的人采用强迫的精神治疗。如患者或第三者要求违反科学或道德原则，精神病科医生应拒绝合作。当患者的希望和个人利益不能达到时，不论理由如何，都应如实告知患者。

8. 精神病科医生从患者那里获悉的谈话内容，在检查或治疗过程中得到资料均应予保密，不得公布。要公布得征求患者同意。如因别的普遍理解的重要原因，公布后随即通知患者有关泄密内容。

9. 为了增长精神病学知识和传授技术，有时需要患者参与其事。在患者服务于教学，将其病历公布时，应事先征得同意，并应采取措施，不得公布姓名，以保护患者的名誉。

在临床研究和治疗中，每个患者都应得到尽可能好的照料。把治疗的目的、过程、危险性及不利之处全部告诉患者后，接受与否，应根据自愿；对治疗中的危险及不利之处与研究的可能收获，应做适度的估计。

对儿童或对其他不能表态的患者，应征得其亲属同意。

10. 每个患者或研究对象在自愿参加的任何治疗、教学和科学项目中，可因任何理由在任何时候，自由退出。此种退出或拒绝，不应影响精神病科医生继续对此患者进行的帮助。

凡违反本宣言原则的治疗、教学或科研计划，精神病科医生应拒绝执行。

里斯本患者权利宣言（节选）

（1981）

1. 享有优质医疗护理权。

2. 自由选择权

a. 患者有权利自由选择和更换他/她的医生、医院或卫生服务机构，无论是私营机构还是公共机构。

b. 患者在任何阶段有权请求另一位医生给予治疗。

3. 自主决定权

a. 患者有权利自决，而医生则需要告知患者这样决定的后果。

b. 心智健全的成年患者有权授予或终止任何的诊断程序或治疗。患者有权利获得必要的资料来支撑他/她的决定。患者应该清楚了解任何一项试验和治疗的目的究竟是什么，结果将意味着什么，如果拒绝接受又将会怎样。

c. 患者有权拒绝参与医学研究或教学工作。

4. 无意识的患者

a. 如果患者不省人事或其他原因无法来表达他/她的意愿，这时无论如何也要找到他/她的合法代表人来行使知情同意权。

b. 如果患者没有法定代表，同时治疗又是迫切需要的。除非是很显然或毫无疑问患者先前坚定地表示过或坚信他/她会拒绝治疗，那么一切都默认为患者同意。

c. 无论如何，医生要始终试图挽救因自杀未遂的昏迷患者的生命。

5. 合法的无行为能力患者。

6. 程序与患者的意志相抵触。

7. 知情权

a. 患者有权获得他/她的病历，并充分了解他/她的健康状况，包括治疗状况。但是，患者病历的保密信息涉及第三者，这时就要征得第三者的同意方可告知，反之不能。

b. 此外，有充分的理由证明患者的病历在告知其本人后将会给他/她的生命或健康造成严重危害的时候，患者无权知情。

c. 患者的病历应该考虑患者的文化程度，以适当的方式告知他，而且这种方式患者是可以理解的。

d. 除非为了保护其他人的生命，否则患者无权要求不被告知的权利。

e. 患者有权利选择谁被告知，谁作为他/她的代表。

8. 保密权。

9. 健康教育权。

10. 受尊重权。

11. 宗教信仰权。

美国《患者权利法案》
(1973)

1. 患者有权利接受妥善而有尊严的治疗。

2. 患者有权利要求自己或你的亲友能得到：（以你所能理解的方式）有关自己的诊断、治疗方式及预后的情况。你也有权利知道为你医疗的人员名字。

3. 患者有权利在任何医疗开始前，了解并决定是否签写同意书，除了紧急处理外，一般同意书的内容应包括以浅显易懂的文句介绍医疗程序的本质、预期的危险性及益处、不同意时的后果、有无其他可选择的医疗方式、且同意是你"自愿"的。

4. 患者有权利拒绝治疗。

5. 患者有权利保持你的隐私。

6. 患者有权利使你的沟通及记录保持机密。

7. 患者有权利要求医院在能力范围内对你所要求的服务做出合理的响应。而医院在紧急时，必须提供评估，服务及转诊。在情况允许下，转诊之前，患者有权利得到你全部的病历资料及解释。

8. 患者有权利获知医院之间的关系及治疗你的医疗人员的专业资料。

9. 患者有权利被告知，你被进行人体试验或临床研究；且你有权利拒绝。

10. 患者有权利要求合理的持续照顾。

11. 患者有权利知道你的账单，并检查内容或要求院方解释。

12. 患者有权利知道医院的规则以及患者的行为规范。对于患者应有的权利，患者可以主动争取而不被忽略。

主要参考书目

1. 姜小鹰. 护理伦理学. 北京：人民卫生出版社，2007
2. 尹梅. 护理伦理学. 北京：人民卫生出版社，2009
3. 李怀珍，秦敬民. 护理伦理学. 北京：人民军医出版社，2008
4. 曹志平. 护理伦理学. 北京：人民卫生出版社，2004
5. 陈莉军，魏秀华. 护理伦理学. 北京：中医古籍出版社，2009
6. 罗羽. 护理伦理学. 北京：人民军医出版社，2011
7. 王明旭. 医学伦理学. 北京：人民卫生出版社，2010
8. 马家忠. 护理伦理学. 北京：中国中医药出版社，2005
9. 刘俊荣. 护理伦理学实用教程. 北京：人民卫生出版社，2008
10. 郑振佺，霍建勋. 健康教育学. 北京：科学出版社，2008
11. 张改兰. 护理伦理：护士职业道德的基石. 山西：三晋出版社，2010
12. 王柳行，曹志友. 健康教育与健康促进教程. 北京：中国中医药出版社，2009
13. 包家明. 护理健康教育与健康促进. 浙江：浙江大学出版社，2008
14. 张晨. 护理伦理学教程. 上海：第二军医大学出版社，2002
15. 汪道鑫. 护理伦理学. 南昌：江西科学技术出版社，2008
16. 肖庶民. 护理伦理学. 西安：世界图书出版西安公司，2008
17. 李晓雯，袁欣，张瑾. 临床常见心理问题及心理护理. 北京：人民军医出版社，2008
18. 田玉凤. 护理伦理学应试指南. 北京：人民军医出版社，2006
19. 丘祥兴，孙福川. 医学伦理学. 第3版. 北京：人民卫生出版社，2011
20. 余剑珍，罗志君. 护理概论. 第1版. 北京：科学出版社，2005
21. 瞿晓敏. 护理伦理学. 上海：复旦大学出版社，2007
22. 李勇，陈亚新，王大建. 医学伦理学. 北京：科学出版社，2010
23. 郑文清. 现代医学伦理学. 武汉：武汉大学出版社，2006
24. 刘耀光. 护理伦理学. 长沙：中南大学出版社，2008
25. 杜慧群，刘奇. 护理伦理学. 第2版. 北京：中国协和医科大学出版社，2004
26. 高玉萍. 护理伦理与法规. 北京：高等教育出版社，2009
27. 李小萍. 基础护理学. 第2版. 北京：人民卫生出版社，2006
28. 徐晓霞. 护理伦理学. 济南：山东人民出版社，2010
29. 袁丽容. 护理伦理学. 北京：科学出版社，2012